高等院校数字化融媒体特色教材

护理学专业创新人才培养系列教材

Health Promotion and Health Education in Nursing

护理健康促进与健康教育

（第二版）

主　编　包家明

副主编　王撬撬　何国平　陈瑞安

ZHEJIANG UNIVERSITY PRESS
浙江大学出版社

图书在版编目(CIP)数据

护理健康促进与健康教育 / 包家明主编. —2 版. —杭州:浙江大学出版社,2018.3(2025.8 重印)

ISBN 978-7-308-17813-6

Ⅰ.①护… Ⅱ.①包… Ⅲ.①健康教育学－医学院校－教材 Ⅳ.①R193

中国版本图书馆 CIP 数据核字(2018)第 007646 号

护理健康促进与健康教育(第二版)

包家明　主编

丛书策划	阮海潮(1020497465@qq.com)
责任编辑	阮海潮
责任校对	陈静毅　丁佳雯　殷晓彤
封面设计	续设计
出版发行	浙江大学出版社
	(杭州天目山路 148 号　邮政编码 310028)
	(网址:http://www.zjupress.com)
排　　版	杭州青翊图文设计有限公司
印　　刷	浙江临安曙光印务有限公司
开　　本	787mm×1092mm　1/16
印　　张	18
字　　数	449 千
版印次	2018 年 3 月第 2 版　2025 年 8 月第 7 次印刷
书　　号	ISBN 978-7-308-17813-6
定　　价	49.00 元

前　　言

随着我国护理学科的发展,护理工作范围的扩大,护士的工作任务从疾病护理向促进健康、预防疾病、协助康复、减轻痛苦转变,我国《护士管理条例》明确规定健康教育是护士应尽的义务,由此,护理健康促进与健康教育在我国得到快速发展,并受到医学界及社会的关注。

本教材自 2008 年出版至今先后印刷 10 次,得到了护理院校同仁、学习者以及临床护理工作者的认可。为了适应护理专业教学及临床工作发展的需要,我们在第一版的基础上对书的内容做了较大修改、补充和更新,特别是汲取了近年来国内外的新进展和新经验,进一步突出了个性化的护理健康促进与健康教育内容,力求理论与实践的融会贯通。

修订后的教材共分 13 章,系统地阐述了护理健康促进与健康教育的基本理论、基本原理和基本方法。在编写中力求突出护理学科的专业特点,在体例上,参照国内外相关教材编写方法,注重理论联系实际,突出可操作性,每章内容前有学习目标,章节后有案例学习、本章小结、复习题、参考文献、参考网址、数字教学资源,使全书教学体系更加完善。

本书可作为高等院校教材和临床护士实际工作能力培训教材,也适合临床护士自学。

包家明
2018 年 2 月

二维码 0-1
教　案

二维码 0-2
教学大纲

高等院校数字化融媒体特色教材
护理学专业创新人才培养系列教材

《护理健康促进与健康教育》
（第二版 2022 年修订）
编委会名单

目 录
CONTENTS

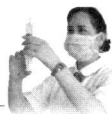

第一章 绪 论

【学习目标】完成本章学习后,学生应能够:

识记:1. 说出健康促进与健康教育的概念。

　　　2. 简述护理健康促进与健康教育的特点。

　　　3. 列出影响健康的主要因素。

理解:1. 区别健康促进与健康教育。

　　　2. 解释护理健康促进与健康教育的特征与优势。

　　　3. 辨别护理学与健康促进和健康教育的关系。

运用:1. 设计护理健康促进与健康教育与整体护理一体化发展的策略。

　　　2. 运用护理健康教育概念,促进患者、家属、社会人群的健康水平。

　　健康促进与健康教育是全民素质教育的重要内容,是解决社会主要公共卫生问题的重要手段,也是"21世纪人人享有卫生保健"目标的战略性策略。通过健康促进与健康教育,营造有益于健康的环境,提高广大人民群众的健康意识和自我保健能力,对于减少和消除健康危险因素,预防和控制重大疾病及突发公共卫生事件,保护和增进人民健康,提高人口健康素质具有重要的意义。

二维码1-1
课程介绍

　　护士是健康促进与健康教育重要的、基本的及可靠的力量。护士了解和掌握健康、健康教育、健康促进的概念,了解护理学与健康促进与健康教育的关系,了解护理健康促进与健康教育特征及相关学科,有助于探索和发展护理健康促进与健康教育,实现护理"减轻痛苦、维持健康、恢复健康、促进健康"的目标任务,全面推进患者及社会人群的健康水平。本章主要介绍健康、健康促进与健康教育的概念及发展过程,护理健康促进与健康教育的概念、特征、作用和发展过程。

第一节　健康促进与健康教育的基本概念

一、健　康

　　21世纪是一个大健康(health)时代,人类将追求生理、心理(精神)及社会的全人健康。富裕起来的中国百姓,生活水平迅速提升,越来越懂得健康是人生最宝贵的财富,意识到社会的竞争,归根到底是健康的竞争。

（一）健康的概念

1948 年,世界卫生组织(World Health Organization,WHO)在其宪章中明确提出:"健康不仅是没有疾病或衰弱,而是保持躯体、精神和社会各方面的完美状态。"1978 年,国际初级保健大会上发表的《阿拉木图宣言》进一步提出:"健康是基本人权,达到尽可能的健康水平,是世界范围内的一项最重要的社会性目标。"1994 年 6 月,WHO 西太区执委会提出以"健康新地平线"战略来迎接 21 世纪,其中明确提出,未来医学和卫生工作的重点应该是"以人为中心,以健康为中心,而不是以疾病为中心"。

人类对健康的研究和认识仍在继续。近年来,专家学者主张把"道德健康"列入健康范畴,即从道德的观念出发,每个人不仅对个人健康负有责任,同时也应对社会健康承担义务,如减少吸烟、保护环境、协助社会克服危害健康的行为和因素等。

（二）健康的标准

根据 WHO 对健康的定义,人的健康标准(health standard)概括为三条:躯体健康、心理健康和社会适应性良好。

1. 躯体健康　躯体健康(physical health)指人在生物学方面的健康,即机体完整和功能完善,同时,还要能够对健康障碍及时采取合理的预防、治疗和康复措施,了解相关的知识。

2. 心理健康　心理健康(mental health)指人的内心世界丰富充实,处世态度和谐安宁,它包括两层含义:一是自我人格完整,即心理平衡,有较好的自控能力;二是有正确的人生目标,即不断追求和进取,对未来充满信心。

3. 社会适应性良好　社会适应性良好(good social adaptability)指一个人的外显行为和内在行为都能适应复杂的社会环境变化,能为他人所理解,为社会所接受,与他人保持正常的人际关系。

符合以上人类健康三个标准的状态,是理想的健康状态。其中,躯体健康是基础,心理健康是促进躯体健康的必要条件,良好的社会适应性则可以调整和平衡人与自然、社会环境之间的关系,进一步促进人的躯体和心理健康。为了具体衡量一个人的健康水平,20 世纪 70 年代 WHO 制定了以下人体健康的 10 条标准:

1. 精力充沛,能从容地应对日常生活和繁重的工作,而且不感到过分紧张疲劳。

2. 处事乐观,态度积极,乐于承担责任,事无大小,不挑剔。

3. 善于休息,睡眠好。

4. 应变能力强,能适应外界环境的各种变化。

5. 能够抵抗一般性感冒和传染病。

6. 体重适当,身体匀称,站立时头、肩、臂位置协调。

7. 眼睛明亮,反应敏捷,眼睑不易发炎。

8. 牙齿清洁,无龋齿,不疼痛,牙龈颜色正常,无出血现象。

9. 头发有光泽,无头屑。

10. 肌肉丰满,皮肤有弹性。

以上 10 条标准,具体地阐述了健康的定义,体现了健康所包含的体格方面、心理方面和社会方面的三个内容。围绕健康的新概念,WHO 于 1999 年又提出了身心健康的 8 项新标准,即"五快"和"三良好"。

1. 五快　具体指机体健康,即吃得快、拉得快、走得快、说得快、睡得快。

(1)吃得快:说明消化功能好,食欲好,不挑食,不厌食,不偏食,不狼吞虎咽。

(2)拉得快:说明吸收功能好,一旦有便意,能很快排泄,感觉轻松。

(3)走得快:说明运动功能及神经协调功能良好,步履轻盈,行走自如。

(4)说得快:说明思维敏捷,反应迅速,口齿伶俐。

(5)睡得快:说明神经系统兴奋—抑制过程协调好,上床很快入睡,睡得沉,醒后精神饱满,头脑清醒。

2. 三良好　具体指精神健康,即良好的个性人格、良好的处世能力、良好的人际关系。

(1)良好的个性人格:说明情绪稳定,性格温和,意志坚强,感情丰富,胸怀坦荡,豁达乐观。

(2)良好的处世能力:说明观察问题敏锐,具有较好自控能力,能适应复杂的社会环境。

(3)良好的人际关系:说明乐于助人,与人为善,对人际关系充满热情。

(三)亚健康的概念

亚健康(subhealth)是指人的机体虽无明显疾病,但呈现"一多三少"的表现,即疲劳多、活力减退,反应能力减退,适应力减退的一种生理状态。亚健康虽没有疾病,但自身会有种种不适的症状,是介于健康与疾病之间的一种生理功能低下状态。亚健康内涵丰富,外延广泛,即健康概念的范围有多大,亚健康的涵盖范围就有多大;疾病和病症谱涉及领域有多宽,亚健康谱的涉及范围就有多宽。

(四)亚健康的标准

根据 WHO 四位一体的健康新概念,亚健康标准可以概括为以下四个方面:

1. 躯体亚健康　主要表现为不明原因或排除疾病原因的体力疲劳、虚弱、周身不适、性功能下降和月经周期紊乱等。

2. 心理亚健康　主要表现为不明原因的脑力疲劳、情感障碍、思维紊乱、恐慌、焦虑、自卑以及神经质、冷漠、孤独、轻率,甚至产生自杀念头等。

3. 社会适应性亚健康　突出表现为对工作、生活、学习等环境难以适应,对人际关系难以协调,即角色错位和不适应是社会适应性亚健康的集中表现。

4. 道德方面的亚健康　主要表现为世界观、人生观和价值观上存在着明显损人害己的偏差。

WHO 的一项调查表明:全球符合健康标准者约占 5%,患有疾病者约占 20%,处在亚健康状态者约占 75%。因此,WHO 指出 21 世纪的医学不应该继续以疾病为主要研究领域,而应该把人类的健康作为医学的主要研究方向。

(五)影响健康的因素

人类健康受到多种健康因素的影响(factors affecting health),归纳起来主要有以下四类:

1. 行为和生活方式因素　行为和生活方式因素是指因自身不良行为和生活方式,直接或间接给健康带来的不利影响,如糖尿病、高血压、冠心病、结肠癌、前列腺癌、乳腺癌、肥胖症、性传播疾病和艾滋病、精神性疾病、自杀等均与行为和生活方式有关。

(1)行为因素(behavior factor):行为是影响健康的重要因素,几乎所有影响健康的因素都与行为有关。例如,吸烟与肺癌、慢性阻塞性肺病、缺血性心脏病及其他心血管疾病密切相关;酗酒、吸毒、婚外性行为等不良行为也严重危害人类健康。

（2）生活方式（life style）：生活方式是一种特定的行为模式，这种行为模式受个体特征和社会关系所制约，它是在一定的社会经济条件和环境等多种因素相互作用下形成的，如由于生活方式和不良行为导致的慢性非传染性疾病及性病、艾滋病的迅速增加。有研究证明，良好的生活方式可减少 55% 高血压病的发病率，减少 75% 已有高血压的患者发生脑卒中，减少 50% 糖尿病的发病率，减少 1/3 的癌症发生，减少 50% 以上的传染病。

2. 环境因素　环境有内部环境和外部环境之分，前者指机体的生理（内部）环境，后者指自然环境和社会环境。内部环境与外部环境相互影响，相互作用，推动着人的心理和生理的发展。

（1）自然环境：自然环境（natural environment）包括阳光、空气、水、气候、地理等，是人类赖以生存和发展的物质基础，是人类健康的根本。保持自然环境与人类的和谐，对维护、促进健康有着十分重要的意义。众所周知，有益于健康的居住环境与有效的医疗服务一样能促进健康。

（2）社会环境：社会环境（social environment）又称文化—社会环境，包括社会制度、法律、经济、文化、教育、人口、民族、职业等。社会制度确定了与健康相关的政策和资源保障；法律、法规确定了对人健康权利的维护；经济决定着与健康密切相关的衣、食、住、行；文化决定着人的健康观及与健康相关的风俗、道德、习惯。社会环境还包括人际关系、社会状态等。

3. 生物学因素

（1）遗传：已知人类遗传性缺陷和遗传性疾病有近 3000 种（约占人类各种疾病的 1/5）。据调查，目前全国出生婴儿缺陷总发生率为 13.7%，其中严重智力低下者每年有 200 万人。遗传还与高血压、糖尿病、肿瘤等疾病的发生有关。

（2）病原微生物：从古代到 20 世纪中期，人类死亡的主要原因是病原微生物引起的感染性疾病。随着医学模式的改变，行为与生活方式因素取代了生物学因素成为人类死亡的主要原因。

（3）个人的生物学特征：包括年龄、性别、形态和健康状况等。例如，不同的人处在同样的危险因素下，对健康的危害性大不相同。

4. 健康服务因素　健康服务又称卫生保健服务。1977 年，WHO 提出了"人人享有卫生保健"的战略目标，得到了国际社会的认可。我国卫生体制改革提出的社区卫生服务就是体现以群众为基础，以健康为中心，实现公平、平等和人人享有卫生保健宏伟目标的重要措施。《渥太华宪章》指出：健康的基本条件和资源是和平、住房、教育、食品、经济收入、稳定的生态环境、可持续的资源、社会的公平与平等。这些健康的决定因素必须具有坚实的基础。

上述四个方面的影响因素相互依存，其中行为、生活方式对健康起着主要影响作用，其次是环境因素；生物因素虽占较小的地位，但其导致的通常是不可逆转的终身伤残。WHO通过长期的研究还发现，影响健康与亚健康的因素，是人体外因和内因交互作用而形成的，内因（即遗传因素）占 15%，外因占 85%，其中社会条件占 10%，医疗条件占 8%，气候条件占 7%，生活方式占 60%。

二、健康教育

健康教育（health education）是通过信息传播和行为干预，帮助个人和群体掌握卫生保健知识，树立健康观念，自愿采纳有利于健康的行为和生活方式的教育活动与过程。健康教育是卫生保健的首要内容,是一项有效的治疗因素和高效益的医疗保健措施,也是最根本的医疗预防保健措施。有关它的概念、特征、研究领域等诸多问题正处于不断探讨、发展完善之中。

(一) 健康教育的概念

1969 年 WHO 文件认为:"健康教育工作的着眼点在于诱导并鼓励人们形成并保持有益于健康的生活方式,合理而明智地利用已有的保健设施,自觉地实行改善个人和集体健康状况或环境的活动。"

1988 年,第 13 届世界健康大会提出:"健康教育是一门研究传播保健知识和技术,影响个体和群体行为,消除危险因素,预防疾病,促进健康的科学。"

1991 年,第 14 届世界健康大会进一步提出:"健康教育及其相关的理论是一种崭新的科学文化,它的着眼点是如何促使人们建立和形成有益于健康的行为和生活方式,以消除危险因素,更好地促进和保护人民群众的健康。"

关于健康教育的定义,有多种描述,目前较为概括的表述是:健康教育是通过有计划、有组织、系统的社会和教育活动,促使人们自愿地采用有利于健康的行为和生活方式,消除或减轻危险因素,降低发病率、伤残率、死亡率,促进健康,提高生活质量,并对健康教育效果作出评价。因此,健康教育是一种有计划、有目的、有评价的教育活动。

(二) 健康教育的目的

健康教育的根本目的是通过教育手段,向社会、家庭和个人传授卫生保健知识,使他们提高自我保健能力,养成良好的健康行为,纠正不良习惯,消除危险因素,防止疾病发生,促进人类健康和提高生活质量。

三、健康促进

健康促进(health promotion)是指以健康教育、组织、立法、政策和经济等综合手段对有害健康的行为和生活方式进行干预,创造良好的社会和生态环境,以促进人类的健康。尽管人们已经认识到健康教育的重要性,但是未必能达到预期的效果,只有把健康教育同强有力的政府承诺和支持相结合,才能收到显著的效果。

(一) 健康促进的概念

1986 年,WHO 在渥太华召开的第一届国际健康促进大会上发表的《渥太华宣言》中指出:"健康促进是指促进人们提高、控制和改善他们自身健康的过程。"

1995 年,WHO 西太区发表的《健康新地平线》中指出:"健康促进是指个人与家庭、社区和国家一起采取措施,鼓励健康行为,增强人们改进和处理自身健康问题的能力。"

美国健康教育学家格林教授将健康促进定义为:"健康促进包括健康教育及能促使行为与环境有益于健康改变的相关政策、法规、组织的综合。"此定义表明:健康教育在健康促进中起主导作用,因为健康教育不仅在促进个体行为改变中起重要作用,而且对于领导者拓展健康教育的政治意愿、促进公众的积极参与、寻求社会的全面支持等方面,都起到极其重要的作用。也就是说,没有健康教育就没有健康促进。我国的健康教育发展经历了卫生宣传、健康教育、健康促进三个阶段。三者的关系是后者包容前者,后者是前者的发展。其不同点在于:卫生宣传=知识普及+宣传鼓动,健康教育=知识提供+行为建立,健康促进=健康教育+社会支持。

（二）健康促进的基本特征

1. 健康促进是在组织、政治、经济、法律上提供支持环境，对行为改变的作用比较持久，并且带有约束性。

2. 健康促进涉及整个人群和人们社会生活的各个方面，不仅局限于某一部分人群，还针对某一疾病的危险因素。

3. 在疾病的三级预防中，健康促进强调一级预防甚至更早阶段，即避免暴露于各种行为、心理、社会环境的危险因素之中。

4. 人群的健康知识和观念是主动参与的关键。通过健康教育激发领导者、社区和个人参与的愿望，营造健康促进的氛围。因此，健康教育是健康促进的基础，健康促进如果不以健康教育为先导，则如无源之水，无本之木。

5. 健康促进将客观的支持和主观参与融为一体，因而不仅包括了健康教育的行为干预内容，还强调了行为改变所需的组织、政策、经济、法律支持等各项策略。这就表明健康工程不仅是卫生部门的事业，而且还是社会参与和多部门合作的社会系统工程。

二维码 1-2
健康相关
概念

（三）健康促进的核心

健康促进的核心（core）是社会动员，它不仅把健康目标转化为社会目标与健康促进目标的一致性，同时采取一系列综合的、高效的动员社会、政治和群众方面力量的策略。它动员的层次包括：① 领导层的动员；② 社区、家庭、个人参与的动员；③ 非政府组织的动员；④ 专业人员参与的动员。

四、护理健康促进与健康教育

（一）护理健康促进的含义

护理健康促进（health promotion in nursing）是由护理人员参与的促使患者及社会群体的生活方式和生活环境向有益于健康方面转变的人们主观力量和社会客观力量相结合的统一体，其根本着眼点是：① 以健康教育为先导；② 以个人和社会对健康的责任感为动力；③ 以行政、经济、政策、法规等手段为保证；④ 以良好的自然和社会环境作后盾。它强调个人和社会对各自健康所负责任、动员卫生部门与非卫生部门以及全体社会人群的力量，干预和改变危害健康的生活方式和生活环境，促使消除危及健康的有害因素，形成有益于健康的生活方式和生活环境，不断提高人们的健康水平和生命质量。

（二）护理健康教育的含义

护理健康教育（health education in nursing）是护理与健康教育学相结合的一门综合性应用学科，它以患者、家属及社会人群为研究对象，利用护理学与健康教育学的基本理论和方法，通过对患者、家属及社会人群有目的、有计划、有评价的教育活动，帮助他们提高促进健康、恢复健康、预防疾病、减轻痛苦的能力，以达到健康行为的建立和健康水平提高的目的。

护理健康教育是健康教育大系统中的一个分支，是由护士进行的，针对患者、家属及社会人群所开展的具有护理专业特色的健康教育活动。

（三）护理健康促进与健康教育的关系

护理健康促进与健康教育是两个紧密联系的不同概念，虽然两者最终的目标都是为了提高患者和社会人群的健康水平，但其属性、策略、特点及效果各有不同（表1-1）。

表1-1 护理健康促进与健康教育的比较

	护理健康教育	护理健康促进
特有属性	素质教育→提高人们身心素质	健康教育、行政手段、环境支持的统一体
主要策略	系统教育加行为干预	制定新政策,营造良好的大环境,扩大护理服务职能,充分发动社会力量,发挥个人的作用
工作特点	以提高健康意识为核心,以"知信行"转变为近期目标,以防病、保健为远期目标	全民参与,多部门合作;以健康教育为先导,以行政措施为保证,以环境支持为后盾;强调个体行为的能动作用、群体行为的互促作用、政府行为的推动作用
效果	近期防病、保健效果不明显,远期效果和效益明显	近期效果明显,远期效果持久

护理健康促进与健康教育的关系具体体现在以下几个方面:

1. 护理健康教育是公民素质教育的组成部分,是通过人们自身认知、信念、态度的改变而自觉采取有益于健康的行为和生活方式。因此,护理健康教育侧重于调动人们主观意识的能动作用;护理健康促进则将健康教育、行政措施、环境支持融为一体,既注重发挥人们的主观能动作用,又注重调动社会的客观推动力量,这是两者的根本区别。

2. 护理健康促进与健康教育相互依托,不可分割。护理健康教育的作用是激发领导者对健康教育的重视与支持,促进公众的积极参与,寻求社会的全面支持,扩大健康促进的成效;而护理健康促进又对护理健康教育起维护和推动作用。例如,控制吸烟是在有计划的健康知识教育基础上实行必要的行政干预,即要求烟厂必须在烟盒上标明焦油含量和劝阻吸烟的警句;提高烟草税收;禁止向16岁以下的青少年售烟;设立无烟区、无烟室等。该例子说明了护理健康促进与健康教育两者之间的关系:首先要用护理健康教育进行前期说服和动员,使人们意识到吸烟有害健康,然后才以行政措施保证教育效果或干预教育有效实施。只有以教育为先导,行政法律措施才能得到广泛的支持。

(四)护理健康促进与健康教育的场所

护理作为保护和促进人类健康的重要手段,其服务范围与功能已不仅仅局限于医院和减轻患者的病痛,学校、工矿、社区、家庭,凡是有人群的地方,都需要护理工作者为其提供健康教育服务。目前,我国护理健康促进与健康教育场所(place)主要有:

1. 医院 医院(hospital)是目前护理健康促进与健康教育的主要场所,其对象主要包括患者、家属以及医护人员自身。开展医院护理健康促进与健康教育,既是医院工作的需要,同时又可培养护理健康促进与健康教育人才,与其他医疗领域共同开展健康促进与健康教育工作。

2. 社区 社区(community)是社会的单元,开展社区护理健康促进与健康教育是提高社会人群生活与健康质量的重要措施,特别是对预防疾病的发生和发展,健康行为的建立具有重要意义。

3. 家庭 家庭(family)是社会的细胞,家庭成员之间具有与其他社会人群之间无法比拟的凝聚力和亲和力,彼此之间更加重视生活和健康质量。开展家庭护理健康促进与健康教育可有效地改变家庭成员的健康观念和健康行为,增加社会的稳定性。

4. 学校 学校(school)健康促进与健康教育是通过学校、家长及医护人员的共同努力,给学生提供完整的、积极的健康知识,包括设置正式的和非正式的健康教育课程,创造健康安全的学习环境,提供合适的健康服务,促进学生的身心健康。

5. 工厂或企业　工厂或企业是产业工人劳动的场所,可能造成一定的环境污染。通过护理健康促进与健康教育,转变产业工人的健康观念和提高劳动保护意识,对于提高劳动生产率,保护环境具有重要意义。

除以上场所之外,一些公共场所,如商场、集市、影剧院以及机关、公司等,都适宜广泛开展护理健康促进与健康教育活动。护理工作者可以因地制宜,扩大护理健康促进与健康教育范围,提高全民族的健康水平。

第二节　护理健康促进与健康教育的学科发展

一、护理健康促进与健康教育的意义与特征

社会的进步和科学的发展,护理知识体系的完善和扩展,护理教育水平的提高,护理研究的深入,以及护理实践复杂性的增加,推动了护理学成为一门独立的学科。护理健康促进与健康教育也随着护理学科的发展而成为一门新兴的、多交叉学科的基础学科。

(一)护理健康促进与健康教育学科的确立

1. 学科确立的背景　早在 100 多年前,英国杰出的护理学家、国际近代护理学创始人南丁格尔就有"护士应当同时也是卫生导师和宣传教育家"的科学论断。20 世纪 70 年代,美国的一些护理学家在创建护理学理论模式中,也阐明"护理是一种教育手段"的观点,要求现代护士应具有为患者提供保持健康的生活方式、良好的功能状态和心理健康方法的能力。美国要求注册护士把为患者提供必要的医疗知识,指导其促进康复和预防疾病复发作为主要任务之一;一些发达国家在护理法规中明确规定"护士有教育患者的责任和义务";我国1997 年颁布的第一部《护士注册法》中也明确规定健康教育是护士应尽的义务。许多国内外护理学家认为,为适应护理学科的迅猛发展,满足人们日益增长的卫生保健需求,应加强护理工作与健康促进和健康教育的结合,以便发挥护士的职能。近年来大量的研究表明,临床护士结合护理工作开展护理健康促进与健康教育活动,不但有必要性而且有可行性,这是因为护士是健康促进与健康教育的一支最重要、最基本、最可靠的力量。

2. 护理学与护理健康促进和健康教育　1970 年,玛莎·罗格(Martha Roger)提出:"护理是协助人们达到其最佳的健康潜能状态。护理的服务对象是所有的人,只要是有人的场所,就有护理服务。"1973 年,国际护士会(International Council of Nurses,ICN)对护理的定义是:"护理是帮助健康的人或患病的人保持或恢复健康,或者平静地死去。"1980 年美国护士协会将护理学定义为:"护理学是诊断和处理人类对存在的或潜在的健康问题所产生的反应的科学",并指出护理的任务是"减轻痛苦、维持健康、恢复健康、促进健康"。1993 年,我国卫生部颁布的《中华人民共和国护士管理办法》中规定了护士作为护理专业技术人员,在执业中"应当正确执行医嘱,观察患者的身心状况,对患者进行科学的护理",同时,"护士有承担预防保健工作、宣传防病治病知识、进行康复指导、开展健康教育、提供卫生咨询的义务。"

以上是不同时期阐述的护理学概念和护士工作内涵,从中可以看到护理的对象、任务和

目标发生了深刻的变化：① 护理的对象不再仅限于患者,而是扩展到处于疾病边缘的人以及健康的人;② 护理工作的着眼点是人而不仅仅是疾病,其除了完成治疗疾病的各项任务外,还担负着心理、社会保健任务;③ 护理的目标是在尊重人的需要和权利的基础上,提高人的生命质量,除了谋求纠正人生理上的变异外,还要致力于人的心理社会状态的完满与平衡,即不仅是维护和促进个人高水平的健康,更重要的是面向家庭、面向社区,以达到最终提高整个人类社会的健康水平。

（二）护理健康促进与健康教育的意义

1. 实现初级卫生保健的先导 《阿拉木图宣言》把健康教育列为初级卫生保健各项任务之首,指出健康教育是所有卫生问题、疾病预防方法及控制中最为重要的任务,它是实现初级卫生保健任务的关键,在实现所有健康目标、社会目标和经济目标的过程中具有重要的地位和价值。

2. 护理事业发展的必然趋势 现代科学的飞速发展带动了护理学科的极大进步。近年来,我国护理学领域正在实现三个重要突破:一是护理观念的创新,即由以疾病为中心的护理向以患者为中心的护理发展;二是护理模式的转变,即由传统的功能制护理模式转变为以患者为中心的整体护理模式;三是护理健康促进与健康教育的产生,即将护理工作和健康促进与健康教育紧密结合,形成完整的护理健康促进与健康教育体系,为整体护理的深化提供了基础。

3. 一项低投入、高产出、高效益的保健措施 护理健康促进与健康教育引导患者、家属和社会人群自愿放弃不良的行为和生活方式,减少疾病发生的危险,追求健康的目标。从成本—效益的角度上看其是一项投入少、产出高、效益大的健康保健措施,它所产生的成本效益,远远大于医疗费用高昂投入所产生的效益。美国 1997 年糖尿病医疗费用显示,1997 年糖尿病直接医疗费用为 441 亿美元,比 1992 年的 452 亿美元减少了 11 亿美元,这反映了美国开展糖尿病教育的积极效果。

4. 提高社会人群自我保健意识的重要渠道 自我保健是指人们为维护和增进健康,为预防、发现和治疗疾病,自己采取的健康行为以及作出的与健康有关的决定。只有健康促进与健康教育才能提高人们的自我保健意识和能力,增强其自觉性和主动性,使其达到躯体上的自我保护、心理上的自我调节、行为生活方式上的自我控制、人际关系上的自我调整,提高人口健康素质。

（三）护士在健康促进与健康教育中的优势

护理是医疗服务中的主要力量,护理健康促进与健康教育根据它自身的专业特色有诸多优势。归结起来,其主要特征和优势包括以下几个方面:

1. 护士与患者及社会人群广泛接触,教育机会多 由于工作性质所决定,护士分布在医疗卫生系统的各个专业领域。所有的专业医务人员中,护士与患者及社会人群有广泛接触的机会,且其与患者接触最密切,接触时间也最长。例如,频繁接待患者入院、出院,大量的基础护理,多次反复的治疗、护理操作,面对面的监护,深入社区巡诊,开展家庭访视等,都为护士履行护理健康教育义务提供了机会。

2. 护士数量大、分布广,教育人力资源丰富 目前,我国有专业护理人员 250 余万人,而且随着医疗卫生保健事业的发展,护士人数每年都以较快的速度增长。在医院里,护士比例约为医务人员总数的二分之一,护士的分布几乎涉及医院的所有科室,丰富的人力资源为护理健康教育的实施提供了重要的保障。

3. 护士开展护理健康教育的适宜性 专业的特点决定了我国绝大部分临床护士为女性,她们具有从事教育工作的先天有利条件,细致、耐心、体贴和认真负责的品质将使患者和健康人群更愿意接受她们的教育指导。系统的专业培训,大量的临床实践使护士积累了丰富的疾病护理经验,特别是近年来护理教育制度的改革,大批高学历护士来临床工作,加之整体护理、优质护理的开展,使护理专业范围不断扩大,学科专业知识进一步丰富,这些都为以护士为主导开展护理健康促进与健康教育活动奠定了基础。

由于护士与护理队伍具有以上特点和优势,在健康促进与健康教育活动中必然担负起重要的角色,并成为主要力量。

(四)护理健康促进与健康教育的研究领域

护理健康促进与健康教育主要发生在医院、社区和家庭,它的研究对象为患者、家属、社会人群和护士,其研究领域广泛,主要有以下三类:

1. **按场所** 可分为医院护理健康促进与健康教育、社区护理健康促进与健康教育、家庭护理健康促进与健康教育等。

2. **按目标人群** 可分为儿童护理健康促进与健康教育、青少年护理健康促进与健康教育、妇女护理健康促进与健康教育、老年护理健康促进与健康教育等。

3. **按教育的目的和内容** 可分为疾病护理健康促进与健康教育、心理护理健康促进与健康教育、营养护理健康促进与健康教育等。

广泛开展不同领域的护理健康促进与健康教育实践和研究,对于丰富理论和经验,建立具有中国特色的护理健康促进与健康教育学科体系,具有十分重要的意义。

二、护理健康促进与健康教育的目的、任务

(一)护理健康促进与健康教育的目的(objective)

1. 增进人们的健康,使个人和群体为实现健康目标而努力。

2. 提高或维护人群的健康水平。

3. 预防非正常死亡、疾病和残疾的发生。

4. 改善人际关系,增强人们的自我保健能力。

(二)护理健康促进与健康教育的主要任务(task)

1. 主动争取和有效促进领导及决策层转变观念,从政策上对健康需求和有利于健康的活动给予支持,并制定各项促进健康的制度。

2. 促进个人、家庭、社区对预防疾病、促进健康、维持健康、提高生活质量的责任感,为患者、家属和社会人群提供健康相关信息,使其提高个人自控能力,改变不良生活方式和行为习惯,在面临个人或群体健康相关问题时,能明智、有效地作出正确决策。

3. 创造有益健康的外部环境,以广泛的联盟和支持系统为基础,与有关部门及其他医务技术人员协作,共同努力,逐步创造良好的生活环境和工作环境。

4. 积极推动卫生行政部门观念与职能的转变,使其逐步向提供健康服务的方向发展。

5. 深入开展健康教育,引导患者、家属和社会人群破除迷信,摒弃陋习,养成良好的卫生习惯,提倡文明、健康、科学的生活方式,培养健康的心理素质,提高全民族的健康素质和科学文化水平。

三、护理健康促进与健康教育相关学科

护理健康促进与健康教育是一项复杂的系统工程,需要综合应用预防医学、护理学、教育学、传播学、行为学、心理学、社会学、科普学、统计学、美学等学科领域的相关知识。在诸多的学科中,以预防医学、社会医学、教育学、健康传播学、健康心理学、健康行为学为主要基础学科,它们也是护士开展护理健康促进与健康教育必须掌握的基本理论。同时,随着护理健康促进与健康教育的不断发展,护理健康促进与健康教育还将不断从其他领域引入新的知识和新的技术方法。因此,护理健康促进与健康教育的相关学科也将不断增加。

1. 预防医学 预防医学(preventive medicine)是以群体为研究对象,应用基础医学、环境医学等有关学科的理论和流行病学、统计学、毒理学等方法,研究自然和社会因素对健康和疾病的影响及作用的规律,采取卫生措施以预防疾病、促进健康、延长寿命的科学。

2. 社会医学 社会医学(society medicine)是一门医学和社会科学相结合的边缘学科。它主要研究社会因素和健康之间的相互作用规律,以制定社会保障措施,保护和增进人群的身心健康。健康促进与健康教育借鉴社会医学研究医学问题时所侧重的战略性、理论性、方向性和思维观念,从社会学角度研究和分析人群的主要健康问题,制定宏观与微观相结合的不同层次的干预措施,提高人群的生活质量。

3. 教育学 健康教育是健康与教育学(education)的有机结合。人群从接受健康信息到行为改变,是一个教育过程,护士必须熟悉教育对象的需求,熟练掌握针对不同教育对象的文化水平设计教育课程,安排教学内容,运用不同的教学方法,因材施教,并进行效果评价。

4. 健康传播学 传播学(communication)是指导护理健康促进与健康教育实践的理论基础,是研究人类一切传播活动,以及人与人之间分享信息关系的一门科学。健康传播学主要研究健康信息传播活动发生和发展的规律,以及影响传播效果的因素,传播策略的选择与拓展。

5. 健康行为学 行为科学(behavioral science)是开展护理健康促进与健康教育的重要基础理论。行为科学是以人的行为为研究对象的一门科学,运用实验和观察的方法研究在一定物质和社会环境中人的行为规律。从护理健康教育的观点来看,教育对象的行为有些属于健康的行为,而有些则属于不健康的行为。因此,对教育对象合理的、正确的健康行为,应给予鼓励并促使其积极维护;而对不合理、不正确、不健康的行为,则应加以引导,促使其转化,将不利于健康的消极因素转变为有利于健康的积极因素。健康促进与健康教育着眼于个人、群体乃至组织行为的改变。因此,健康行为学是护理健康促进与健康教育的基础学科。

6. 健康心理学 健康心理学(health psychology)是在行为医学的基础上发展起来的一门新的心理学分支,健康心理学研究心理和社会心理因素对健康的影响,在提供心理保健的理论、策略、具体措施和方法方面发挥其特殊的功能。

四、国内外健康促进与健康教育的发展历史

(一)我国健康促进与健康教育的发展概况

健康教育在我国具有悠久的历史。我国古代的政治家和医学家,不仅非常重视疾病的预防和养生保健,而且还提出了许多有关健康教育的思想和论述。20世纪20年代后,健康教育理论开始引进我国。1934年,陈志潜编译的《健康教育原理》一书,是我国最早的健康教育专著;1909年成立的中华护士会以及相继于1915年成立的中华医学会、1930年成立的中华健康教育学会,对推动我国的健康教育发展,均发挥了积极的作用;1931年中央大学教育学院培养四年制健康教育学士。值得注意的是,从20世纪20年代开始,我国城乡和学校建立了若干健康教育实验区,并取得了可喜的成果。20世纪50年代,全国有条件的省、市、自治区相继成立了健康教育所;50年代后期至70年代,整个健康教育事业处于低潮时期。1978年以来,我国的健康教育事业得到了迅速的恢复和发展。2006年12月,在北京成立了中国健康促进基金会,进一步推动和发展了中国健康促进与健康教育事业,为全面提高国民健康水平提供了社会环境。

我国医院健康教育的发展经历了一个由卫生宣传到健康教育、健康促进逐步发展的过程。20世纪50年代,一般多为简单的卫生知识宣传,到70年代开始针对患者的需求开展门诊、候诊教育活动,到80年代,医院健康教育逐步走上规范化轨道。进入90年代后,医院健康教育全面发展。在空间上,已逐步由院内向院外发展;在对象上,由单纯对患者逐步向社区人群扩大;在内容上,由单纯知识传播,向心理健康和行为干预方面转化;在认识上,由将健康教育视为一种宣传手段,逐步向健康促进发展,医院健康教育成为社会健康促进的重要内容。

(二)国外健康促进与健康教育的发展概况

健康促进与健康教育作为保护和促进人类健康的手段,同样受到世界各国的普遍重视。1971年,美国设立了健康教育总统委员会,并在联邦卫生福利部建立了健康教育局,成立了全国健康教育指导中心;英国于1972年成立了全国健康教育委员会;德国于1976年成立了健康教育协会。近年来,西太平洋地区的健康教育进展较快,如新加坡把健康教育计划纳入全国卫生规划;中国香港的"遥距健康网络"提供一系列以个人为中心,以家庭为单位的一站式健康服务;其他如澳大利亚、韩国、菲律宾、马来西亚等国在制定本国卫生政策等方面都注意增加健康教育的投入。1997年7月,在印度尼西亚首都召开了第四届全球健康促进大会,以"新时期的新角色:将健康促进带进21世纪"为主题,指出21世纪健康促进的6项重点工作内容。

综观国际健康促进与健康教育的发展,越来越多的国家和国际组织认识到健康促进与健康教育在保护和促进人类健康中的重要作用,并采取强有力的措施,推进健康促进与健康教育策略的实施,以保证人类以更加健康和科学的行为方式进入21世纪。

(三)21世纪健康促进与健康教育的发展趋势

1. 第四届健康促进国际大会　1997年7月,在雅加达召开了第四届健康促进国际大会,会议以"新时期的新角色:将健康促进带进21世纪"为主题,会上发表了《雅加达宣言》。《雅加达宣言》在《渥太华宣言》的基础上,进一步总结了健康促进的经验,重新审视了健康的决定因素,指出21世纪健康促进的重点:

（1）提高社会对健康的责任感：决策者必须坚定地承担起社会责任，公共和私人部门都应通过执行政策和实践来促进健康。

（2）增加健康发展的投资：对健康发展投资的增加需要采取多部门的途径，包括卫生、教育和住房部门增加更多的投入。对健康给予更多的投资，在国家内部和国家之间对现有的投资作重新调整。健康的投资应能反映特定人群如妇女、儿童、老年人、土著人、穷人和处于边缘地区人群的健康需求。

（3）巩固和扩大有利于健康的伙伴关系：健康促进需要政府不同层次的不同部门和社会各阶层之间为健康和社会建立起伙伴关系。现成的伙伴关系需要加强，潜在的、新的伙伴关系需要开发。伙伴之间通过分享专门知识、技能和资源在健康方面得到共同的利益。

（4）增加社区的能力和给予个人权利：健康促进由各人为自己执行，与人们一起执行，而不是对他人执行，也不是为他人执行。它提高了个体采取行动的能力以及团体、机构或社区对健康决定因素的影响能力。

（5）保证健康促进的基础设施：为保证健康促进的基础设施建设，需要寻求地区的、国家的和全球的提供资金的新机制。应鼓励影响政府、非政府组织、教育机构和私人部门的行动来确保健康促进资源的开发达到最大限度。

2. 第十八届世界健康促进和健康教育大会　2004年4月在澳大利亚墨尔本召开第十八届世界健康促进和健康教育大会。会议以"重视多样化前提下的公共卫生、健康促进问题，进一步探索全人类的健康途径"为主题，提出关心健康促进及健康教育事业不应只着眼于健康本身，要拓宽思路，从与未来大众健康相关的其他重要问题着手，探索提高全球人口健康及生活水平的方法，使健康促进与健康教育工作更有效、更好地为提高人们的健康水平服务。同时要维持全球文化的多样性，探求发展健康事业的新途径以及保证环境、身心健康及精神健康的平衡。

（四）我国护理健康促进与健康教育的产生

20世纪90年代以来，我国护理界不断接受国际先进护理知识的传输，特别是1994年后，美国乔治梅森大学护理与健康科学院教授袁剑云博士来华讲学，提出了系统化整体护理（holistic nursing）的概念，强调把患者的健康教育与护理理念、模式病房建设、护理程序等护理过程环环相扣，形成系统的整体护理。1997年5月中华护理学会邀请美国罗马琳达大学健康教育专家来华讲学，首次将"护理健康教育"概念引入我国，并连续3年在国内不同省市多次举办了此项内容的培训，同时成立了护理健康教育研究学术组，指导各医院开展护理健康教育工作。1998年10月卫生部医政司在北京举办了"世纪健康行总动员"，全国各省市卫生行政部门负责人以及各大医院护理部主任200余人参加会议，会议倡导全国各大型医院护理人员参与健康教育工作，之后把健康教育工作纳入等级医院护理评审指标和注册护士考证、护士晋升考试中。

我国护理健康促进概念的引入已引起护理界的关注，以现代护理观为指导，以患者健康为中心，提供包括生理、心理、社会、文化、精神的整体护理已经体现了健康促进的内涵。

（五）我国护理健康促进与健康教育的发展

近十年我国护理健康教育发展迅速，在全体护理人员的共同努力下，确立了护士在健康教育中的地位和作用，护理健康教育知识体系不断完善，这标志

二维码1-3
护理健康
教育概述

着我国护理健康教育工作向国际化迈出了坚实的一步,也为我国全方位开展护理健康促进与健康教育奠定了坚实的基础。

1997年8月,湖南医科大学湘雅医院率先总结并编写了《患者健康教育指导》一书,系统总结了各科常见疾病的知识宣教内容,并提出了患者健康教育的方式、方法、过程、技巧及质量控制措施。2000年1月,沈阳军区总医院黄津芳、刘玉莹主编了《护理健康教育学》一书,提出了患者的学习原理以及教育程序。2003年3月,杭州师范大学护理研究所包家明、中捷健康文化传播有限公司霍杰主编了《护理健康教育学概论》一书,该书系统阐述了护理健康教育的理论、方法和策略,特别对护理健康教育程序及教育方法进行了详细的阐述。2006年6月,美国Janice A主编、北京大学公共卫生学院王培玉主译的《护理健康促进》一书,系统地阐述了护理健康促进理论、策略与干预方法。除此之外,近年出版的许多护理图书也把护理健康教育列为重要内容,各级护理期刊也大量刊登了护理健康教育论文。我国护理健康教育理论和实践得到快速发展,主要体现在以下几方面:

1. 护理健康教育的地位和作用日益突出 随着我国以患者为中心、以人的健康为中心的整体护理广泛开展,进一步强化了护理健康教育的重要地位和作用。护理健康教育在临床护理工作中的重要性得到人们的普遍认同和接受。

2. 护理健康教育模式发生了深刻变化 护理健康教育模式由过去单纯的"卫生宣教"转变为传播与教育并重的护理健康教育;健康教育目标从以疾病为中心的卫生知识传播转变为行为危险因素及不良生活方式的干预;健康教育策略从单纯信息传播转变为传播与教育并重;健康教育方法从单纯的传播材料制作转变为材料制作与指导、评价并重;健康教育范围从面向医院转变为与面向社区、社会相结合,从单纯对患病者的服务转变为面向患者、家属及社会人群,体现了点面结合、普及与提高并重的特点。

3. 注重结合国情开展护理健康教育研究 我国目前医院护理健康教育有独特的国情背景,其主要特点是患者住院时间长、教育人力资源不足、教育经费短缺、教育者缺乏专业教育技能、患者健康教育需求较高。依据这些特点,近年来护理健康教育重点围绕七个方面的内容进行了研究,包括对住院患者教育需求特点的研究、医院健康教育内容的研究、医院健康教育形式的研究、护理健康教育方法的研究、护士在护理健康教育中的作用与地位的研究、护理健康教育效果评价研究以及符合国情的健康教育体制的研究等,并且在许多方面取得了新的进展。

4. 护理健康教育管理逐步正规化 近年来,随着全国健康教育工作的迅速发展,护理健康教育管理走上了规范化、法制化建设的轨道。各地广泛开展护理健康教育的系列化培训,并向综合、有序的方向发展;护理健康教育活动越来越强调严密的设计和有力的干预,使护理健康教育成果更具科学性和指导性;护理健康教育管理的多元化则表现在各部门、各系统都开始重视健康教育,并逐步建立起健康教育网络。

(六)国外护理健康促进与健康教育的经验

国外护理健康教育的发展并不平衡,发达国家起步较早,而发展中国家起步较晚。20世纪70年代以后,美国等发达国家对健康教育给予了较大的投入,取得了重大进步。美国目前有较为完善的护理健康促进与健康教育管理体系,特别是医院。因为早在20世纪50年代,美国医院及保险业就认识到,"医院是指导患者建立积极的健康行为的最好场所,患者入院治疗也是接受健康教育的最佳时机",具体表现在以下三大特点:

1. 健康教育目标明确　包括以下三个方面：

（1）帮助患者提高自我保健意识：对首次入院和因生活方式不当致病的患者，帮助其认识生活行为与疾病的关系，提高自我保健意识。

（2）帮助患者提高自我保健能力：对经常住院的慢性患者和手术患者，教给患者自我护理技巧，帮助患者学会伤口换药、皮肤护理、血糖监测、自我注射、功能锻炼及并发症预防等实用护理技术。例如，为鼓励患者下床活动，美国医院普遍采用带扶手和脚轮的输液架，患者可手扶输液架上厕所或散步。

（3）帮助患者建立健康行为，提高生活质量：例如，对心血管病、糖尿病、哮喘或肿瘤等特殊疾病患者，定期举办各种专题讲座，让患者及家属了解疾病常识，掌握控制疾病发展、预防并发症和减轻不适的方法。为患者提供教育资料，回答患者咨询，指导患者用药、饮食及生活方面的问题。

2. 教育组织严密　美国多数医院设有"健康教育部"，由获得健康教育学位的专业人员组成。"健康教育部"负责制定医院健康教育政策，协调和改进"教育组"的教育计划，评价教育效果，编制教育资料，购置教育器材并协调各病区的使用。"教育组"是医院健康教育的基层组织，成员由专职健康教育人员、临床护士、理疗师、营养师、社会工作者等组成。"教育组"定期在科室召开教育评估讨论会，研究制订教育计划，适时调配教育人员到患者床边开展教育工作。例如，心脏术后患者撤离呼吸机时，教育人员及时为患者讲解保护伤口进行有效咳痰的要领，并借助玩具熊，边讲边演示，使患者爱听易懂。美国医院健康教育任务较重的科室，如心血管内科、糖尿病专科、妇产科、肿瘤科、骨科等，还设有专门的"健康教育室"，配有必要的图片、资料、仪器等，方便开展患者健康教育工作。

3. 教育资料丰富，教育形式多样化　美国医院健康教育资料及仪器都是免费为患者提供的。教育资料门类齐全，形式多样，图文并茂，有很强的可读性和趣味性。某医院仅心血管内外科健康教育室就有上百种分类教育资料，每份资料讲解一两个问题，患者可随意索取。对卧床患者采取一对一的床边指导；对同种病的慢性患者采用小组讨论、患者现身说法、角色扮演和访视等方式，开展健康教育活动；对产后、术后患者则以技能演示和行为指导的方式，帮助患者尽快恢复正常生活。医院还充分借助电视、电脑等多媒体现代教育手段开展多种形式的健康教育。

我国护理健康促进与健康教育起步较晚，美国及发达国家的许多经验值得我们学习和借鉴，其关键是转变观念，真正把护理健康促进与健康教育列入一项重要的临床护理活动，配备必要的人员，投入必要的资金和设备，发挥健康促进与健康教育这一无形资产的重要作用，尽快缩短与发达国家之间的差距。

五、护理健康促进及健康教育与整体护理实践的一体化发展

护理健康促进与健康教育是社会发展和医学进步的产物。尽管我国护理健康教育工作起步较晚，但近年来发展较快，在短时间内取得了显著成绩。随着整体护理工作的广泛开展，护理健康促进与健康教育作为整体护理的重要组成部分也随之推广开来，并纳入到临床护理工作的惯性运行之中。20 世纪 90 年代以来，我国护理工作正在经历着由传统的功能制护理模式向整体护理模式转变。新的护理模式体现了以患者为中心，将护理健康促进与健康教育有机地融入了护理实践（practice）。

（一）护理健康促进与健康教育在护理实践中的突破

护理健康促进与健康教育在我国护理领域实现了三个突破。

1. 突破了传统的护理观念　传统的生物医学模式及功能制护理是以疾病为中心的，护士注重的是疾病的发生、发展和转归，护理工作的目的主要是治疗和护理疾病，而护理健康教育的着眼点不仅仅是患者的疾病，还包括其心理和社会状态，即患者的整体健康状态。因此，护理健康教育的产生是实现护理观念和护理模式转变的必然结果。

2. 突破了传统的护理领域　传统的护理工作其范围局限于病房和门诊，其功能局限于解除患者痛苦与恢复生理健康。而护理健康教育的开展把护理工作的领域由医院扩大到家庭和社区，使护理服务功能由护病到护人，保护和促进人群健康成为护理工作的重要职能。

3. 突破了传统的护理工作性质　我国护理部门长期处于医疗的附属地位，护士只是医嘱的执行者。护理健康教育的开展，使护理工作由被动变主动，针对患者或健康人的实际情况，独立地开展健康教育活动。

（二）整体护理为护理健康促进与健康教育创造了实践的环境

整体护理是一种新的护理行为的指导观念，要求以现代护理观为指导，以护理程序为框架，根据人的生理、心理、社会、文化、精神等多方面的需要，为护理对象提供适合个体的最佳护理服务。护理健康促进与健康教育之所以成为当前护理实践领域中一个倍受关注的重要课题，正是取决于它在整体护理模式中的独特地位和作用。

1. 护理健康促进与健康教育实践环境　传统的功能制护理目标是单纯的生理功能恢复，没有患者整体健康的目标，即使护士希望为患者提供健康指导，也缺乏制度上的保证和措施上的支持。只有提供整体护理环境，健康促进与健康教育才得以实现。因此，把护理健康促进与健康教育融入护理工作是护理学科发展的一个重要成果，使护理领域得到扩展，护理功能得以完善，护理质量进一步提高，为护理健康促进与健康教育的实施提供了环境。

2. 护理健康促进与健康教育是整体护理实践的重要组成部分　整体护理要求为患者、家属和社会人群提供适合个体需要的最佳优质护理，不仅包括疾病的诊疗，也包括疾病的预防和保健。例如，护士对患者、家属和社会人群进行身心护理的同时，只有贯穿护理健康促进与健康教育内容，才能真正实现整体护理的目标。

3. 护理健康促进与健康教育是落实整体护理的重要措施　护理健康促进与健康教育是实施"以人的健康为中心"的整体护理模式的产物。要实现整体护理目标，必须以护理程序为指导，对患者、家属和社会人群实施护理健康促进与健康教育。护理健康促进与健康教育是全面落实整体护理不可缺少的重要措施。因此，在制订护理计划的同时，必须制订护理健康促进与健康教育计划，并按照护理健康教育程序的步骤加以实施。

4. 护理健康促进与健康教育使整体护理向纵深发展　护理健康促进与健康教育作为整体护理的重要组成部分，对促进整体护理、优质护理向纵深发展具有十分重要的意义。随着整体护理在国内的深入开展，不断探索和研究护理健康促进与健康教育，可以使整体护理的优越性得以充分体现，从而进一步促进整体护理向纵深发展。

护理健康促进与健康教育是整体护理实践的重要组成部分，也是护理学科不断发展、完善和进步的重要标志。随着医学模式的转变和整体护理观的确立，护理健康促进与健康教育在医疗护理工作中的地位和作用日益受到重视。当然，客观地评价我国各地区护理健康促进与健康教育的实际水平，仍有待进一步发展和完善。

案 例 学 习

近年来,随着生活水平的提高,人们所处的环境和生活的方式发生了巨大的变化,女性乳腺癌的患病率有明显增加的趋势,已成为女性健康的第二大杀手。中国抗癌协会的最新数据显示,我国主要城市 10 年来乳腺癌发病率增长了 37%,死亡率增长了 38.9%,农村死亡率增长了 39.7%,而且乳腺癌患者已经向年轻化发展。

一、护士参与健康促进与健康教育活动

粉红丝带对于全世界的女性来说,已经化身为一种温婉的警示,提醒女性朋友随时关注自己的乳房健康。某医院年轻护士组成志愿队,在 10 月——国际乳癌防治月,针对在校女大学生开展乳腺癌预防健康促进与健康教育活动。

二、护士设计健康促进与健康教育活动计划

1. 活动目的在于提高大学生对乳腺癌的了解和重视程度;向大学生宣传乳腺癌防治的重要性,预防乳腺癌的发生;引导女大学生对自身健康状况的重视,打破羞怯心理。同时也呼吁广大同学在日常生活中注意健康的生活方式,增强防病能力。

2. 活动内容包含问卷调查、公告栏宣传和授课三种形式,在活动中还特别倡导了乳腺癌的早期检测。

3. 活动时间为每周四晚上 6 点至 8 点,在学校相关场所进行群体和个体的健康教育活动。

三、利用资源推进健康促进与健康教育计划的实施

1. 活动持续两个月,活动小组充分利用学校环境的支持和教学资源。

2. 根据实际情况为在校女大学生设计了《粉红丝带——关注女性健康》调查问卷,并进行资料收集、整理和统计。

3. 在学校各个女生寝室楼下放置乳腺癌防治知识的宣传展板。

4. 在健康教育讲座上指导女大学生如何做乳房自检,合理饮食和正确佩戴文胸的方法。

四、护士在乳腺癌预防健康促进与健康教育中的作用

1. 在学校学工办和学生会的大力支持下通过一系列的活动,女大学生对乳房的保养、乳腺癌的防治有了一定的认识,并逐渐开始关注乳腺癌和重视自我健康,使本次健康促进与健康教育活动取得了圆满的成功。

2. 活动充分体现了护士在健康促进与健康教育活动中的作用、地位和实践效果。

本 章 小 结

健康不仅是没有疾病或衰弱,而且是保持躯体、精神和社会各方面的完美状态。亚健康指人的机体虽然无明显疾病,但呈现疲劳多、活力减退、适应力减退等生理改变,亚健康人群占人口总数的 70%。为了提高社会人群的健康水平,WHO 明确提出 21 世纪的医学和卫生工作的重点应该是"以人为中心,以健康为中心,而不是以疾病为中心"。通过健康促进与健康教育帮助人们建立健康行为和生活方式,改变不良的生活和社会环境,降低生物学因素对健康的影响,为广大群众提供良好的健康服务。

　　健康教育是通过有计划、有组织、系统的教育活动,促使人们自愿地采取有利于健康的行为和生活方式,它是一门影响个体和群体行为,消除危险因素,预防疾病,促进健康的学科。健康促进包括健康教育及能促使行为与环境有益于健康改变的相关政策、法规、组织的综合。健康促进的核心是社会动员,采取一系列综合策略,寻求社会的全面支持以达到良好的健康教育效果。本节阐述了健康与亚健康的概念、标准及影响因素;健康教育、健康促进、护理健康促进与健康教育的概念、目的、任务及评价指标。

　　护理健康促进与健康教育是健康促进与健康教育大系统中的一个分支,是由护士进行的,针对患者、家属及社会人群开展的具有护理专业特色的健康促进与健康教育活动。国际护士会和我国《护士管理条例》中明确规定,"健康教育是护士应尽的义务"。以患者健康为中心,提供包括生理、心理、社会、文化、精神的整体护理充分体现了健康促进与健康教育的内涵。护士是健康促进与健康教育的一支最重要、最基本、最可靠的力量,应掌握预防医学、社会医学、教育学、传播学、健康心理学、健康行为学等基础学科。本节阐述了护理健康促进与健康教育的意义、特征、目的、任务以及相关学科。

　　健康教育在我国具有悠久的历史,健康促进与健康教育工作在我国公共卫生领域中得到较好的发展。我国护理健康教育工作起步较晚,但近年来发展较快,在短时间内取得了显著成绩。随着整体护理工作的深入开展,护理健康促进与健康教育已有机地融入了护理实践。本节阐述了国内外健康促进与健康教育发展概况,21世纪的发展趋势,我国护理健康促进与健康教育的发展以及整体护理实践的一体化发展。

【思考题】

1. 影响健康的因素有哪些?
2. 阐述健康促进的基本特征。
3. 描述护理健康促进与健康教育的特点。
4. 阐述护理学和护理健康促进与健康教育的关系。
5. 阐述护理健康促进及健康教育与整体护理实践的一体化发展。

【选择题】

1. 张同学,男性,某高校大一学生,进入大学后经常感到头晕,没有力气,根据 WHO 对健康的定义,他的理想健康状态应该是　　　　　　　　　　　　　　　　(　　)

   A. 生理健康　　　　　　　　　　　B. 心理健康
   C. 社会适应健康　　　　　　　　　D. 智力健康
   E. 以上均是

2. 兰同学,女性,某高校大二学生,喜欢与同学在校外用餐,多次用餐后出现上吐下泻,机体抵抗力逐年下降,她很希望接受健康教育。健康教育最根本的目的是　(　　)

   A. 提供健康指导　　　　　　　　　B. 帮助她树立健康观念
   C. 帮助她建立健康行为　　　　　　D. 帮助她降低发病率

E. 帮助她消除疾病的危险因素

3. 章同学,女性,23岁,硕士研究生在读。2个月前无明显诱因开始出现便血,诊断为
直肠癌。当今人类的健康受到多种因素的影响,主要影响因素是 ( )
A. 社会环境 B. 行为因素
C. 生态环境 D. 遗传因素
E. 健康服务因素

4. 乳腺癌是女性最常见的恶性肿瘤之一,为女性"第一杀手"。调查发现,女大学生对
乳房健康知识的掌握率较低,对乳房保健意识普遍较薄弱,需要对该人群开展健康
教育。健康教育活动是一种 ( )
A. 有系统的活动 B. 有组织的活动
C. 有行动的活动 D. 有计划的活动
E. 有评价的活动

5. 某大学出现多例肺结核患者,学校高度重视,采取相应的治疗与防预措施,开展健康
促进活动。健康促进活动形式主要由三方面组成,即 ( )
A. 行为矫正、行政手段、组织行为 B. 健康教育、系统管理、治疗措施
C. 健康教育、目标管理、明确诊疗 D. 健康教育、环境因素、行政手段
E. 疾病预防、健康指导、系统教育

6. 我国累计报告的艾滋病病毒感染者以20~39岁年龄组为主,占报告总数的70.0%。
该年龄段的人群是艾滋病的高危人群,需要开展有效的健康促进活动。健康促进对
人的不良行为改变具有 ( )
A. 诊断性 B. 长久性
C. 制度性 D. 治疗性
E. 规范性

7. 患者,女性,60岁,农民,小学文化程度。4天前咳嗽时出现大咯血,拟"支气管扩张
伴咯血"收住入院。护士将进行健康教育,其对象是 ( )
A. 患者 B. 家属
C. 社会人群 D. 医务人员
E. 以上均是

8. 患者,女性,60岁,农民,小学文化程度。4天前咳嗽时出现大咯血,拟"支气管扩张
伴咯血"收住入院。护士以优质护理为目标开展护理健康教育,其健康教育正确描
述是 ( )
A. 有医学专业特色 B. 有预防专业特色
C. 有护理专业特色 D. 有教育专业特色
E. 有传播专业特色

9. 男,20岁,大学一年级学生,在校期间经常在寝室打游戏,不外出活动,最近出现易感
疲劳、精神紧张、晨不愿起、体虚等情况。影响该同学健康的主要因素是 ( )
A. 环境因素 B. 生活方式
C. 遗传因素 D. 心理因素
E. 健康服务因素

10. 健康促进的核心策略是　　　　　　　　　　　　　　　（　　）

    A. 健康教育　　　　　　　　　　B. 社会动员

    C. 环境保护　　　　　　　　　　D. 疾病控制

    E. 行为改变

参考文献

[1] 包家明. 护理健康教育与健康促进[M]. 北京：人民卫生出版社,2014.

[2] Janice A. 护理健康促进[M]. 王培玉,主译. 北京：北京大学出版社,2006.

[3] 吕姿之. 健康教育与健康促进[M]. 2版. 北京：北京大学医学出版社,2008.

[4] 黄津芳,刘玉莹. 护理健康教育学[M]. 2版. 北京：科学技术文献出版社,2006.

[5] 常春. 健康教育与健康促进[M]. 2版. 北京：人民卫生出版社,2008.

[6] 包家明,霍杰. 护理健康教育学概论[M]. 北京：中国科学技术出版社,2003.

参考网址

[1] http://www.cahep.com　中国健康促进与教育协会

[2] http://www.nihe.org.cn　中国健康教育

（包家明）

二维码 1-4
第一章教学 PPT

二维码 1-5
第一章在线测试

第二章　健康相关行为

健康教育的目的是通过一系列教育与干预活动,鼓励人们采用和坚持符合健康要求的生活方式,能够做出决策来改变自己不利于健康的行为和环境,从而提高健康水平和生活质量。因此,健康教育的核心是行为改变。为了达到通过健康教育使人们改变行为的目的,作为专业人员必须对人们的健康相关行为进行诊断、分析与干预。

行为诊断就是确定影响健康的行为,即确定行为与疾病和健康问题的关系,并描述行为的流行病学特征。如确定吸烟与肺癌的关系,吸烟行为在各人群、地区、时间上的分布情况。

行为分析指的是确定健康相关行为的形成因素与影响因素,即健康相关行为的倾向、促成和强化因素。如青少年开始吸烟的原因及影响因素,包括个体对吸烟有害健康的知识掌握情况和对吸烟的态度;家长、老师、同学关于吸烟的态度和行为;社会对吸烟行为的接受情况以及限制的政策与法规。

行为干预是在行为诊断和分析的基础上,根据行为改变的理论与方法,对行为实施综合干预,如在控制青少年吸烟的过程中,对青少年进行知识教育,督促家长、老师戒烟,制定政策法规等。

第一节 人类行为概述

一、行为的概念

行为(behavior)是有机体在内外环境刺激下所引起的生理、心理变化的反应。

关于人类行为,美国心理学家伍德渥斯(Woodworth)提出了著名的 S-O-R 模式 (图2-1)。

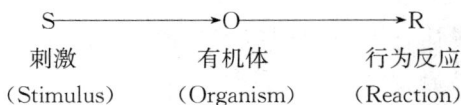

$$S \longrightarrow O \longrightarrow R$$

刺激	有机体	行为反应
(Stimulus)	(Organism)	(Reaction)

图 2-1 S-O-R 模式

其中:S 代表内外环境中的刺激源,O 代表有机体,即行为主体——人,R 代表人的行为反应。

由于人类具有认知、思维、情感、意志等心理活动,对内外环境因素做出的反应既可能是外显的,能被他人直接观察到,也可能是内隐的,不能被直接观察,但可以通过测量和观察外显行为来间接了解。人类的行为错综复杂,同一个体在不同的环境条件下有不同的行为表现,另外,由于个体先天遗传因素以及后天教育和社会文化熏陶的差异,不同个体在同一环境条件下也表现出不同的行为,但不管怎样,人类为了维持个体的生存和种族的延续,总是在适应不断变化的环境做出许多行为反应,这种行为反应具有一定的规律性。它包括三层含义:第一,行为表现为一种活动过程;第二,行为表示某人当时的状态;第三,行为表示该人具有的某种行为特征。例如,当某个吸烟者接过别人的烟开始吸烟时,这个行为不仅表明他是个吸烟者,正处于吸烟状态中,还提示吸烟是他的生活习惯,他具备吸烟者通常有的一些行为特征。

人类行为由五个基本要素构成:行为主体、行为客体、行为环境、行为手段、行为结果。

行为主体:指人。

行为客体:指人的行为指向目标,可以是人,也可以是物。

行为环境:指行为主体和行为客体发生联系的客观环境。

行为手段:指行为主体作用于行为客体时所用的工具或使用的方法。

行为结果:指行为主体和行为客体发生联系的产物。

二、行为的分类

根据人类具有生物和社会双重属性,将人类行为划分为本能行为和社会行为。

(一) 本能行为

人的本能行为由人类的生物属性决定,是人的生物遗传信息作用的结果。其行为特征主要是对环境的适应。得到公认的三个方面的本能行为有:

(1) 与基本生存有关的本能行为,如摄食行为和睡眠行为。

(2) 与种族保存有关的本能行为,典型的表现是性行为。

（3）攻击与自我防御行为，表现为对外来威胁的反抗、妥协和逃避。

另有学者认为人类还具有探究和追求刺激的本能行为。

值得一提的是，人类的本能行为由于受到文化、心理、社会诸多因素的制约和影响，与动物的本能行为有本质的区别，人的本能行为也要受个人主体意识的支配，人对其本能行为具有自我调控能力，如人在疲倦的情况下会产生睡眠行为，但是如果受到时间、地点、环境甚至纪律的限制，人会主动抑制这种行为，以适应当时的情况；再如摄食行为受到大脑认识活动的控制，定时进食和讲究营养；性行为受到社会法律、舆论与道德的约束。人的本能行为一旦失控，超越正常范围，就会带来危害，如药物滥用、冒险行为、性乱等。

（二）社会行为

人类的社会性是人与动物最本质的区别。人类不仅能够适应环境，更能够通过劳动改造和维护环境，包括自然环境和社会环境。人类的社会属性决定人类的社会性行为，人类个体通过与他人的交往、模仿、学习、教育、工作等形成了得到社会认可且符合社会道德准则、行为规范和价值观念的人类社会行为，如教师有被社会认可的角色内涵、道德准则、行为规范。这里我们主要介绍与人类健康有关的社会行为，它的涵盖面非常广，概括起来包含以下四个方面。

1. 科技行为　首先，科技行为的过程和生产活动产生的废弃物，如化工、能源、采矿等造成环境污染，可引发人体恶性肿瘤；其次，现代化的交通工具已成为各种疾病最方便、最快捷的传播途径。任何一种致命的病原微生物随着飞机只要几小时便可以从东半球传至西半球。另外，交通拥堵也成为人类的一大杀手——车祸的主要原因。

2. 经贸行为　一方面，人员及商品在进出境流动过程中会造成病原微生物的广泛传播；另一方面，大规模经济开发引起生态平衡的破坏，使原本寄生在动物身上的病原微生物转而感染人，如艾滋病病毒、非典型肺炎病毒的传播与蔓延等便是如此。

3. 职业安全卫生行为　从行为医学角度讲，不注意职业安全卫生行为仅指职工本身不注意职业安全卫生的行为，如粉尘作业工人不戴口罩、驾驶员不系安全带、进入工地不戴安全帽，以及农业劳动者使用农药时不注意操作规程、使用农业机械不注意安全等。脑力劳动者同样也应该注意职业卫生，减小工作压力，防止高血压、神经症和疲劳。职业安全卫生行为是与个人安全卫生知识及安全意识高度相关的。

4. 业余活动行为　业余时间指的是吃饭、睡眠和工作之外的时间。合理利用业余或闲暇时间，容易消除身体疲劳，有益于健康。如有人通宵达旦玩麻将、打扑克，以致发生脑卒中倒在桌上；有人违反交通安全规定，横穿马路，无证或酒后驾驶而引起车祸；更有甚者聚众赌博，导致偷盗、抢劫、凶杀、离婚等。至于在业余时间吸毒、嫖娼更是毒害身心健康的行为。教育水平和文化素质决定了人们业余活动行为对健康的影响。

我们将人在社会化过程中形成的、主要由社会情境决定的行为看作社会行为。很多健康行为属于社会行为，如合理营养、锻炼等。实际上，很多行为既有本能的成分，又有社会因素的作用。满足解除饥饿的摄食行为是本能行为，社交情境下的过食则为社会行为。有时候两者常常同时存在，过食行为模式往往与社会塑造和满足口欲有关。

三、行为的发展

行为的发展是指个体在其生命周期中行为形成与发展的过程,即在个体出生以后,随着生理的发育、心理的成熟以及社会交往范围的不断扩大,个体行为不断变化和发展的过程。

行为发展最根本的实质是日趋完善,体现为:①对认识活动的深刻化和复杂化,透过事物的表面现象看到实质,由感性认识上升到理性认识;②与环境的关系,由被动适应到主动改造。

在人的整个生命周期中,其行为发展可分为四个阶段:被动发展阶段、主动发展阶段、自主发展阶段、巩固发展阶段。

1.被动发展阶段(0～3岁) 通过遗传、本能力量的驱使,以及无意识的模仿来发展行为,多种动作、简单语言、基本情绪及部分社会行为初步形成。例如,婴儿一生下来就会吸吮、抓握,有各种保护自己的神经反射,会用啼哭来表达各种需要。随着生长发育,人的各种本能需要迅速扩大和发展;与此同时,肢体的粗大动作(坐、爬、站、走、跑等)、手的精细动作、语言和思维能力也得到快速发展。这个阶段的行为虽大都是被动发展的,但该阶段是人的社会化最基本的准备时期,人很容易被训练、培养出一些基本行为。

2.主动发展阶段(3～12岁) 行为发展带有明显的主动性,如总爱说"不",不停地提出"是什么?""为什么?"等问题,爱探究,好攻击,喜欢自我表现,也容易受激惹。在主动行为大量出现的同时,人对各种本能冲动的克制能力也在迅速提高。不过由于主动发展受环境的影响很大,人与人之间这种克制能力的差异很大。例如,面对商店里琳琅满目的玩具,家境贫寒的孩子只是看看,可能不会提出买的要求,另一个被娇纵惯了的孩子却可能提出要买,不买就会躺在地上无休止地吵闹,直到达到目的。

3.自主发展阶段(12岁～成年) 人们开始通过对自己、他人、环境、社会进行综合认识,调整自己的行为发展。本阶段有两大关键性特征:一是这种自我行为调控主要是通过个体的社会化进程和不断的适应来逐步实现的;二是在自己的成长过程中发展起来的行为大都已经定型。

4.巩固发展阶段(成年以后) 这一阶段人的行为定式已经形成,行为发展主要体现在巩固、完善、适当调整几个方面。尽管此时人已逐步建立起各种和周围相适应的行为,有些已定型,但是,时代、环境、社会和个人状况(如年龄、身体状况、社会地位、家庭角色等)都在不断改变,因此人们的行为也必须不停地加以调整、完善、充实和提高。对过去建立的不正确行为(如吸烟)要改正;对过去从没有过的行为(如信息时代的人际交流)则要新建。总之,通过对行为的不断调整实现对周围环境的最佳适应。

四、影响行为发展的因素

影响和决定行为的因素很多,总的来说有以下三个方面:

(一)遗传因素

许多动物实验和跨文化人类学研究成果证实,人的行为是有遗传基础的。基因不但是行为的影响因素,还是行为的决定因素之一,能决定人一系列行为的性状和趋势。基因的可传递性和稳定性,使人类在长期种族进化中获得的优点得以继承,并能代代延续;同时,遗传基因又在不断地突变、选择和整合,这种基因的复杂性导致人类行为的多样性,使人类行为得以不断发展和延伸。

（二）环境因素

环境是围绕着人类的外部世界，是人类赖以生存和发展的社会和物质条件的总和。人的一切行为均诱发自某种程度的环境刺激；反过来，这些行为都发生在环境中，并对环境造成影响。所以，环境既是行为的激发者，又是其接受者。

决定人类行为的环境因素主要包括内部环境因素和外部环境因素。内部环境因素主要是指机体的内环境；外部环境包括自然环境与社会环境。外部环境对人类行为的作用程度和作用方式各不相同。知识与态度、技术与能力、亲友的态度等与个体关系密切，影响作用直接，而机体对这些因素的控制能力也相对较大；生态环境、人文地理、医疗卫生、风俗习惯、宗教信仰、教育环境、法律制度、经济基础、事物的发展规律和意外事件等，是人类行为发展的外在大环境，对人类行为的影响是间接的，有的呈潜在性，这些因素受到人类行为的反作用也是相对不明显的。

环境因素对人类行为的形成和促进作用需要有足够的强度和持续时间。同时，环境因素对个体也有选择性，其选择性主要是社会文化性的。具有良好行为方式的人容易迅速获得各种社会团体的认同，在爱情、成就、人际关系方面也就更容易取得成功。

（三）学习因素

人类的各种行为都是后天习得的，学习是行为发展的促进条件。学习的方式有两大阶段：第一阶段以模仿为主，分为无意模仿、有意模仿和强迫模仿。无意模仿大多是日常生活行为，如儿童在公共场所看到别人随地吐痰，他在无意中就学习模仿，养成不爱护环境卫生的习惯。有意模仿带有主动性，被模仿的大多是自己崇拜或钦佩的行为，如名人的举手投足、模特的行为举止等。强迫模仿是指按照规定的行为模式学习，如队列训练等。现代教育学认为，儿童青少年时代，上述阶段的学习是必要的。但在行为发展进入自主发展阶段后，尤其是当学习一些复杂、专门的高级行为时，仅仅靠模仿是远远不够的，必须通过系列教育和强化教育，即第二、三阶段的学习方式来实现，大致过程是，先在教育者的启发下，全面认识和理解目标行为，从理性上感受到自身对它的需要，再去实现和学习该行为，并在各种促成和强化因素的作用下得以强化和巩固。很明显，通过健康教育改变不良行为和培养新的健康行为的过程大多依靠这种形式，其中通过自己独立思考来学习的成分居多。

五、行为与健康

人的行为既是健康状态的反映，同时又对人的健康产生巨大的影响，良好的行为可以增进健康、预防疾病，不良的行为则严重危害健康。

随着人类社会的发展，医疗卫生条件的改善和人们生活水平的提高，人类的疾病谱和死亡谱正在发生根本性的变化，过去一直为主要死因的营养不良和传染病已被或正在被肿瘤、心脑血管病等慢性疾病所替代，而这些慢性疾病的病因很复杂，主要是吸烟、酗酒、饮食等行为方式因素。1982 年，我国社会医学研究也表明：影响健康的四类因素中，行为或生活方式占三成多，且其比例有不断上升的趋势。由此可见，改变人们的健康行为是多么的重要。

二维码 2-1
行为与健康

第二节 健康相关行为

行为科学作为一门独立的学科,是在 20 世纪 40 年代末、50 年代初形成的,这一学科的产生与发展对企业管理的科学化和现代化产生重大影响,并很快被应用于其他领域,形成众多分支,健康行为学就是其中之一。

健康行为学是研究健康相关行为发生、发展规律的科学。它应用行为科学的理论和方法研究人类个体和群体与健康和疾病有关的行为,探讨其动因、影响因素及其内在机制,为健康促进与健康教育策略和方法提供科学依据,从而服务于维护和促进人类健康的需要。

健康行为学不同于行为医学,行为医学是将行为科学的理论与技术用于临床治疗、康复及预防领域,它注重特定疾病的行为表现及其生理、病理、诊断和治疗;而健康行为学则立足于通过行为理论和方法的应用,促使人们形成并保持有益于健康的行为,改变不利于健康的行为,强调与疾病发生发展有关的行为问题,着眼于通过解决这些行为问题来维护和增进健康。

一、健康行为与健康相关行为概念

健康相关行为(health related behavior)指的是人类个体和群体与健康和疾病有关的行为。按其对行为者自身和他人健康状况的影响,分为促进健康行为(health-promoted behavior)和危害健康行为(health-risky behavior)。

严格地说,健康行为(health behavior)属于健康行为学的概念,但国外在实际应用中普遍将此与健康相关行为等同。目前的文献中已很少见到"health related behavior"的字眼,原因在于"health behavior"替代了它。国内有人对健康行为下了另外一个定义,即健康行为是指人体在身体、心理、社会各方面都处于良好状态时的行为表现。它带有明显的理想色彩,即:现实生活中像这样行为十全十美的人几乎是没有的,人们只能以渐进方式去接近它。况且,伴随着时空的变化,人在新的环境中还会不断有新的心理冲突和社会适应问题产生,故健康行为的内涵也会有变化。所以这个定义实际应用意义不大,健康行为学的实践中,健康行为主要被当作"导航灯塔",健康相关行为才是重点。

二、促进健康行为

(一)概念

促进健康行为指个体或群体表现出的、客观上有利于自身和他人健康的一组行为。对日常生活中的各种促进健康的行为,有一定的判断标准,主要有以下五项基本特征:

1. 有利性　行为表现有益于自己、他人和全社会,如不吸烟、不酗酒。
2. 规律性　行为表现有恒常的规律,如定时、定量进餐。
3. 和谐性　个体的行为表现出自己的鲜明个性(如选择运动项目),又能根据整体环境随时调节自身行为,使个体或团体行为有益于自身、他人的健康。
4. 一致性　行为本身具有外显性,但它与内在的心理情绪是协调一致的,没有"冲突"或"表里不一"的表现。

5. 适宜性　行为强度受理性控制,个体行为能表现出忍耐和适应,无明显冲动表现,且该强度对健康是有利的。

（二）分类

根据以上特点,我们可将促进健康的行为细分为:

1. 日常健康行为　如合理的营养、平衡膳食、适量睡眠、积极锻炼等。

2. 保健行为　如定期体检、预防接种等合理应用医疗保健服务,以维护自身健康的行为。

3. 避开环境危害行为　这里的环境危害是广义的,包括了人们生活和工作的自然环境与心理生活环境中对健康有害的各种因素。主动地以积极或消极的方式避开这些环境危害也属于健康行为,如离开污染的环境、采取措施减轻环境污染、积极应对那些引起人们心理应激的紧张生活事件等。

4. 戒除不良嗜好　不良嗜好是日常生活中对健康有害的个人偏好,如吸烟、酗酒与滥用药品等。戒烟、不酗酒与不滥用药品就属于此类健康行为。

5. 预警行为　指预防事故发生和事故发生以后正确处置的行为。如乘坐飞机、汽车系安全带,溺水、车祸、火灾等意外事故发生后的自救和他救。

6. 求医行为（health-seeking behavior）　指人察觉到自己有某种疾病时,寻求科学可靠的医疗帮助的行为,如主动求医、真实提供病史和症状等。

7. 遵医行为（compliance behavior）　已知自己确有疾病后,积极配合医护人员、服从治疗的一系列行为。就医方式、对医生的满意程度、期望的一致性、对医嘱的理解、治疗方式等对之皆有影响。

8. 病人角色行为（sick-role behavior）　有多层含义,如:有病后及时转变原有职责角色,转而接受医疗和社会服务;在身体条件允许的情况下发挥"余热";伤病致残后,身残志坚,积极康复;以正确的人生价值观和归宿感对待病残和死亡。

根据三级预防的思想,可将健康和疾病（或死亡）看成一个过程的两端,上述八类行为根据其发生时间可分成三个阶段。前五类量最大、牵涉面最广,发生在健康、无疾病征兆的人身上,是个体为预防疾病、促进健康采取的主动行为,故通称预防保护性行为（preventive and protective behavior）,属一级预防。第六类发生在自觉有病但尚未确诊时,是寻求适当手段及早发现病患的行为措施,通称求医行为或患病行为（illness behavior）,属二级预防。第七、八类是已被确诊的病人采取的促进健康行为,通称疾病角色行为,属三级预防。由此可见,促进健康的行为在任何时期、任何健康状况下都是可以采用的。

美国行为学家 Breslow 等对 7000 名加利福尼亚人进行了为期五年半的行为追踪干预研究,以简练的方式推出 7 项健康的行为:① 每晚睡 7～8 小时;② 每天吃早餐;③ 定时规律进餐,不吃零食;④ 维持正常体重;⑤ 每周锻炼 2～3 次（每次 35 分钟以上）;⑥ 不饮酒或少饮酒;⑦ 不吸烟。结果发现,采纳这 7 项行为中的≤3 项、5 项和 6～7 项的三组,在现有平均年龄的基础上,其平均预期寿命分别为 22 年、28 年、33 年。可见,即便是少量的、简单的促进健康的行为,对人的健康也是有明显促进作用的。

三、危害健康行为

(一) 概念

危害健康行为是个体或群体在偏离个人、他人乃至社会的健康期望方向上表现出的一组行为。其主要特点是：

1. 该行为对人、对己、对整个社会的健康有直接或间接的、明显或潜在的危害作用。

2. 该行为对健康的危害有相对的稳定性，即对健康的影响具有一定的作用强度和持续时间。

3. 该行为是个体在后天生活经历中习得的，故又被称为"自我创造的危险因素"。

(二) 分类

危害健康行为通常分为四类。

1. **不良生活方式与习惯** 生活方式是指作为社会主体的人，为生存和发展而进行的系列日常活动行为。生活方式一旦形成就有其动力定型，即行为者不必消耗很多的心智和体力就能自然而然地完成日常活动。不良生活方式则是一组习以为常的、对健康有害的行为习惯，能导致各种成年期慢性退行性病变(如肥胖、糖尿病、心血管疾病)、早衰、癌症等，主要表现为：饮食过度、暴饮暴食；高脂、高糖、高盐、低纤维素饮食；偏食、挑食和吃零食过多；嗜好含致癌物的食品，如油煎油炸、烟熏火烤、腌制的食物，这些食物的蛋白质易变性，可产生多种具有强突变性的杂环胺类；不良饮食习惯，如进食过冷、过热、过酸、过硬且对食道产生机械性刺激的食物，在长期反复擦伤情况下易诱发食道癌；饮食不规律、进食过快会使食物消化吸收不良，唾液、胃酸等也无法发挥对黄曲霉毒素、亚硝胺类化合物等致癌物质的自然减灭毒素作用；久坐、缺乏体育锻炼等。

2. **致病性行为模式**(disease producing pattern，DPP) 致病性行为模式是导致特异性疾病发生的行为模式，国内外研究较多的是 A 型行为模式和 C 型行为模式。

A 型行为模式是一种与冠心病密切相关的行为模式，又称"冠心病易发行为"，其核心表现为不耐烦和敌意，由此常因别人的微小失误或无心得罪而大发雷霆。产生该行为的根本原因是过强的自尊和严重的不安全感。A 型行为者还有一些重要的外部体征，如语言带突发性敌意、前额口唇汗液津津、常匆忙打断别人讲话、眼周有色素沉着等。其体内通常有去甲肾上腺素、ACTH、睾酮和血清胆固醇的异常升高。由此通过心理途径中介，全面激活大脑皮层—垂体—肾上腺轴，使肾素、血管紧张素持续、大量释放，导致血压升高、冠状动脉收缩、血管内脂质沉着加快、粥样硬化斑块过早脱落等病理现象。所以，A 型行为者其冠心病发病率、复发率和致死率均比正常人高 2～4 倍。

C 型行为模式是一种与肿瘤发生有关的行为模式，又称"肿瘤易发行为"，其核心表现是情绪好压抑，性格好自我克制，表面上处处依顺、谦和忍让，而内心却是强压怒火，爱生闷气。C 型行为者体内神经—体液水平长期紊乱，导致免疫功能全面下降。研究表明：C 型行为者宫颈癌、胃癌、食道癌、结肠癌、肝癌、恶性黑色素瘤的发生率比正常人高 3 倍左右。

3. **不良疾病行为** 疾病行为指个体感知到自身有病到疾病康复全过程所表现出来的一系列行为。不良疾病行为可能发生在上述过程的任何阶段，常见的表现形式为：与"求医行为"相对的有瞒病行为、恐惧行为、自暴自弃行为等；与"遵医行为"相对的有"角色行为超前"(即把身体疲劳和生理不适错当为疾病)、"角色行为缺如"(已肯定有病，但有意拖延不进入病人角色)和"角色心理冲突"(如求医与工作不能两全),以及悲观绝望等心理状态和求神拜佛等迷信行为。

4. 日常危害健康的行为　日常危害健康的行为主要包括吸烟、酗酒、吸毒、性乱。

吸烟(smoking)、酗酒(alcohol abuse)和吸毒(drug abuse)都是典型的成瘾行为(habit forming behavior,亦称药物依赖行为),对人类健康可造成极大的危害。长期大量吸烟可引发肺癌、支气管炎、肺气肿、缺血性心脏病、胃和十二指肠溃疡等。过量的、无节制的饮酒称为酗酒,对健康的影响分急、慢性两类。急性者引致乙醇中毒、损伤、车祸、斗殴和意外死亡等;慢性的有乙醇慢性中毒综合征、肝硬化、心血管病和神经精神疾患等。长期酗酒引起的酒精性肝硬变、脑血管疾病(如中毒),以及酗酒同时大量吸烟的协同性致癌作用,都是成年期死亡的重要原因。吸毒属于滥用药物,是指不在医生指导下随意或不适当使用心理激动(致幻)剂,直至产生成瘾或有成瘾趋势的一类行为。常用的毒品有海洛因、可卡因、鸦片、吗啡、大麻、巴比妥类、安非他明、二乙胺等。其中,海洛因、可卡因等可使人出现异常的精神亢奋;其他毒品则有致幻作用。吸毒对健康的危害呈综合性:精神颓废、人格缺损、心智功能紊乱、身体素质下降,直至衰竭死亡。致幻剂对免疫系统有直接抑制作用,且不少吸毒(包括静脉注射)者往往同时又是同性恋或性淫乱者,所以吸毒人群中艾滋病高发。我国现有艾滋病病毒(HIV)感染者的90%是因静脉注射吸毒(共用注射器)引起的。

吸烟、酗酒不仅使本人受害,还危及他人及全社会的健康。孕妇吸烟、酗酒可导致胎儿长期处于低氧致病环境,智力体格发育受阻,流产、早产、死产、死胎增加。一些与吸烟者共同生活的女性,患肺癌的概率比常人多出6倍。吸烟、酗酒又是导致火灾、社会治安恶化、家庭离异、交通事故的重要原因。目前,全球共有11亿吸烟者,每年导致近500万例本可避免的死亡。我国目前约有3.5亿吸烟者,每年死于吸烟相关疾病的人数近100万。据推算,我国遭受被动吸烟危害的人数高达5.4亿,其中15岁以下儿童有1.8亿。每年死于被动吸烟的人数超过10万。

性乱,包括卖淫、嫖娼、同性恋和异性滥交等在性生活方面的紊乱行为。性乱导致各种性传播疾病的高发,尤其是引发艾滋病流行。

四、健康行为的影响因素

(一)倾向因素

倾向因素(predisposing factor)通常先于行为,是产生某种行为的动机或愿望,或是诱发产生某行为的因素,主要包括知识、态度、信念及价值观。一般可把倾向因素看作个人的偏爱,在教育过程中可能出现在一个人或一组人身上,这种偏爱不是趋向于有利的健康行为,就是趋向于不利的健康行为。

1. 知识(knowledge)　知识对形成健康的行为十分重要,知识是产生行为改变的重要条件。特别是在医院进行健康教育,对某种疾病的康复知识就更重要。

2. 信念(belief)　信念是指自己对某一现象或某一物体的存在是确信无疑的,也就是自己认为可确信的看法。在健康方面的信念如"我确信酗酒和吸烟是有害的",这种信念会促使人们采取科学的生活方式。如"我确信术后早期下床活动有利于康复",这种信念就会促使患者术后早期活动。

3. 态度(attitude)　态度是指个体对人对事所采取的一种具有持久性而又一致性的行

29

为倾向,代表信念的集合。态度通常以好与坏、积极与消极加以评价。

4.价值观(value) 价值观是指人们认为最重要的信念和标准。个人的价值观和行为选择是紧密联系在一起的,然而自相冲突的价值观是相当普遍的。如绝大多数人希望拥有健康及不愿生病,希望长寿,但有些人不愿为了保持健康长寿采取科学生活方式。如糖尿病患者希望能消除症状,预防各种并发症,维护健康和劳动力,可是有些患者不愿做饮食治疗和尿糖测定。因此,帮助人们解决健康价值观的冲突是健康教育的一种重要技术。

所以,倾向因素是产生行为的"引子"或"促动力",即动机直接地影响行为的发生、发展。健康教育的重要任务就是促进个体或群体形成动机,自愿地改变不健康行为。

(二)促成因素

促成因素(enabling factor)是指行为动机或愿望得以实现的因素,即实现或达到某行为必需的技术和资源。促成因素包括保健设施、医务人员、诊所及任何类似的资源,医疗费用,诊所距离,交通工具,个人保健技术,行政的重视与支持,法律,政策等。在教育过程中如不考虑促成因素,行为目标就可能达不到。人群的健康行为与当地医疗服务资源的可得性和方便性有很大的关系,因此,除了教育之外,还应为目标人群提供卫生服务,并创造行为改变必需的条件。

(三)强化因素

强化因素(reinforcing factor)是存在于行为后的强化(或减弱)某种行为的因素,如奖励或惩罚以使某种行为得以巩固或增强,淡化或消除。强化因素多指与个体和行为有直接影响的人,如有关的保健者、教师、长辈、父母、领导者。强化因素的积极与否取决于重要人物的态度和行为,大量研究表明,青少年的吸烟行为、患者的自我照顾行为与其密友和父母的态度及行为相关性最明显。

二维码 2-2
健康相关
行为

任何特定的健康行为都受这三种因素的共同作用,由于行为具有多面性,所以教育策略宜采用综合性手段。任何改变行为的教育计划都要注意这三类因素,教育者的任务就是发扬积极因素,克服消极因素。

第三节 健康相关行为改变的理论

人类的健康相关行为是一种受生理、心理、社会、文化、精神等诸多因素影响的复杂活动。因此,健康相关行为的改变是一个相对复杂和漫长的过程。一些学者专家以医学、社会学、心理学、行为科学、传播学、科普学、统计学、美学等学科为基础,提出诸多的行为改变理论,期望通过改变人们的健康相关行为,促进人类的健康。本节着重介绍几个较为成熟并且应用较多的行为改变理论模式。

一、知信行模式

知信行模式(knowledge, attitude, belief, and practice, KABP 或 KAP)亦称为认知模式(图 2 - 2),是行为改变较为成熟的模式,其本质是认知理论在健康教育领域中的应用。知信行是知识、信念和行为的简称,其中知识和学习是基础,信念和态度是动力,行为是目标。知信行理论认为,在了解卫生保健知识和正面信息的基础上,建立积极、正确的信念和态度,并以此为动力,进而主动形成有益于健康的行为或者改变危害健康的行为。

信息──→知──→信──→行──→增进健康

图 2 - 2 知信行模式

以吸烟有害健康为例。吸烟作为一种危害健康的行为存在多年并已形成定式,要改变吸烟行为达到戒烟的目的,健康教育工作者需通过多种方法和途径把吸烟有害健康、吸烟引发的疾病以及与吸烟有关的死亡数字等知识传授给吸烟者,吸烟者接受知识,通过思考,加强了吸烟有害健康的观念,肩负起保护自己和他人健康的责任,形成信念;在这种信念支配下,吸烟者对戒烟持积极的态度,逐步建立起不吸烟的健康行为。

但是,要人们从接受知识转化到行为的改变是一个漫长而复杂的过程,其中两个关键步骤是信念的确立和态度的转变。知识、信念与态度是行为产生的必要条件,但是必要条件并不代表一定能产生希望的后果,即在信念确立之后,如果没有坚定的态度转变,实现行为的改变只能是空中楼阁。因此,态度转变是行为转变的前提,健康教育者应学会促进人群态度转变的方法,及时有效地减弱和消除不利的影响,创造有利于行为改变的环境,最终达到期望的行为改变目标。

知信行理论指出:从接受信息到改变行为的过程分成九个阶段,即信息传播→观察信息→引起兴趣→认真思考→相信信息→产生动机→尝试行动→坚持行为→行为的确立,针对不同的阶段,健康教育者可以运用以下一些有针对性的方法促进人们态度的转变,从而达到最终的行为改变目标。

1. 增强信息的权威性和传播效能　当人们对信息的权威性产生信赖并引起兴趣,自觉需要时,便会主动进行思考、选择和决定。教育者不应仅仅关注于人们掌握的知识多少,而应注重知识的有效性以帮助其形成某一信念,最后产生与此信念相关的行为改变。

2. 利用信息接受者身边的实例　用现身说法往往能起到较好的效果,活生生的例子对那些半信半疑或者信心不足的人群最有说服力。

3. 针对具体原因强化干预措施　对那些"明知故犯,知而不行"的人群可以采取有针对性的强化干预措施,如借助于政策、法律、经济、公众舆论等手段。

4. 凯子曼阶段理论　利用凯子曼(1961)提出的阶段理论(服从—同化—内化的态度改变过程),对社会危害性大的行为采取强制措施。如在戒毒所,强制戒毒者开始并不心甘情愿"服从",一段时间后开始自愿服从与其他同伴的戒毒生活,即"同化"阶段;此后,戒毒者从内心深处真正接受吸毒有害的观念,树立必须戒毒的信念,并将此信念贯穿在此后的戒毒治疗过程中,成为改变行为的内在标准,此即"内化"过程。

二、健康信念模式

健康信念模式(health belief model,HBM)是运用社会心理学方法解释健康相关行为的重要理论模式。它以心理学为基础,由刺激理论和认知理论综合而成。此模式最早由美国社会心理学家在 20 世纪五六十年代提出,在预防医学领域中得到应用和发展,用于解释人们的预防保健行为,尤其适用于分析依从性行为的影响因素。

健康信念模式遵循认知理论原则,首先强调期望、信念对行为的主导作用,认为主观心理过程是人们采纳有利于健康的行为的基础。因此,如果人们具有正确的健康信念,就会接受劝导,从而改变不良行为,采纳正确的健康促进行为,如图 2-3 所示。

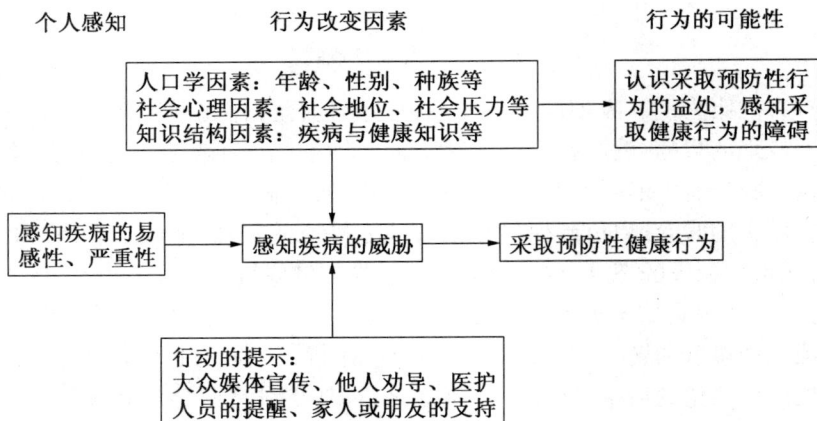

图 2-3　健康信念模式

健康信念模式中影响健康行为的因素有以下几方面:

(一) 知觉到易感性和严重性

知觉到易感性和严重性(perceived susceptibility and severity)是从疾病的易感性和严重性入手,通过疾病的高发病率和可能引起的疼痛、致残甚至死亡的严重后果进行指导,让人们认识到疾病对健康的威胁;从疾病可能引起的对工作、生活以及社会活动的广泛影响,让人们认识到后果的严重性,从而对目前的行为方式感到害怕和恐惧。此步骤的感知度越高,则对目前行为的恐惧越大,是促使人们产生行为改变的直接原因,也是健康教育成败的关键。

(二) 知觉到效益和障碍

知觉到效益和障碍(perceived benefits and barriers of action)是让人们仅仅感知到危害性和严重性还远远不够,只有当人们意识到采纳健康行为后带来的益处才会采取行动。人们认为采纳健康行为带来的益处越多,越有可能改变行为,并制订明确的行为方式和路线。同时,也要提醒人们改变行为所面临的困难和障碍,对困难的认识是使行为巩固持久的必要前提。美国心理学家罗森斯托克(Rosenstock)说过:"知觉到易感性和严重性,确实为行动提供了能量和力量;但只有让公众知觉到效益,并能先了解所有困难再决心克服之,才算是(真正)找到了行为的道路。"但是对障碍的程度不能夸大,感知障碍太多,会阻碍人们采纳健康行为。

总之,要让人们充分认识到健康行为的益处,同时也要适度估计面临的困难,促使人们能改变过去的行为,采纳健康行为。

(三) 自我效能

自我效能(self-efficacy)是对自我的能力有正确的评价和判断,相信自己有能力控制内外因素,执行一个导致期望结果的健康行为。自我效能高即自信心强,采纳建议、采取健康行为的可能性就大。

(四) 人口学、社会心理学因素

年龄、性别、种族等人口学因素,个性、社会地位、社会压力等社会心理学因素,以及人群所具有的关于疾病的知识和以往的经验,都会对个体是否采纳健康行为产生影响。

(五) 提示因素

提示因素(cues to action)是指诱发健康行为发生的因素。如社会对疾病的大规模宣传活动、来自他人的劝告、医生的暗示和建议、朋友或家庭成员的支持以及报纸杂志和网络上的文章等都有可能诱发个体采取健康行为。提示因素越多,个体采取健康行为的可能性就越大。

健康信念模式在产生促进健康行为的实践中遵循以下步骤:

1. 充分让人们对他们目前的行为方式感到害怕。

2. 让人们坚信一旦改变不良行为会得到非常有价值的健康效益,同时让他们清醒地认识到行为改变中可能出现的困难。

3. 使人们感到有信心、有能力通过努力可以改变不良的行为。

三、理性行动理论

理性行动理论(theory of reasoned action,TRA)是 1967 年由 Fishbein 提出来的(图 2-4)。该理论首次建立了信念、态度、意向和行为之间的联系,并把人们对与健康行为有关的态度分为对最终目标的态度和对行为本身的态度。

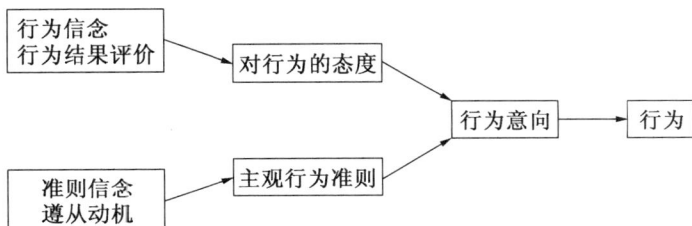

图 2-4　理性行动理论

理性行动理论认为:行为发生与否的最重要影响因素是人们的行为意向,即是否有意图或打算采取行动,而行为意向则由两个基本因素所决定:个体对行为的态度和主观行为准则。

1. 对行为的态度　对行为的态度(attitude towards behavior)是表示个体对所要采取的行为是持积极的态度,还是持消极的态度。如酗酒者是否对戒酒持有积极的态度,包括对个体的行为信念和行为结果的评价。

(1) 行为信念:指个体是否相信某行为能导致对健康的危害。如酗酒行为所带来的一切后果:酗酒可以造成人体肝脏、心脏、脑及肌肉的病变,甚至可能导致能力丧失与死亡,还包括消化性溃疡、食管出血、胃癌、急慢性胰脏发炎等消化系统疾病。

(2) 行为结果评价:指个体对上述行为结果重要性的评价,如对戒酒产生效果的重要评价。

2. 主观行为准则　主观行为准则(subjective behavior norm)是指个体对促使其采纳某行为的社会压力的主观感受,包括准则信念和遵从动机。

(1) 准则信念:指个体对特定的个人或群体对其是否应采纳某行为的信念,是对行为者有重要影响的个体或群体的态度判断。如自己是否认为应该戒酒、家人是否认为自己应该戒酒、医护人员是否认为自己应该戒酒等。

（2）遵从动机：指个体是否愿意遵从上述特定个人和群体的想法。如自己是否愿意按照医生、家人和同伴的意愿去做事。

四、行为分阶段改变理论

行为分阶段改变理论（the transtheoretical model and stages of change，TTM）是由Prochaska 在 20 世纪 80 年代初提出来的，目前在国际上已成为应用十分广泛的行为分阶段理论模型之一。该理论最突出的特点是强调根据个人或群体的需求来确定行为干预的策略，根据不同阶段的行为特点采用的转化策略不尽相同。

行为改变并不是一朝一夕就能完成的，必须经历一个漫长而复杂的过程。每个作出行为转变的人都有不同的需求和动机。为什么在此干预中，行为转变成功的只占少数，而大多数是失败的，或是半途而废的，尤其是成瘾性行为（addiction behavior），如吸烟、酗酒（alçohol abuse）和药物滥用（drug abuse），原因就是没有认识到不同人群所处的行为转变阶段是不同的。心理学家 James Prochaska 和 Carlos DiClemente 博士通过大量的研究，提出了行为分阶段改变理论，把行为转变分为五个阶段。

1. 无意图阶段（pre-contemplation）　在这一阶段，人们没有改变行为的意向，即对行为转变毫无思想准备，通常是指在未来 6 个月。人们之所以处于这一阶段，是因为他们不知道或没意识到自己的行为结果存在不健康行为的危害性，对于行为转变没有兴趣，如"我不可能有问题"。

在这一阶段的应对策略是：提高其认识，推荐有关读物，提供建议，消除其负面情绪，只有对象认为有需要时再提供具体的帮助。

2. 意图阶段（contemplation）　处于这一阶段的人们开始意识到问题存在的严重性，考虑转变行为但仍犹豫不决，如"我知道吸烟有害健康，以后我再戒烟"，"锻炼确实对身体有好处，但是我现在还不想"。意图阶段通常是指在未来 6 个月。

在这一阶段的应对策略是：让其进行自我再评价，帮助拟订行为转变计划，提供专题文章或让其参加专题报告会，提供转变行为的技能指导（方法和步骤）。

以上两个阶段合称为准备前阶段。

3. 准备阶段（preparation）　处于这一阶段的人们开始作出在未来 1 个月内行为转变的承诺（向朋友或家属宣布行为转变的决定，承诺还应包括建立必胜的信念）并有所行动，如向他人咨询有关转变某行为的事宜，购买自我帮助的书籍，制订行为转变时间表等。

在这一阶段的应对策略是：提供规范性行为转变指南，让其确定切实可行的目标；让其采取逐步转变行为的步骤；让其寻求社会支持，包括家属、朋友和同事等社会关系，确定倾向因素、促成因素；帮助其克服可能出现的困难。

4. 行动阶段（action）　处于这一阶段的人们已经开始采取行动，如"我已经开始锻炼""我已经开始戒烟"，但行为改变持续时间不足 6 个月。此阶段需要注意的问题是：多数人没有计划、没有具体目标、没有他人帮助的安排，往往最后导致行动的失败。

在这一阶段的应对策略是：争取社会支持和环境支持（如移走烟灰缸、张贴警示标志等）；替代方法（饭后散步替代吸烟、无钠盐替代钠盐等）；请成功转变行为者现身说法；激励政策等。

5. 维持阶段(maintenance)　处于这一阶段的人们已经取得行为转变的成果并加以巩固,已经持续 6 个月以上。此阶段需得到本人的长期承诺,并密切监测,以防止复发。复发的原因往往是过分自信、经不起诱惑、精神或情绪困扰等。

在这一阶段的应对策略是:需要做取得行为转变成功的一切工作,创造支持性环境和建立互助组等。

行为的干预首先要确定人群所处的阶段,然后用相应的干预措施才能收到事半功倍的效果。如吸烟者感到吸烟是愉快的事情而不认为有害健康,如此时给予过多的干预,不但无法得到较好的效果,甚至可能会令其产生逆反心理。此时只需给予最简单的信息,并在需要时再提供帮助。

二维码 2-3
行为改变
五个阶段

第四节　健康相关行为的干预与矫正

我们已经知道健康相关行为分为促进健康的行为和危害健康的行为两大类,健康促进与健康教育的目的就是通过行为的干预与矫正,使人们形成并保持符合健康、增进健康的行为,改变已养成的危害健康的不良行为和生活方式。

一、健康相关行为转变的步骤

健康教育工作中行为转变的成功,取决于教育者和受教育者两方面的努力。行为转变成功的步骤包括:

1. 明确行为是促进健康的行为还是危害健康的行为　教育者和受教育者对促进健康的行为和危害健康的行为有明确的认识,即确认哪些行为有益于健康,哪些行为对健康有害。

2. 确定促进健康行为的益处和危害健康行为的害处　教育者和受教育者了解促进健康行为对健康有哪些好处,益处有多大;危害健康行为对健康有哪些害处,危害程度如何。

3. 教育者鼓励行为转变和受教育者愿意转变　教育者提倡、鼓励人们采纳促进健康的行为、改变危险行为;受教育者有采纳健康行为、改变危险行为的愿望,并决心采取行动。

4. 教育者向受教育者教授行为转变的方法　教育者向受教育者传授行为转变的方法和技能;受教育者明确目标,按照行为转变的方法去做,教育者指导其行为转变。

5. 教育者督促强化行为转变和受教育者巩固行为　教育者加强对健康行为的强化和督促;受教育者巩固和发展有益于健康的行为。

二、群体行为干预

在促使某一特定人群形成健康行为、改变危险行为的过程中,群体行为的综合干预是通常使用的手段,具体的干预机制包括开发领导、目标人群行为干预、环境改善。

(一) 开发领导

领导对健康相关行为干预目的、意义的理解与支持是目标人群行为干预的重要环节之一,其作用不仅在于领导自身的行为可以成为人群的榜样,更重要的是领导具有决策倾向性。领导对健康相关行为干预的理解和赞同,会使行为干预得到组织、资源、舆论等方面的倾斜与支持。可见,开发领导,转变领导的思想观念,使其认识和理解健康促进与健康教育的必要性、重要性和可行性,对在人群中开展健康促进与健康教育,实施群体行为综合干预非常重要。

(二)目标人群行为干预

目标人群行为的改变是健康促进与健康教育中行为干预的落脚点,因此通过各种方法促使目标人群中的每一个个体采纳健康行为、改变危险行为是健康相关行为干预的根本所在。通常采用的人群行为干预方法有:

1. 动员群众参与 动员各种舆论和传播手段,如利用大众媒体、培训与讲座、分发宣传材料等方法,向目标人群传播有关健康行为生活方式与改变不健康行为的方法等信息,发动每一成员积极参与群体促进健康的目标行为。

2. 培养骨干 群体骨干与群体中的成员关系密切,在群体中具有一定的威望,可发挥示范作用,也可能起传播作用,还能协助对群体成员的行为进行监督与评价。注重骨干培养,为群体成员树立典型,就能以点带面、以局部带动全局,可达到事半功倍的效果。

3. 利用舆论和规范的力量 群体的舆论与规范,约束群体内每一成员,使全体成员目标一致、行为一致,达到共同的利益;社会的舆论与规范,给群体一种外来压力,使群众利益符合社会整体利益。健康教育、健康促进工作应充分利用舆论、规范的力量,对危害社会、他人健康的行为加以制止、纠正或予以惩罚。

4. 应用竞争机制 群体成员具有群体的归属感和集体荣誉感,群体间开展的竞争可使群体成员感到一种来自群体外部的威胁与压力,增强群体目标的一致性和凝聚力,增强群体成员的主人翁意识,激发群体的强大力量,增进内部驱动力,有利于群体促进健康行为的形成与巩固。群体间的竞争有益于群体的发展,同样,群体内引入竞争机制可激发群体成员奋勇争先,推动群体整体发展。

5. 评价和激励 评价也是一种干预手段,通过评价工作可总结成功经验,给予奖励与推广,及时发现问题并能给予纠正、解决,推动健康教育工作不断向更高层次发展。

(三)环境改善

这里所说的环境既包括物质环境条件,又包括社会环境。

1. 改善物质环境条件 环境条件是行为干预中必须考虑的因素之一,如果没有环境条件的支持,即使人们已经做出了改变行为的决定,也会由于环境条件的制约而无法实施。例如,当人们知晓患病后及时就诊的意义,打算采取行动时,医院离家却特别远,给就诊带来了极大的不便,人们就可能放弃及时就诊这样一种健康行为。

2. 社会支持与制约 通过社会舆论的倡导,支持促进健康的行为,反对危害健康的行为。通过有关法规的制定,约束既不利于自身健康、又对他人健康造成损害的行为。

三、个体行为矫正

(一)行为矫正的基本概念

行为矫正(behavior modification)是按照一定的期望,在一定的条件下,采用一定的措施,促使矫正对象改变自身的特定行为的行为干预过程。行为矫正是一种超越了行为限制的方法,更注重人们在行为改变过程中的自觉投入。矫正对象是行为改变的参与者、核心,而不是消极的行为受限者。

行为矫正有三大构成要素:对象、环境和过程。

1. 行为矫正对象　行为矫正对象根据其对行为指导的态度可分为三类。

(1)需要型:对象对自身不良行为已有认识,感到"已非改正不可",并在积极寻求转变途径和方法。对这类行为矫正对象应着重促使他们从需要到动机的转化,提供适宜环境条件,适时提供目标、方法和方向。

(2)冷漠型:对象对不良行为有认识,但没有转变的信心,也没有接受行为指导的愿望。对这类行为矫正对象的关键指导原则是强化"恐惧"心理、促进态度转变。而且,这些人的"从众心理"特别明显,增加团体行为干预力度十分必要。

(3)无需要型:对自身问题全无认识,或完全不承认这是"问题"。对这类行为矫正对象关键是要激发他们对行为改变的迫切需要感。提供更多健康信息,寻求家庭和团体、亲友的配合,借助社会、政策、法律、经济等方面的压力也很重要 。

2. 行为矫正环境　行为矫正活动必须在一定的环境下进行,这一环境称为矫正环境,由指导者、矫正场所、矫正时机三大要素组成。

(1)指导者:指导者是个相对概念,既可能是健康教育者,也可能是老师、医生、护士及矫正对象的亲友、同事。当矫正对象属需要型时,指导者甚至可以是对象本人或(有同一行为的)伙伴。

指导者的任务是:观察记录对象的行为,确定目标行为的基线和矫正的阶段性目标,制订实施计划,选择矫正的方法,为矫正对象提供行为转变必要的支持,评估矫正效果,进一步修订矫正计划。

(2)矫正场所:矫正场所可不固定。如吸烟等不拘场合、随处可以发生,所以可在与场所无依赖关系的地点进行。但是,大多数矫正场所是相对固定的,如教室、居室、办公室等,因为目标行为只有在这些场所、有特定人物在场时才发生。固定的场所还便于对行为进行观察、记录和效果评价,而且在缺乏丰富经验的情况下也能使矫正措施得到最大限度的有效实施。

(3)矫正时机:矫正时机也应精心选择,因为许多行为都以特定的时间为提示因素,如有些人只在喜庆时才饮酒,某些人在写作时才吸烟,不少人在神经过度紧张时易发生滥用药物现象。对这些行为的矫正若选择在易诱发行为表现的一定时机下进行可取得最佳矫正效果。

3. 行为矫正过程　行为矫正过程就是行为矫正技术的选择和实施过程,其核心是如何针对具体对象的具体行为来应用具体方法。行为矫正的实施过程一般包括确定行为目标、目标行为分析、矫正策略的选择和实施、矫正效果的评价等一系列活动。

(二)目标行为的确定

健康相关行为的矫正从确定目标行为开始,而且该行为必须与健康教育项目要解决的健康问题相吻合。以下以儿童行为问题为例,说明对目标行为确定过程中必须遵循的几个原则和基本步骤。

首先,通过调查研究发现,儿童多动症在3～6岁儿童中发生率高,对儿童健康成长影响大,家长有强烈要求,对比症进行行为矫正符合本地健康促进计划的总目标。因此,将"儿童多动症"列为备选的目标行为。

其次,分析矫正的可行性。通常根据健康教育实施单位的条件、是否需要外部资源支援和投入—收益比,将其分为高可能性、中可能性和低可能性三类。本地具备技术条件,不需大量外援,投入不多而收益明显的行为矫正属于高可能性,可正式确定为目标行为。本例中对"儿童多动症"进行行为矫正,分析符合该条件,故本症属"高可能性",可正式确定为目标行为。

第三,根据行为观察,发现多动症儿童的偏常行为表现主要有在座位上扭屁股、听课注意力不集中、眼看别处、小动作多等,据此确定目标行为的四项子(靶)行为。对其他表现更复杂的行为还可根据频度和程度进一步把靶行为划分成单元,做好数据化处理。

无论是确定目标行为或其子(靶)行为,其界定必须符合客观、明确、完整三项标准。客观是指界定的内容应能充分反映出行为外在特征。明确是指观察与测量行为的标准必须语言准确,有利于不同层次的指导者理解、复述和解释。完整是指要求界定时必须列明该目标行为所具备的反应条件,以便行为矫正实施者能对与目标行为相似的行为表现做出判断。

就某一具体健康教育项目而言,一般只宜选择 1~2 种目标行为;如果超过 2 种,必须是相互关联的系列行为。如果同项目内目标行为过多,会直接导致干预的"泛化",即降低矫正措施的针对性。

(三) 目标行为的分析

对目标行为的发生状况进行分析有两个目的:第一,确定该行为的表现程度。其中,在行为矫正开始前对个人或群体通过大量调查研究确定的本行为的基线(本底)最为重要。第二,反映目标行为的转变程度。例如,在行为矫正期间定期做行为分析,再和本底进行比较,即可了解矫正的效果如何,该行为矫正措施是否有效。作为效果评价的重要手段,目标行为分析在所有直接涉及行为改变的健康教育项目的整个执行过程中,都要认真进行。

所有的行为分析都出于两个基本点:行为的发生频度和行为的持续时间。从这两点进行量化分析,分析方法大致有 5 种:

1. 频度分析　适用于那些重复发生、每次发生所持续的时间相对固定,且有明显起止的行为。如分析某人每天吸烟支数,则频度＝表现次数/观察时间。频度分析的优点是记录方法简单,能用定量的方式迅速反映出行为的跨时间变化。缺点是不适用于分析发生过频(难以分辨次数)的行为,也不适合对多种、复杂的行为同时进行观察。有些行为的表现主要反映在持续时间上,也不适合频度分析方法。

2. 归类分析　大体有两种方法。一种是将某一行为反应参照行为的界定分别归入相互对立的两大类中,如"发生—未发生""适当—不适当""正确—不正确"。另一种是根据行为观察的实际结果,将行为划入一定的归类模式。如在对人的引起自杀行为的心理危机分析中,根据心理危机在不同生命发展阶段的出现,将其分成青春期危机、家庭婚姻危机、事业危机、更年期危机、老年丧偶等五类。归类分析的优点是方法可塑性大,不过分拘泥于观察时间,可用来同时观察几种互不相同的行为。

3. 计数分析　利用记录矫正对象中具有相同行为表现的人数,分析人群的行为状况及其转变。如反映某社区居民的刷牙卫生习惯,可分为"每天刷""偶尔刷""不刷"三类,分别统计这三种行为的发生者在该人群中的比例。该方法的优点是可以用问卷形式,省时省力;利用百分比方式反映行为矫正措施(如口腔卫生行为指导)实施前后的结果比较也很直观。缺点是它反映某行为表现的人数,但不表现(尤其个体)行为表现的程度。

4. 持续时间测量　方法简单,适用于分析某种以持续时间为主要特征的行为表现,如每天体育锻炼、每天读书看报时间等。但要注意事先对该行为的开始、结束等有明确的界定,因为每个人的行为表现是千差万别的。如分析读书看报时间,有的人只告诉你一段总的时间,其中连倒茶、洗手等准备活动时间和休息时间都算上,因此所反映的时间变量中有一定水分。

5. 时段抽样分析　用于分析某些表现形式多样的行为,如观察某个人的强迫行为时,该方法先通过随机抽样,确定观察总时间,再将它分成若干等量的时间小段,以这种短时抽样式的记录结果来反映总状况。应注意:小节时限需严格控制;小节内行为观察要不间断地进行;小节内只记录"＋(发生)""—(未发生)",不计次数;跨小节的行为持续表现应在相应小节内记录。

以上介绍的五种行为分析方法均简便易行,各有优缺点,但又都不能完全包涵行为分析内容。所以最好是在相互合理搭配的基础上进行,以便通过效应互补,达到准确可靠的分析目的。

二维码 2-4
个体行为
矫正方法

(四) 行为矫正的技术和方法

行为矫正技术自 20 世纪 50 年代末期发展以来,用于矫正各种危害健康的行为,指导建立各种促进健康的系列性技术。迄今为止,在健康教育领域内开始得到广泛运用的矫正技术主要有脱敏法、示范法、厌恶法、强化法和消除法等几大类。

1. 脱敏法　具体如系统脱敏法、接触脱敏法、自身脱敏法等,主要用于消除个体因对某种因素过于敏感而产生的不良行为表现,如恐怖症、焦虑症、各种神经—心理超敏性反应(如紧张症)等。本方法以认知原理为基础,即:在个人行为尚不成熟的阶段若碰到的新刺激太多,就会产生恐怖和紧张。但若在治疗前将该刺激尽量分解并按由小到大、由弱到强的顺序重新排列,在治疗中有目的地、循序渐进地主动提供这一刺激,适时修正个体对该刺激的错误认识,再通过反复的操作、强化,可达到消除这种过于敏感行为的目的。脱敏疗法的成功取决于矫治过程的系统性,有专业人员指导,并在适当环境下进行。事先须对个体的行为表现做出诊断,查找病因和外界影响因素,在此基础上确立矫治方案。如对极度害怕小动物的孩子,先由父母领着远远看着其他孩子逗弄笼里的小动物。随着孩子戒备心理减弱,慢慢导引他走向笼子,同时设法移开其兴奋点。如还不出现恐怖反应,可继续走近,鼓励他也去逗小动物;如出现明显反应,可退回到恰当位置,待平静后再进行。反复多次,直到反应消除。

2. 示范法　将所要提供的健康行为分解成不同阶段或不同表现,设计相应的模拟场景,让行为矫正对象扮演其中角色或观察角色行为,通过亲身模仿,促进掌握示范的行为,从而形成自己的行为。例如,培养学龄前儿童良好的口腔卫生习惯,可采用示范法,手把手教的方式最为有效。例如学习正确地刷牙,可先由老师在现场首先示范;然后选 1 名小朋友模仿这些动作,老师在旁提示,讲解各注意点;最后全体小朋友进行练习,老师进行个别辅导。在重点学习该习惯的一段时间内,老师或家长每天早晚都应和儿童一起刷牙,反复纠正错误,反复进行强化。以现实生活中克服不利于健康行为的人为示范典型,鼓励和帮助矫正对象改变自身行为,也属于示范法。

3. 厌恶法　在目标行为出现以后立即给予厌恶刺激,性质可以是化学的、电的、机械的、想象的、羞耻性的和疲劳性的。时间一长,在被矫治者的内心会建立该行为与厌恶刺激间的条件反射,引起内心的由衷厌恶,最后消除该行为。厌恶法常用于消除各种强迫行为、成瘾行为、恐怖症和异常癖好等。使用时,一要注意持续性,否则条件反射无法建立;二要防止强度不当,反而引发新的紧张刺激;三要将治疗原理保密,以防对方产生对抗心理,使正向转化无法实现。例如对那些初次染上酗酒、吸烟等成瘾行为的青少年,可提供羞耻性刺激,即当他自以为很潇洒地向别人敬酒、敬烟时,在场众人立即报以鄙视的目光,或处于一种令人难堪的沉默状态,使他感到极度的羞耻。此时的青少年自尊心极强,爱面子,只要事先做好在场家人、同学、伙伴、亲友的工作,共同采取行动,通常一两次即可使该少年终生难忘。对那些酗酒成性的成年人,可利用痢特灵(每日 3 次,每次 1 片,连服 2~3 周)或双硫醒(常规量),提供药物刺激。痢特灵主要抑制体内单胺氧化酶活性;双硫醒主要抑制乙醛脱氢酶,造成乙醛在体内堆积,引起头痛、头昏、颜面赤红、恶心呕吐、腹痛无力、呼吸急促等不适感,使饮酒人的大脑皮层内产生一喝酒就会不舒服的归因,从生理反馈中逐步戒酒。

4. 强化法　强化法建立在操作性条件作用的原理之上,是系统地应用强化的手段去增强某些期望行为而减弱或消除某些不期望行为,即在一种行为发生后分别提供正、负两种强化刺激。正强化是为了建立一个促进健康的行为模式,给予一个好的刺激,如运用奖励的方式,使这种行为模式重复出现,并保持下来。奖励的方式可以是物质的(如代币奖励、物质奖励),也可以是精神的(如口头表扬)。负强化通常指在矫正对象表现出不利于健康的行为时给予惩罚(物质的或精神的惩罚),使其为逃避负强化而放弃不利于健康的行为。如对于在公共场所吸烟、随地吐痰等给予罚款惩罚;孩子不讲卫生、吸吮手指时给予指责等。本方法是迄今为止在帮助个体建立健康行为上最有前途的矫正手段,但它在对专业人员如何正确选择强化因素、安排强化活动、接受信息反馈等方面都有更严格的技术要求。强化首先要进行行为分析。一种不良健康行为往往涉及多方面的要素,通过分析确定其中主要的决定要素。其次要选择适当的强化物。在此基础上进行强化训练是必要的。强化应注意四个方面:① 要确定所改变的行为;② 确定该行为的直接后果;③ 设计一个新的结果代替原来的结果;④ 强化的实施。观察行为者的表现,当出现所需要的行为时立即给予强化。如孩子的无理取闹是否是由于成人的过分注意强化了他的行为,如果是,在孩子无理取闹时不予理睬,而在安静时给予关心。

5. 消除法　消除法是矫正各种焦虑和恐惧行为的有效方法。其基本原理是让被矫正者真正接触原来使他产生厌恶和逃避反应的环境,设法逐步中断会使其反应得到强化的因素,由此反向地导致焦虑、紧张行为消失。具体应用方法之一是在系统脱敏法基础上的改进,但更强调对象进入诱发环境后的放松技术。另一种称冲击法,对治疗恐高症十分有效。

二维码 2-5
行为矫正
的技术和
方法

方法是启发矫正对象想象他正处在一个相当的高度且该高度还在上升。想象的初始引起强烈的焦虑和恐怖,但在长时间诱导过程中这种情绪逐渐消退,同一种情况多次重复后,诱发与焦虑、恐怖有关的各种行为的作用将越来越小,最后完全消失。消除法也可通过消除强化事件用于减少和去除不良行为方式。在行为干预中,消除可分三步完成:第一步需确定需要消除的行为;第二步需识别保持行为的强化物;第三步中止使用的强化物。如,每当一个人在办公室吸烟时,同事就会离开(强化事件消除),这样他在办公室吸烟就会越来越少,甚至会由此而戒烟。

案 例 学 习

吸烟是一种常见的危害健康的行为,青少年儿童深受主动吸烟与被动吸烟的危害,如何在学校中开展控烟工作,建立健康促进学校呢?

一、开发领导

在项目学校宣传吸烟对健康危害的知识,开展控制吸烟的健康教育,倡导健康的生活方式。以吸烟控制为切入点,倡导健康促进学校理念,按照世界卫生组织健康促进学校的标准创建健康促进学校。项目学校的领导开始接受健康促进学校理念,并在项目的推动下积极为创建健康促进学校创造条件,将控烟工作纳入学校工作计划。

二、目标人群行为干预

1. 加强信息传播,利用舆论和规范的力量约束吸烟。

在每年世界无烟日(5月31日)举行"学生无烟日"宣传咨询活动,主题是青少年不要吸烟,在无烟环境中成长。项目学校组织学生参加该活动,邀请市卫生局有关领导出席该活动,新闻媒介对此作相应报道。此外,新闻媒介如电视台可开设《学生健康》栏目,制作有关儿童疾病预防和吸烟控制的节目。

2. 动员教师、家长、学生积极参与,注意应用竞争机制、评价和激励手段。

(1)针对教师和家长的干预活动:教师和家长对学生的生活方式影响很大,要促进学生采取健康生活方式必须改变教师和家长的认知和理念。同时,吸烟学生的行为改变也有赖于家长的配合。对教师和家长的干预活动包括:开设健康专栏;发放吸烟有害的科普资料;印发戒烟日历;邀请知名专家举办有关吸烟与健康的知识讲座;组织学生家长专题小组讨论;介绍抵御吸烟的技术等;督促各科教师将"吸烟危害健康"的知识有机地融入到自己的教学内容中。

(2)针对学生的干预活动:组成"健康促进小组",举办控烟专题讲座,放映录像《吸烟的危害》;开展有关吸烟有害健康有奖知识竞赛;组织参加有关社会性宣传咨询活动;寻找自身吸烟的原因,制订健康计划等。

三、改善环境

1. 学校制定控烟规章制度,并有明确的奖惩办法。

(1)任何人(包括外来人员)都不在校园内吸烟;

(2)将"遵守学校控烟规章"作为教职工评优的一项指标;

(3)将"遵守学校控烟规章"作为"三好学生"评选的一项指标。

2. 校园内有醒目的禁烟标志。

3. 学校布告栏张贴宣传资料。

4. 禁止在学校校园内和学校门口销售香烟。

本 章 小 结

　　健康教育的核心是行为改变,健康教育的目的、性质与任务必然与行为科学紧密相连。为达到行为改变的目的,必须对行为进行诊断、分析和干预,并通过知信行模式、健康信念模式、理性行动理论和行为分阶段改变理论帮助人们建立健康的行为。

　　人们从接受知识转化到行为的改变是一个漫长而复杂的过程,其中两个关键步骤是信念的确立和态度的转变,知识、信念与态度是行为产生的必要条件。人的行为既是健康状态的反映,同时又对人的健康产生巨大的影响,良好的行为可以增进健康、预防疾病;不良的行为则严重危害健康。

　　任何特定的健康行为都受倾向因素、促成因素、强化因素这三种因素的共同作用,由于行为具有多面性,所以教育策略宜采用综合性手段。群体行为综合干预中要注意开发领导、加强信息传播、动员群众积极参与、树立典型、培养骨干、利用舆论和规范的力量、应用竞争机制、应用评价和激励手段、改善环境等。在健康教育领域内广泛运用的个体行为矫正技术主要有脱敏法、示范法、厌恶法、强化法和消除法等几大类。

【思考题】

1. 什么是行为? 行为与人类健康有何关系?
2. 解释健康相关行为的概念。
3. 什么是促进健康行为? 有哪些类型?
4. 哪些行为属于危害健康行为?
5. 简述影响健康行为的三大因素。
6. 什么是行为矫正? 行为矫正包含哪三大要素?
7. 举例说明个体健康行为矫正技术。
8. 举例说明健康信念模式的理论框架内涵。
9. 举例说明理性行动理论的理论框架内涵。

【选择题】

1. 促进健康的行为涉及三级预防中的　　　　　　　　　　　　　　　　（　　）
   A. 二级预防　　　　　　　　　　B. 三级预防
   C. 一、二级预防　　　　　　　　D. 二、三级预防
   E. 一、二、三级预防
2. 当酗酒者酗酒时,给予能引起负性心理效应的刺激,从而帮助矫正酗酒行为,这种行为矫正方法称为　　　　　　　　　　　　　　　　　　　　　　　（　　）
   A. 脱敏法　　　　　　　　　　　B. 示范法
   C. 厌恶法　　　　　　　　　　　D. 强化法
   E. 刺激法
3. 下列哪项是 C 型行为的核心表现　　　　　　　　　　　　　　　　（　　）

A. 情绪好压抑　　　　　　　　　B. 不耐烦

C. 敌意　　　　　　　　　　　　D. 自尊过强

E. 兴奋

4. 下列哪项是 A 型行为的核心表现　　　　　　　　　（　　）

A. 情绪好压抑　　　　　　　　　B. 不耐烦和敌意

C. 性格好自我克制　　　　　　　D. 爱生闷气

E. 悲伤

5. 以下哪项是影响健康行为的促成因素　　　　　　　（　　）

A. 人们确信吸烟有害健康　　　　B. 社区有促使人们戒烟的政策

C. 社区会给不吸烟者以奖励　　　D. 家长对青少年吸烟的态度

E. 青少年认为吸烟是成熟的表现

6. 向目标人群宣传预防艾滋病的知识,是希望改变影响行为的　（　　）

A. 倾向因素　　　　　　　　　　B. 促成因素

C. 强化因素　　　　　　　　　　D. 健康危险因素

E. 实现因素

7. 人们能够定期进行体格检查属于促进健康行为中的　　（　　）

A. 日常健康行为　　　　　　　　B. 保健行为

C. 求医行为　　　　　　　　　　D. 病人角色行为

E. 遵医行为

8. 慢性阻塞性肺疾病患者由于运动时感到气短而停止锻炼,在健康信念模式中应解释为　　　　　　　　　　　　　　　　　　　（　　）

A. 对疾病威胁的认知　　　　　　B. 对健康行为障碍的认知

C. 对健康行为益处的认知　　　　D. 对疾病严重性的感知

E. 自我效能

9. 知信行模式中的"行"是指　　　　　　　　　　　　（　　）

A. 动力　　　　　　　　　　　　B. 信念

C. 知识　　　　　　　　　　　　D. 态度

E. 行为

10. 某糖尿病患者规律运动锻炼已持续 8 个月,根据行为分阶段改变理论可认为该患者处于哪个阶段　　　　　　　　　　　　　　　　（　　）

A. 无意图阶段　　　　　　　　　B. 意图阶段

C. 准备阶段　　　　　　　　　　D. 行动阶段

E. 维持阶段

参考文献

[1] 吕姿之. 健康教育与健康促进[M]. 2 版. 北京:北京大学医学出版社,2008.

[2] 杨廷忠,郑建中. 健康教育理论与方法[M]. 杭州:浙江大学出版社,2004.

[3] 黄敬亨,邢育健. 健康教育学[M]. 5 版. 上海:复旦大学出版社,2011.

[4] 黄津芳,刘玉莹. 护理健康教育学[M]. 2 版. 北京:科学技术文献出版社,2006.

[5] Janice A. 护理健康促进[M]. 王培玉,主译. 北京:北京大学出版社,2006.

[6] 马骁. 健康教育学[M].2 版. 北京:人民卫生出版社,2012.

参考网址

http://www.nihe.org.cn 中国健康教育

(王翠丽)

二维码 2-6
第二章教学 PPT

二维码 2-7
第二章在线测试

第三章　护理健康促进与健康教育研究方法

【学习目标】完成本章学习后,学生应能够:

识记:1. 复述三种定性研究方法的优点和局限性。
　　　2. 简述深入访谈法的技巧。
理解:1. 解释定量调查和定性调查的特点。
　　　2. 比较定量和定性研究方法的选择。
　　　3. 解释问卷设计时应考虑的问题。
运用:1. 设计调查问卷表。
　　　2. 运用样本抽取的方法。
　　　3. 运用资料搜集整理与分析方法。

　　护理健康促进与健康教育的研究分两大类:一类是采取干预措施的研究工作,称之为实验性研究;另一类是不采取干预措施的研究工作,称之为调查。调查可分为定量调查和定性调查两大类。定量调查是指采用定量的理论与方法,并需要做统计学分析的调查研究方法,主要有普查和抽样调查两类。如果研究对象数量不大,或可以投入的人力物力充足,有必要时就可对某总体中全部个体做全面的调查,即普查;如果仅仅为了了解情况,往往只需做抽样调查。所谓定性调查,是指采用非定量的标准和技术而进行的调查研究方法,常用的有深入访谈法、观察法和专题小组讨论。深入访谈法是由调查员和调查对象进行面对面的直接对话,收集符合调研目的的资料;观察法是以视觉为主的资料收集方法;专题小组讨论是运用非标准化形式讨论和观察的办法收集资料。

第一节　定量调查研究方法

　　定量调查(quantitative survey)研究方法是进行健康相关研究和社会学研究常用的一种方法,是指采用定量的理论与方法,并需要做统计学分析的调查研究方法。通过定量调查,研究者可以对研究对象的健康相关问题,如生活质量、患病情况、死亡情况、健康相关行为(目标人群的吸烟率、出现健康问题后不能及时就诊者占被调查对象的百分比等)、环境卫生因素等进行量化测量,从而评估健康问题、健康相关行为在人群中的分布,为制定健康促进与健康教育策略以及干预行为目标提供科学依据。在健康促进与健康教育干预前后分别对目标人群进行定量调查,可以使研究者或健康教育者明确项目的效果,检查健康教育与促进目标的实现程度。此外,由于行为发生频度和强度也关系到其对健康的影响,因此进行定量调查还可以确定该行为对健康的危害程度。

一、调查问卷设计

在健康促进与健康教育的定量调查研究中使用的工具包括问卷、量表、生理/生化测量仪器等。为测量和研究人群的卫生保健知识、行为、卫生服务需求与利用,通常使用问卷调查。在问卷调查中,对许多人提出一系列相同的问题,再对他们的答案进行统计分析,来了解健康问题的状况、规模、严重程度等。问卷能够使对众多调查对象的提问统一化,使答案规范化,不仅有助于提高整理、分析问卷的效率,还能保证资料的质量。

1. 问卷分类　问卷(questionnaire)是供调查和统计用的、由一组问题构成的表格。问卷可以分为两种主要类型:访谈问卷和自填问卷。

(1)访谈问卷:访谈问卷的填写者是调查员,由调查员根据问卷上的题目向调查对象提问,再由调查员根据调查对象的回答填写问卷。

(2)自填问卷:自填问卷的填写者是被调查者,由被调查者本人直接填写问卷。

2. 问卷的一般结构　问卷一般由四部分构成。

(1)说明部分:主要用于介绍调查目的,以取得调查对象的信任并引发其兴趣,争取调查对象的合作与支持。问卷的说明可以置于问卷的开头,也可以作为一封信附在问卷上。

(2)指导语:用于解释如何填写问卷,或解释某些调查项目的含义。在调查实施中,采用面对面访谈、电话问询、个人自填问卷、团体自填问卷时,指导语可置于所有问题之前做统一说明;有时,指导语在问题之间,以解释问题含义、提示下一类问题的回答要求等。

(3)资料登录:问卷中与资料登录有关的内容分三小部分,其一用于区分资料,如问卷编号、调查对象姓名、编号等;其二用于核实资料,如调查日期、审核日期、调查员等;另一部分用于资料分析,如备选答案编码。

(4)调查题目:是有关研究内容的问题组合,是问卷的主体部分。通常由调查对象社会人口学特征、具体研究内容,如健康相关行为及其影响因素、人群对卫生资源的利用情况等组成。

3. 问卷设计时应考虑的问题

(1)问卷的作用:首先要考虑的是,问卷是不是最合适的收集数据的工具,有无其他工具和方法比用问卷调查更好。如果用问卷调查是最好的方法,那么可决定使用问卷。

(2)问卷中每一个问题有一明确的目的:在设计调查前,可以首先用简洁的方式列出所希望调查的主要内容,按照这些内容,编排一系列的问题。对于每一个问题,必须明确为什么要提出这一问题,这一信息将用来做什么样的分析,如何编码和分析。

(3)最大限度地保证信息质量:问题的表达和顺序要有利于启发被调查者(应答者),问题要使人感兴趣,并易于回忆,要避免那些难以回答、浪费时间、使人感到窘迫的问题。

(4)问题流畅:一个问题转到另一个问题时要注意逻辑关系、用词和语气,如从一般到个别、容易到困难等。

(5)尊重应答者的尊严和隐私:卫生服务和流行病学研究的调查成功与否也取决于应答者是否信任和友善。信任使他们接受采访者(调查者),相信采访者不会伤害他们和损害他们的利益。友善使应答者愿意花时间接受采访。调查的访谈不同于临床或精神病学的访谈,后者有理由进行一些深层次的个人私情的探查,以利于提供建议和心理疗法。

(6)采用一些保密方法:在开始调查询问前,应告知应答者回答内容是否被保密,并应用一些保密的方法,如在问卷上使用应答者的一个号码,如身份证号,再将应答者的姓名与号码记录在另一特定纸上,并保存在一个安全的地方。

二、抽样方法与样本量

定量调查的目的是量化地了解人群、环境等的整体情况,需要采取适宜的方法去实现调查目的,其一是将研究对象(总体)进行全面调查,即普查(census);另一可行的方法是从总体中选择能代表总体的一部分进行调查,进而判断总体情况,称为抽样调查(sampling study)。从总体中按照一定原则,抽取一部分个体用以代表总体,这部分个体合称为样本(sample)。抽取样本有以下方法:

1. 概率抽样 概率抽样指在确知每一个调查单位被选中概率的情况下进行的抽样,常用的方法包括单纯随机抽样、系统抽样、整群抽样、分层抽样和多阶段抽样。

(1)单纯随机抽样:是最基本的抽样方法,也是其他抽样方法的基础,其实质是每一个调查对象有一个编号,然后通过抽签(或随机数字)抽取调查对象。在单纯随机抽样中,每个调查对象有相等机会被抽中进入样本。但是,当总体数量很大或是一个无形总体时,单纯随机抽样难以实现。

单纯随机抽样的样本量可以依据以下公式计算。

① 均数的抽样

$$n = (\mu_a \sigma)^2 / \delta^2$$

式中:n 为样本量;σ 为标准差,当 σ 有几个估计值可以参考时,选择较大者;δ 为容许误差;μ_a 为一类错误概率是 α 时 t 界值表中的 t 值,α 通常取 0.05(查标准正态分布表可得)。

例如,估计目标人群卫生保健知识得分的标准差 σ(变化程度)为 10 分,容许误差 δ 为 10%,即 1 分,查表可知 μ_a 为 1.96,则样本量为 $n=(1.96 \times 10)^2 / 1^2 = 384.16 \approx 385$(人)。

② 率的抽样

$$n = \mu_a{}^2 \pi (1 - \pi) / \delta^2$$

式中:n 为样本量;π 为总体率,当 π 有几个估计值可以参考时,选择最接近 0.5 的一个;δ 为容许误差;μ_a 为一类错误概率是 α 时 t 界值表中的 t 值,α 通常取 0.05(查标准正态分布表可得)。

例如,估计目标人群某健康行为发生率 π 为 40%,容许误差 δ 为 5%,查表可知 μ_a 为 1.96,则样本量为 $n = 1.96^2 \times 0.4 \times (1 - 0.4) / 0.05^2 = 368.79 \approx 369$(人)。

③ 为比较两样本均数进行抽样

$$n = 2 \times [(\mu_a + \mu_\beta) s / \delta]^2$$

式中:n 为样本量,两组样本量相等;μ_a 和 μ_β 为一类错误和二类错误概率分别是 α、β 时 t 界值表中的 t 值,α 通常取 0.05,β 通常取 0.1,μ_a 多取双侧,μ_β 只取单侧;s 为两总体标准差的估计值,一般假设两者相等;δ 为两均数的差值。

我们想比较干预组与对照组卫生知识得分增加情况时,可用上述公式。例如,当 $\alpha = 0.05$,$\beta = 0.1$ 时,$\mu_a = 1.96$,$\mu_\beta = 1.28$,假定两个人群知识得分的标准差都是 10 分,两组得

分的差为 5 分,可以得到:

$$n = 2 \times [(1.96 + 1.28) \times 10/5]^2 = 83.98 \approx 84(人)$$

④ 为比较两样本率进行抽样

$$n = (\mu_\alpha + \mu_\beta)^2 2\rho(1 - \rho)/(\rho_1 - \rho_2)^2$$

式中:n 为样本量,两组样本量相等;μ_α 和 μ_β 为一类错误和二类错误概率分别是 α、β 时 t 界值表中的 t 值,α 通常取 0.05,β 通常取 0.1,μ_α 多取双侧,μ_β 只取单侧;ρ_1 和 ρ_2 分别为两总体率的估计值;ρ 为两样本合并率,$\rho = (\rho_1 + \rho_2)/2$。

我们想比较干预组与对照组卫生行为发生率时,假定对照组卫生行为发生率为 30%(ρ_1),干预后干预组卫生行为发生率要达到 60%(ρ_2),则 $\rho = (0.3 + 0.6)/2 = 0.45$,可以得到:

$$n = (1.96 + 1.28)^2 \times 2 \times 0.45 \times (1 - 0.45)/(0.3 - 0.6)^2 = 57.74 \approx 58(人)$$

(2)系统抽样:又称机械抽样或等距抽样。先将调查对象按一定顺序分成若干等份,再从每一部分随机抽取一个调查单位,并依次用相等间隔。抽样间隔 K 的大小可以依据总体量(N)和样本量(n)之比确定,$K = N/n$,可以根据随机数字或抓阄的方式确定从第几个开始抽样。

(3)整群抽样:进行整群抽样时,先将调查对象划分成为若干"群",再随机抽取其中的一部分"群",抽中的群体中的全部个体组成样本。一般来说,群间差异越小,抽取的"群"越多,样本精度越高。整群抽样的优点是便于组织,节省费用。

(4)分层抽样:先按某一特征将调查对象划分为若干类型,即分层,再从每一层内随机抽取一定数量的个体共同组成样本。分层抽样的优点是:通过分层保证了层内个体间的同质性,从而确保样本中每一特征的个体都有一定数量,而且还可以进行层内独立分析。

2. 非概率抽样　在非概率抽样中,每一个调查对象被抽中的概率是未知的,无法估计抽样误差,所以不能依据样本推论总体,也谈不上样本对总体的代表性。常用的非概率抽样方法有:

(1)方便抽样:研究者根据方便程度选择那些最容易接近的调查对象构成样本,即为方便抽样。此抽样方法节省时间和费用,但样本比较缺乏代表性,故方便抽样一般只用于预试验或预调查。

(2)目的抽样:是根据研究目的的需要和研究者的主观判断选定研究对象的抽样方法,具体选择哪些调查对象形成样本取决于研究者对调查对象代表总体程度的确认。

(3)预试样本:研究者首先确定少量符合研究目的的调查对象进行调查,然后再由他们进一步推荐符合研究目的的调查对象,如此不断滚动,像雪球一样越滚越大,直至达到样本量的数量。

(4)定额抽样:此抽样方法类似于分层抽样,先将人群按某特征划分为几组,然后根据研究目的,在不同组中确定相应的定额比例,分别在各组再进行随机抽样,最终形成样本。

3. 批质量保证抽样法　批质量保证抽样法是一种属于半定量调查研究的抽样方法,具有抽取样本量少、节约资源的优点,比较适用于卫生项目监测与评价。其基本原理是在已经确定某卫生保健行为发生率要达到的标准的情况下,将不同地区(单位或人群)看作不同的批次,根据分级监督抽样样本确定需要调查的人数(居民户数),并随机抽取这些居民户进行调查。

三、资料收集方法

运用问卷进行资料收集是常见的一种资料收集方法,直接从目标人群中收集资料可以采用访谈或自填问卷法。

1. 访谈问卷法 是以调查员和被调查者直接对话为依托,可以是当面访谈,也可以是电话访谈,利用访谈问卷,获取所需要的资料。

2. 自填问卷法 是一种由调查对象自己完成调查问卷填写的资料收集方式,要求调查对象在规定的时间内完成问卷并交回。可以是当时回收问卷,也可以过若干日后回收,还可以通过信函方式发放和回收问卷。

此外,问卷还可以应用于对机构的调查,如了解卫生服务机构提供卫生服务的能力。调查对象可以是机构负责人,也可以在对机构已有资料、数据进行核实后进行摘录。

敏感问题的调查采用随机化方法。在实际生活中,有些健康问题、健康相关行为具有隐私性,人们往往不愿意对这类敏感问题做正面回答。如果不注意调查方法的可行性,很难得到有关敏感问题的真实结果。用敏感问题调查的随机化方法可解决这一难题,该方法避免了调查对象在被问及隐私时的窘迫,减少了不真实回答和拒绝回答的发生,可用于调查婚前性行为、未婚怀孕、吸毒、性侵犯等敏感问题。

四、资料整理与分析

对收集的资料进行处理,包括 3 个连续的阶段:资料整理、资料分析和资料表达。

1. 资料整理 资料整理(data processing)指将数据资料编码、录入、逻辑检查、归类、重新赋值、派生新变量等分析、归纳、整理过程。目的在于核实资料的准确性,更适用于资料的统计分析。

2. 资料分析 资料分析(data analysis)指利用统计分析技术对经过整理的资料进行分析的过程。常用的分析方法包括描述性分析、单因素分析和多因素分析。

(1)描述性分析:主要用于揭示各研究变量的分布,如目标人群卫生知识知晓率、卫生知识得分分布、某卫生行为持有率、吸烟率、住院分娩率、某疾病患病率等。

(2)单因素分析:用来揭示某一变量与另一变量间的关系,如文化程度与卫生保健知识水平之间的关系、不同性别吸烟率的差异等。

(3)多因素分析:由于影响某研究变量(如吸烟、未就诊、发病等)的因素众多,而各因素之间有时也互相影响,单因素分析无法控制影响因素之间的关系,为此,可以采用多因素线性回归、Logistic 回归等方法,在控制影响因素间相互影响的情况下,分析影响研究变量的因素有哪些。

3. 资料表达 经过统计分析的资料通常按照一定的逻辑关系用语言描述、统计表、统计图等形式表达出来。资料的恰当表达能使人们对所表达的内容有清晰、准确的理解。

定量研究方法有很多优点,但也存在不足之处:

(1)在研究健康相关行为时,判定行为的有无以自我报告为依据,缺乏对行为的实际观察,若调查对象有意或无意隐瞒实际情况,调查者则无法获取真实资料。

(2)定量评估法可以使调查者了解目标人群健康问题,并可对影响因素进行定量分析,但往往无法对问题背后深层次的社会经济、文化、风俗、宗教等因素进行剖析。

第二节　定性调查研究方法

一、观察法

1. 观察法概述　观察(observation)是指研究者深入目标人群生活的环境,观察其生活环境、日常活动、健康相关行为等,进而了解影响目标人群健康状况、健康问题的社会环境因素、行为因素的方法。通过现场观察,研究者可以获得第一手材料,对目标人群的健康问题及影响因素,对当地的社会文化、经济状况,对可以利用的资源等有客观的理解,有助于明确健康教育与促进需求、制定干预策略,使干预活动更加符合当地实际情况,为目标人群更好地接受。

在进行观察前,研究者需要在明确研究目的的基础上确定观察内容,并统一观察内容的判别标准和记录方式,最大限度地减少观察者个人的主观因素对观察结果的影响。必要时,可事先编制观察记录表,使观察程序统一、规范,也便于对所收集资料的整理和分析。

由于定量和定性调查研究方法具有各自的优势与不足,所以在实际应用时通常是一种定量调查研究方法与一种定性调查研究方法同时使用,取长补短,这样才能对目标人群的健康问题,健康教育与促进需求、对策、效果等有全面和深入的了解。

2. 观察法的优点和局限性　观察法的优点在于,它是非语言行为资料收集的唯一方法,其他方法无可取代。交谈和专题小组讨论也可被用来收集行为资料,但其准确性、可靠性远不及直接观察,因为语言资料或多或少常有一定的掩饰成分,而观察具体行为记录了一定的场景,并能直接与研究客体接触,从各方面加以观察,更有助于验证、校正和表述假设。

观察方法的缺点和限制因素也很多,主要有:

(1)观察者的出现往往会干涉所观察行为的客观进程,因为观察者的介入会影响被观察的环境。

(2)人的感知是有限的,而观察往往是观察者单独进行的,因此观察者可能忽略或看不出观察客体的某些重要行为。

(3)观察是一项工作量很大的程序,若直接观察需要 100 个工作时,那么记录形式定型、整理、分析和总结还需 200 多个工作时,即要花费两倍多时间。

(4)由于观察的样本量小,如不采用补充信息,就无法说明观察结果的代表性。

二、深入访谈法

1. 深入访谈法概述　深入访谈(in-depth interview)也叫采访(interview),是以面对面的方式进行,由调查员和调查对象进行直接对话,收集符合调研目的的资料。

在实施深入访谈前,研究者需要根据研究目的准备访谈提纲,即把要调查研究的问题按照先一般后特殊、先易后难的原则以及时间顺序排列。为确保资料记录的及时和全面,不因记录而中断访谈,可以在征得调查对象同意的情况下使用录音技术,然后按照专题小组讨论中提到的资料整理方法完成资料的整理和归纳。

2. 深入访谈法的优点和局限性　深入访谈的优点在于能够对不同个体某方面的问题

进行深层面的理解和剖析,从个案中总结规律,发现具有普遍性的问题,为决策提供依据。该方法也可以直接反映一些涉及面不大的特殊问题,从而满足这一人群特定的卫生需求。通常情况下,深入访谈法更适用于对与个人隐私有关的行为问题进行评估,可以作为形成雪球样本的前提。

深入访谈法的局限性是在有限的时间内访谈人数较少,只能获取个案信息,同样不具备统计学代表性。

3. 利用深入访谈法应注意的技巧　调查者在进行深入访谈时,应掌握以下技巧:

(1)获取采访对象的信任:调查时应向调查对象说明调查目的、采访目的以及调查员来到社区的原因,告诉他们谈话的内容绝对保密,以取得采访对象的信任。

(2)制订调查指南:在进行采访前事先制订一份调查指南或采访提纲,调查员在进行采访前要熟悉调查指南,熟记重点问题,这样可以使谈话更接近自然,而且避免不必要的问题。

(3)良好的开端:采访者给被采访者的第一印象必须是良好的,这是采访成功的基础。采访者要坦诚地陈述自己的观点、感觉和关心的问题,仪表、态度和衣着都必须合适,为采访的进行创造一种良好的气氛。

(4)问题的顺序:一般以随和的问题作为谈话的开始。如果被采访者带来了孩子,那就可以从问有关孩子的问题开始;如果当地正在过节,可以从问与节日有关的问题开始。采访者也可对自己的背景、家庭和经历做适当的自我介绍,以创造一种使被采访者能无保留地表达自己的意见和态度的气氛。开始的问题应该简练易答。

(5)提问所用的语言:原则上,定性采访中,要求采访者以"不假思索"的方式提出问题。采访中应注意三点:第一,提问所用语言必须是易于理解的;第二,所提问题要表达成能引出详细回答的形式,要避免使用"是"与"否";第三,不要同时提出几个问题,以免一个也说不清。

(6)设身处地:为了使提出的问题更具体,使被采访者进入角色和畅谈自己的看法,往往可以让被采访者"设身处地"——假设处于某个地位。例如,原来的问题是"村委会主任在开展初级卫生保健中的作用是什么?"可改为"如果你是村委会主任,你将为开展初级卫生保健工作做些什么?"

(7)试探:熟练的试探是了解详情的要点。成功的采访者善于在不使对象厌烦的情况下,探索、挖掘信息,这是一种技巧,需要训练,需要经验。成功的采访应是轻松自如的交谈,而不是盘问。

(8)控制力:有时候,被采访者滔滔不绝,却离题万里。采访者必须善于驾驭交谈的方向,但决不能生硬粗暴,以免干扰对方情绪,影响采访。

(9)中立:采访者必须既是有同情心的倾听者,又是一名中立的旁观者。讨论中不要表现出强烈地支持或反对某种观点,要让别人表达自己的意见。采访者不能是表面上的,而是要实质性的中立,必须避免试图去转变对方的观点。

(10)注意倾听的技巧:在对方愿意谈情况时要耐心倾听,而且在对方不想谈情况或不予揭示的时候,也必须耐心引导。

(11)访谈者的非判断性:访谈者在进行访谈时不要立即对访谈对象的回答进行评判,因为不管访谈对象的观点正确与否,不管访谈对象的回答与访谈者的认识有多大的差异,它都代表了一种思想,而这种思维模式也正是调查研究所要寻找的。

(12)在交谈过程中,一方面要注意听取采访对象的陈述,另一方面又要注意他的语气和表情。要求采访者不要对调查对象所述情况的真伪、是非和对错作出评价。否则,采访对象可能受到采访者有意无意的诱导而改变他的发言。

三、专题小组讨论

专题小组讨论是一种较为常见的定性研究方法,既可以与其他定性研究方法同时使用,也可以单独使用。它用于需求评估、选择健康教育与促进干预方法、传播材料预试验、过程评价和效果评价等。该方法经济、易行,能在相对短的时间内直接听取目标人群的意见,反馈及时。

1. 专题小组讨论的概念 专题小组讨论(focus-group discussion,FGD)又称专题小组访谈、焦点团体讨论或典型组专题讨论等,是指从某一特定目标人群中选择6~12名具有类似背景和经验的人组成一小组或讨论组,在主持人的引导下,对有关的话题进行深入、自由、自愿讨论的一种定性研究方法。专题小组讨论的出发点是在研究中如何使调查人员摆脱指导地位,以便让调查对象处于中心位置,主动讲出他们认为重要而应被研究人员重视的信息。近20多年来,该方法越来越广泛地被应用于卫生保健领域,为卫生项目的需求评估和设计提供依据。

2. 专题小组讨论的用途

(1)探索性研究或进行需求评估:专题小组讨论适用于探索目前了解不多或很少有书面记载的问题,如发现人群中重大卫生问题,了解人们的知识、观念、态度、行为及其社会影响因素。在执行新的卫生计划时,能帮助了解人群对计划的看法、存在的问题和困难,从而使计划在文化和技术上更适合于目标人群。

(2)搜集目标人群资料:对于某些不易通过定量方法进行研究的课题,专题小组讨论可以作为搜集资料的一种方法。例如,有敏感性和隐私性的性行为问题、性病患者到非正规医院就医的问题等,如果采用问卷调查的方式,被访者的无应答率可能会很高,或不回答真实的情况。但采用专题小组讨论,小组成员由相互不认识的人组成,在平等宽松的讨论气氛中会得到更多真实的信息。

(3)补充定量研究的不足:专题小组讨论可用来补充定量研究的不足,帮助回答诸如"是什么""为什么"一类的问题,对定量资料进行解释、扩充和阐明,可使人们更好地理解某些结果发生的原因。比如,我们想了解某地农村妇女住院分娩意向的问题,在定量研究的结构问卷中通常问"你是否愿意到医院生孩子",回答要么肯定要么否定,问及"愿意(不愿意)的原因是什么"时,问卷中的备选答案有限,有时不能包括所有可能的答案,从而无法全面了解该问题的原因。如果组织若干组农村妇女进行专题小组讨论,就可以充分了解其不住院分娩的原因。

(4)干预项目的过程与效果评价:在干预项目实施过程中和结束后,专题小组讨论可作为一种评价手段,了解目标人群对项目活动的意见和建议,以及对项目实施情况的满意程度,了解他们在项目中的收获,对项目效果的评价和对以后项目的改进意见与建议。

3. 专题小组讨论的有关技术问题

(1)访谈提纲的拟定:研究者根据研究目的拟定访谈提纲,并将提纲编成一系列自然、简明、单一的开放性问题,按非敏感问题到敏感问题,由浅入深的逻辑顺序排列,需经预试后确定。

（2）小组成员的选择：什么人作为小组讨论成员,取决于信息收集的要求和人群可及性,多采用同源抽样和标准抽样的方法进行选择。同源抽样指抽取目标人群中具有相同特征的人员组成6～12人的小组,这些特征可能是社会阶层、年龄、知识水平、性别等。每个特征的组没有统一的限制,一般到信息穷尽为止。标准抽样指抽取的对象要满足研究者所制定的标准。如调查婴幼儿腹泻时口服补液盐的使用情况,调查对象的标准为：小孩的母亲或监护人,其孩子的年龄小于5岁且在近半年内患过腹泻。有时需要两种抽样方法相结合,即在满足标准的条件下,按不同特征将人员进一步分成若干组。

（3）主持人的要求：主持人应具有良好的人格特征,善于观察和倾听,必须严守中立,具备获取真实可靠信息的技巧。如讨论之初如何与被访者互相熟悉,解除顾虑,引入正题;实质性讨论阶段如何围绕访谈提纲,适时进行探索;结尾阶段如何总结归纳而不含判决性等。主持人还应具备随机应变的技巧,要能应对诸如支配性回答、冗长的回答、混淆性回答、胆怯性回答、提问性回答等各种场面。

（4）资料整理与分析：为避免FGD结果受到研究人员主观因素的影响,全面真实地揭示目标人群情况,资料整理应遵循如下步骤：① 逐字逐句转抄FGD的录音资料,并加入现场观察记录;② 反复阅读笔录资料以求找出被访者的主要观点和态度;③ 从笔录中除去因主持人的引导而回答的问题,找出特殊的观点和态度;④ 用短语标记所有观点和态度;⑤ 相同问题归类并作出对同一问题各种观点的频数分布表,以作为描述FGD主要观点和次要观点的客观依据;⑥ 根据频数表再读笔录,适当参考原话写出报告或文章。

4. 专题小组讨论的优点和局限性

（1）优点：

1）样本量小,花费较少,可获得丰富、深入的资料。

2）信息来源于多人,可以在相对比较短的时间内获得大量的信息。

3）可以激发参与者思维,暴露事先无法预知的线索,从而获得更多有价值的信息。

4）主持人有机会澄清一些容易被参与者误解的问题,能在一定程度上减少误报和隐瞒的信息。

5）专题小组讨论的原始资料可以生动地表达调查对象的观点和态度。

（2）局限性：与所有的定性研究相似,由于小组成员不是由概率抽样得到的,结果不具备统计学意义上的代表性,不能外推;调查质量的好坏,甚至调查结果能否成立,在很大程度上取决于主持人的水平和技巧;另一方面,小组的环境有时可能抑制讨论,比如被少数人垄断,其他调查对象可能附和他人而不表达自己的真实想法。此外,资料的收集过程和对结果的分析容易带有主观性。

二维码 3-1
研究方法

课堂训练一　健康教育知、信、行（K、A、P）问卷

一、实践目的

1. 了解问卷的作用。

2. 掌握健康教育问卷的编制及使用方法。

3. 了解问卷信度、效度的分析方法。

二、实践内容

1. 教师讲解

(1) 问卷的作用；

(2) 健康教育 KAP 问卷的编制；

(3) 问卷的分析与评价；

(4) 问卷的使用。

2. 学生练习

(1) 以小组为单位，教师命题或自选题目编制健康教育 KAP 问卷。

(2) 模拟练习：每组选择 1 名同学作为调查员，另 1 名同学作为被调查对象，模拟访谈式问卷调查。

3. 讨论与讲评

学生共同讨论问卷的编制及使用中存在的问题，以及访谈式问卷使用过程中的问题。最后，教师做总结性讲评。

三、实践时间安排

实习时间为 4 学时，其中前 1 学时由教师讲解有关内容，最后 1.5 学时用于讨论和讲评。在讨论与讲评开始之前，安排 10 分钟模拟访谈式问卷调查，其余时间由学生编制问卷。

案 例 学 习

某社区为了提高社区人群的健康水平，了解 40 岁以上高血压人群的患病率以及分布，更好地掌握该地区高血压人群的患病情况，有效地提供健康促进与健康教育活动，组织了相关人员进行"高血压人群分布情况调查"的项目研究。

1. 确定研究目的　通俗地说就是选题。不论从何种渠道提出的研究课题，研究者都必须十分明确本项调查的总目标是什么，具体目标有哪些，然后再把这些具体目标转化为可操作的目标。本研究项目的目的是掌握该地区高血压人群的患病情况，为有效地提供健康促进与健康教育活动提供依据。

2. 文献研究与专家讨论　目的是掌握前人已在这方面进行了哪些研究工作，已获得了哪些结果，还有哪些问题需要进一步研究。与熟悉这一调查研究的专家们作些讨论，以进一步明确本项研究的重要性、可行性。本社区以往没有进行过该方面的专项调查和研究，因此，除组织人员进行资料查找外，还邀请心血管专家、公共卫生管理专家一起参与该项目的研究。

3. 项目研究设计　根据所确定的研究目的和研究内容，根据调查研究的条件、时间、人力和财力作出具体项目研究设计方案。

4. 研究工具的准备　参照现有问卷，根据本社区人群的情况进行问卷的设计，并进行效度和信度的测试。

5. 进行预调查　预调查是调查最终结果准确与否的一个非常重要的步骤，可以对问卷中的不足部分加以修正和改进。选择社区 20 位住户进行预调查，通过预调查对问卷中还存在的问题进行修改。

6. 现场调查　首先对调查员进行培训,然后采用整群抽样和自填问卷法进行现场调查。

7. 资料的核实和整理　资料必须经过核对,组织人员进行专业上的核对和逻辑上的核对,已核对的资料,进行备份保存,以免发生意外情况丢失数据。

8. 统计分析　采用定量研究时运用统计学方法,并在考虑抽样误差的前提下得出结论。

9. 撰写报告　通过资料的统计分析,最后撰写研究报告。

本 章 小 结

定量调查是用定量的理论与方法,并需要做统计学分析的调查研究方法,有普查和抽样调查两类。定性调查是采用非定量的标准和技术而进行的调查研究方法,常用的有深入访谈法、观察法和专题小组讨论。

调查问卷是用于调查和统计的由一组问题所构成的表格,可以分为两种主要类型:访谈问卷和自填问卷。一般由说明部分、指导语、资料登录和调查题目四部分组成。

抽样调查是从总体中选择出能代表总体的一部分进行调查,进而判断总体情况。它包括概率抽样、非概率抽样和批质量保证抽样法。

运用问卷进行资料收集是常见的一种资料收集方法,可以采用访谈法或自填问卷法。对于收集到的定量资料的处理包括资料整理、资料分析和资料表达三个阶段。

观察法是研究者深入目标人群生活的环境,观察其生活环境、日常活动、健康相关行为等,进而了解影响目标人群健康状况、健康问题的社会环境因素、行为因素的方法。在进行观察前,研究者需要在明确研究目的的基础上确定观察内容,并统一观察内容的判别标准和记录方式,最大限度地减少观察者个人的主观因素对观察结果的影响。

深入访谈法以面对面的方式进行,由调查员和调查对象进行直接对话,收集符合调研目的的资料。在实施深入访谈前,研究者需要根据研究目的准备访谈提纲,即把要调查研究的问题按照先一般后特殊、先易后难的原则以及时间顺序排列。

专题小组讨论是从某一特定目标人群中选择6～12名具有类似背景和经验的人组成一小组或讨论组,在主持人的引导下,就与研究目的有关的话题进行深入、自由、自愿讨论的一种较为常见的定性研究方法。专题小组讨论可以与其他定性研究方法同时使用,也可以单独使用。

【思考题】

1. 定量调查和定性调查方法有什么不同?

2. 设计调查问卷时应注意的问题有哪些?

3. 如何进行资料的处理?

4. 深入访谈中要注意哪些技巧?

5. 专题小组讨论的优点和局限性是什么?

【选择题】

1. 定量调查常用的方法有 （　）
   A. 普查、筛查
   B. 筛查、抽样调查
   C. 普查、抽样调查
   D. 普查、筛查、抽样调查
   E. 抽样调查

2. 定性调查常用的方法有 （　）
   A. 观察、访谈、专题小组讨论
   B. 采访、观察、专题小组讨论
   C. 观察、推断、采访
   D. 实验、推断、观察
   E. 观察、实验、推断

3. 资料处理工作的先后顺序是 （　）
   A. 资料整理、资料表达、资料分析
   B. 资料整理、资料分析、资料表达
   C. 资料表达、资料整理、资料分析
   D. 资料表达、资料分析、资料整理
   E. 资料分析、资料整理、资料表达

4. 准确性、可靠性是下列哪种研究方法的特点 （　）
   A. 抽样调查法
   B. 观察法
   C. 专题小组讨论
   D. 深入访谈法
   E. 实验法

5. 适用于健康教育领域的效度研究方法有 （　）
   A. 同质效度和重测效度
   B. 客观效度和主管效度
   C. 内容效度和结构效度
   D. 总体效度和样本效度
   E. 定量效度和定性效度

6. 问卷编写中变量的类型有 （　）
   A. 数值变量和分类变量
   B. 自变量和因变量
   C. 客观变量和主管变量
   D. 抽样变量和随机变量
   E. 以上都不是

7. 下列哪项不是常用的资料分析方法 （　）
   A. 描述性分析
   B. 单因素分析
   C. 多因素分析
   D. 以上都有
   E. 以上都没有

8. 下列哪项不是非概率抽样方法 （　）
   A. 方便抽样
   B. 目的抽样
   C. 预试样本
   D. 简单抽样
   E. 定额抽样

9. 问卷一般结构应涵盖 （　）
   A. 说明部分
   B. 指导语
   C. 资料登录
   D. 调查题目
   E. 以上都是

10. 下列关于样本的描述正确的是 （　）

A. 从总体中随意抽取一部分个体,用于代表总体的这部分个体的合称

B. 从总体中按照一定原则抽取一部分个体,用于代表总体的这部分个体的合称

C. 从总体中抽取一定数量的群体,用于代表总体的这部分群体的合称

D. 从总体中抽取至少 50% 的个体,用于代表总体的这部分个体的合称

E. 从总体中抽取 20%～30% 的个体,用于代表总体的这部分个体的合称

参考文献

[1] 吕姿之. 健康教育与健康促进[M]. 北京:北京医科大学出版社,2002.

[2] 詹绍康. 现场调查技术[M]. 上海:复旦大学出版社,2003.

参考网址

[1] http://www.nihe.org.cn　中国健康教育

[2] http://www.ppccee.org　全国健康促进

[3] http://www.jiankang121.cn　全民健康生活方式行动

(陈瑞安)

二维码 3-2
第三章教学 PPT

二维码 3-3
第三章在线测试

第四章　护理健康促进与健康教育信息传播

【学习目标】完成本章学习后,学生应能够:

识记：1. 列出常用的教学方法与手段。

　　　2. 说出拉斯韦尔五因素传播模式。

理解：1. 确立传播中的沟通技巧。

　　　2. 解释布卢姆教育目标。

　　　3. 分析一堂好课的教学技巧。

运用：1. 在健康教育活动中正确选择传播方法。

　　　2. 进行完整的课堂教学设计。

　　　3. 探讨不同年龄阶段教学特点。

　　我国健康促进与健康教育工作者在长期的实践中,创造并总结了许多行之有效的健康促进与健康教育方法。这些方法种类繁多,各具特色,在工作中发挥了作用。尤其近年来,随着我国健康促进与健康教育事业的发展和在现代科学技术中的应用,对各种健康促进与健康教育方法的可行性、有效性提出了新的观念和要求。因此,研究和总结各种健康促进与健康教育方法的分类、特点、作用、适用对象和应用范围,对提高教育效果具有重要的作用。本章主要讲述健康促进与健康教育信息传播的概念和各种传播方法的具体内容。

第一节　概　　述

一、传播的基本概念及要素

(一) 传播和健康传播

　　传播(communication)一词源于拉丁文 communicare,意为"共同分享",它通常是指人与人之间通过一定的符号进行的信息交流与分享,是人类普遍存在的一种社会行为。1988 年我国出版的《新闻学字典》将"传播"定义为:"传播是一种社会性传递信息的行为,是个人之间、集体之间以及集体与个人之间交换、传递新闻、事实、意见的信息过程。"传播学是研究人类制作、储存、传递和接受信息等一切传播活动,研究人们之间交流与分享信息关系一般规律的学科。

健康传播(health communication)是传播学的一个分支和部分,它是指以"人人健康"为出发点,运用各种传播媒介、渠道和方法,为维护和促进人类健康的目的而获取、制作、传递、交流、分享健康信息的过程。健康传播是一般传播行为在医学领域的具体和深化,是健康促进与健康教育的重要手段和策略,有其特点和规律。

(二)传播的要素

传播主要包括人际传播和大众传播。人际传播是指人与人之间进行直接信息沟通的一类交流活动。这类交流主要是通过语言来完成,但也可以通过非语言的方式来进行,例如,动作、手势、表情、信号(包括文字和符号)等。人际传播是人类最早的、最原始的传播方式,直到今天,甚至将来,人际传播也是人类的基本传播形式。大众传播是指职业性信息传播机构和人员通过广播、电视、电影、报纸、期刊、书籍等大众媒介和特定传播技术手段,向范围广泛、为数众多的社会人群传递信息的过程。

二、拉斯韦尔五因素传播模式

传播结构(communication construction)是传播关系的总和,包括从传播者一端到受传者一端之间构成的各种关系。传播模式(communication model)是指为了研究传播现象,采用简化而具体的图解模式来对复杂的传播现象、传播结构和传播过程进行描述、解释和分析,以求揭示传播结构内各因素之间的相互关系。这里将介绍具有代表意义的拉斯韦尔五因素传播模式。

拉斯韦尔五因素传播模式是1948年由传播学的奠基人之一、美国著名社会学家、政治学家哈罗德·拉斯韦尔(H. D. Lasswell)提出的一个被誉为"传播学研究经典的传播过程"的文字模式,即"一个描述传播行为的简便方法,就是回答下列5个问题:① 谁(Who)? ② 说了什么(Say what)? ③ 通过什么渠道(Through what channel)? ④ 对谁(To whom)? ⑤ 取得什么效果(With what effect)?"这就是拉斯韦尔五因素传播模式,又称5W模式(见图4-1)。拉斯韦尔五因素传播模式把复杂的传播现象用五个部分高度概括,虽然不能解释和说明一切传播现象,但抓住了问题的主要方面,不但提出了一个完整的传播结构,还进一步提出了五部分的研究范围和内容,从而形成了传播学研究的五大领域,为传播学研究奠定了基础。

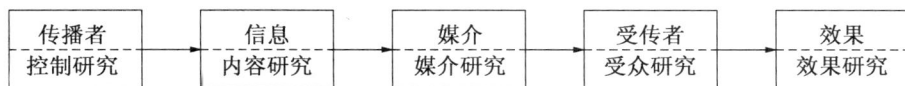

传播者 控制研究	信息 内容研究	媒介 媒介研究	受传者 受众研究	效果 效果研究

图4-1　拉斯韦尔五因素传播模式

① 传播者(communicator)是指在传播过程中"传"的一端的个人(例如,有关领导、专家、医生、讲演者、节目主持人、教师等)或团体(例如,报社、电台、电视台等)。就此而言,传播者是信息传播的主动发出者和媒介的控制者。② 信息与讯息(information and message),信息泛指情报、消息、数据、信号等发布的知识;讯息是由一组相关联的信息符号所构成的一则具体信息,是信息内容的实体。信息必须转变为讯息才能传播出去,但在一般情况下,"信息"和"讯息"两者常混用,都指传播者所要传播的而受传者所要接受的内容。健康信息(health information)泛指一切有关人的健康的知识、技术、技能、观念和行为模式,例

如,戒烟限酒、限盐、控制体重、合理膳食、有氧运动、心理平衡等预防慢性病的健康信息。③ 媒介渠道(media and channel)是讯息的载体,传递信息符号的中介、渠道,一般特指非自然的电子类、印刷类及通俗类传播媒介。例如,传单、信件、书刊、杂志、电视机、计算机及互联网等都是媒介。④ 受传者(audience)是指在传播过程中"受"的一端的个体或团体,是读者、学习者、观众的总称。受传者一般被视为信息传播中的被动者,但其却拥有接受或不接受信息的主动选择权。⑤ 效果(effect)是指受传者接受健康信息后,在情感、思想、态度、行为等方面发生的反应。

三、传播方法的类型

在健康促进与健康教育工作中,我们必须根据工作任务和要求,因时制宜、因地制宜、因人制宜,正确地选择最有作用的信息传播方法,以不断提高质量和效果。

健康促进与健康教育信息传播的方法可有许多种,主要有以下几类:

1. 语言教育方法 又称口头教育方法,即通过语言的交流与沟通,讲解及宣传护理健康教育知识的方法,如讲授法、谈话法、咨询法、座谈法等。语言教育方法的特点是简便易行,一般不受客观条件的限制,不需要特殊的设备,随时随地都可进行,具有较大灵活性。

2. 文字教育方法 指通过一定的文字传播媒介和学习者的阅读能力来达到护理健康教育目标的一种方法,如读书指导法、作业法、标语法、传单法、墙报法等。它的特点是不受时间和空间条件限制,既可针对大众进行广泛宣传,又可针对个体进行个别宣传,而且学习者可以对宣传内容进行反复学习,花费上也比较经济。

3. 形象教育方法 指利用形象艺术创作健康教育宣传材料,并通过人的视觉的直观作用进行护理健康教育的方法,如美术摄影法、标准模型法等。形象教育方法要求制作者有较高的绘画、摄影、制作等技能,否则,粗糙的形象会影响护理健康教育的效果。

4. 实践教育方法 指通过指导学习者的实践操作,使其掌握一定的健康护理技能,并用于自我或家庭护理的一种教育方法,例如,指导糖尿病患者掌握血糖自测法,指导高血压患者掌握自测血压法等。

5. 电化教育方法 指用现代化的声、光设备,向学习者传送教育信息的教育方法,如广播录音法、幻灯投影法、电影电视法等。电化教育的特点是将形象、文字、语言、艺术、音乐等有机地结合在一起,形式新颖,形象逼真,为学习者所喜闻乐见。但是,运用电化教育方法,需要具备一定的设备与专业技术人员条件。

6. 综合教育方法 指将口头、文字、形象、电化、实践等多种健康教育方法适当配合、综合应用的一种健康教育方法,例如,举办健康教育展览或知识竞赛等。综合教育方法具有广泛的宣传性,适合大型的宣传活动。

二维码 4-1
健康传播

信息传播方法多种多样,正确选择教育方法,是达到健康教育目标,提高教育效果的重要保证。图 4-2 是一张学习记忆形成效果示意图。图中,学习的形式由上而下依次为:阅读→听讲→看图片→看演示、看影视、参观展览→参加讨论、交流→模仿、动手去做,其学习效果,即形成记忆的可能性,依次为 10%→20%→30%→50%→70%→90%。由此可见,不同的学习形式将产生不同的学习效果。在实施护理健康教育中,应尽量采取能更多地引起记忆可能性的方法。

学习留存率	学习的形式	学习参与的程度

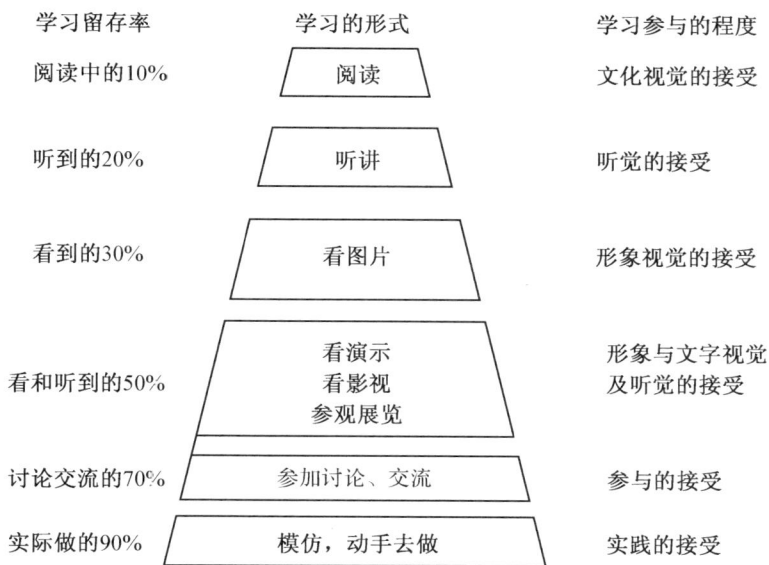

图 4 - 2　学习记忆形成效果

第二节　传播方法与技巧

一、语言与文字方法

(一)讲授法

讲授法是广泛应用于各种教育的主要教学方法,它通过护士的语言系统把知识传授给学习者。护理健康教育讲授主要是针对患者或健康人群,通过集中讲授某一专题的健康内容,达到向学习者传递相关知识的目的。例如,对糖尿病患者集中讲授糖尿病基础知识和自我护理方法。

讲授法的基本要求是:

(1) 了解学习者。讲授的目的是感染、说服学习者接受教育内容。要做到这一点,护士首先必须了解学习者,这包括:他们是谁? 背景如何? 为什么来听讲? 他们对主题了解多少? 学习者有何需求? 等等。对学习者了解得越多,讲授越有针对性,成效就越好。

(2) 充分准备教案。教案是讲授的依据。要准备一份好的教案,首先要熟悉讲授的内容,拥有大量翔实的信息。经验不多的护士往往要将教案的全部内容详细写出来。为提高讲授效果,有时要采用幻灯、投影、图片、表格等。

(3) 运用讲授技巧。讲授主要通过语言和体语的表达来实现。语言表达可用速度(与听者的思维一致)、语调(调动激情)、音量(让所有的学习者听到)、吐字(清晰)、停顿(控制节奏)五个要点加以控制效果。体语是用身体的动作表示某种意义,具有替代、辅助、表露、调适的功能,可增强语言效果。体语包括姿势(稳重)、手势(适当)、活动(有目的性)、眼神与表情(与学习者保持接触)、着装(得体)五个方面。

(4) 留有解答时间。讲授阶段一般是单向交流,而讲授过程往往是双向交流,即讲授过程中特别是讲授后,要留出时间给学习者答疑。答疑可采用课堂即时提问的方式,也可让学习者把问题写在纸条上交给护士,护士收纳总结后一并回答。

护理健康教育知识的讲授必须特别注意语言的通俗性,因为学习者医学知识缺乏,讲授中遇到专业性较强的术语时,要专门加以解释或用板书说明。

(二) 座谈法

座谈法是通过召开座谈会的方式,大家畅所欲言,各抒己见,就一个或多个问题展开讨论,并取得共识的一种教育方法。应用座谈法开展护理健康教育有助于及时了解多数学习者的健康状况,针对共性问题给予解答,促进学习者之间以及护患之间的认识和了解。

座谈法的基本要求是:

(1) 座谈要有计划和主题突出。召开座谈会之前要拟订好计划,明确时间、地点、参加人员、座谈内容、主持人等,并将以上内容通知给每一位参加座谈的人员。座谈主题应是参加人员共同关心和感兴趣的问题。座谈会主持人在宣布座谈会开始,阐明主题后,要鼓励大家积极发言,每人发言后要作简要总结,肯定发言内容,引导其他人积极发言。发言过程中,主持人可以就有关问题进行讲解或演示,但占时不宜过多,避免喧宾夺主。

(2) 座谈过程中要加以引导。当座谈偏离主题时,护士要及时给予纠正。例如,大家在讨论冠心病的预防时,开始可能会出现冷场,护士可请大家分别谈谈自己的发病过程。在座谈时,学习者可能会谈及一些不利健康的话题而产生负面影响,护士要及时纠正,调整话题。

(3) 座谈结束要作出总结。座谈会的总结要简要、明确,肯定座谈的效果,指出尚未解决的问题。座谈结束前,还要注意征求与会者对护理工作及座谈会的意见和建议,以便及时改进工作。

(三) 谈话法

谈话法是护士根据学习者已有的知识和经验,通过提问,引导学习者对所提问题得出结论,从而获得知识并解决问题的一种教学方法。谈话法在护理健康教育中被经常应用,其基本要求是:

(1) 谈话前要做好准备。护士要对谈话内容及谈话对象有充分的了解。例如,护士与一位肠梗阻学习者进行谈话前,首先要对该学习者的身体情况、精神状态、疾病过程、文化程度、社会背景等情况了解清楚,以便使谈话更具有针对性。

(2) 谈话按计划进行。谈话前,要拟订计划和时间,例如,对肠梗阻患者依次做好入院教育、住院教育、出院教育的健康教育计划,并按计划进行。

(3) 注意提问技巧。提问的目的在于获得信息和反馈信息,增进沟通和了解。谈话过程一般先采用封闭式提问,后采用开放式提问。例如,与肠梗阻患者首次谈话时问:"您以前得过这种病吗?"(封闭式提问)"把您这次得病的过程谈一谈好吗?"(开放式提问),针对学习者提出的疑问,进一步深入谈话内容并给予恰当的回答,使谈话得以顺利进行。

(4) 启发学习者。谈话过程中应鼓励学习者积极思考讲授的内容和护士提出的问题,给学习者充分思考、回答问题以及提出自己看法的时间。

(5) 恰当地结束谈话。谈话主题完成后,要选择恰当的方式结束谈话。

谈话法的方式可分为正式交谈与非正式交谈。按教育程序进行的谈话属正式交谈,要有谈话计划及谈话记录,例如,有时患者会临时提出一些问题和疑问,护士要根据情况给予解答,护士也可在查房、晨间护理、输液时问一些学习者的情况。这种非正式交谈是对正式交谈的必要补充,可进一步巩固教育效果并密切护患关系。

(四) 咨询法

咨询法是提供帮助和指导的一种形式,是为服务对象提供一个去探索、发现及阐明生活方式的机会,使他们能更明智地应变并朝着更美好的人生迈进。护理健康教育咨询是指护士解答患者、家属及其他人提出的有关疾病、预防及保健的各种疑问,以增进身心健康的过程。

咨询是一种双向交流形式,交流双方都有共同的求知探索欲望,尤其是护理健康教育咨询,患者为了弄清自己的疾病往往急切地希望了解有关知识;而护士通过回答患者的询问,既可以密切护患关系,又能够向患者及家属传授健康知识并指导其建立健康行为。咨询法的基本要求是:

(1) 有针对性地回答询问。咨询的目的主要是回答咨询者的提问,要细心聆听咨询的问题,并快速思考恰当的答案,但不要急于做出结论,必要时可向咨询者提出有关问题,以丰富问题内涵,掌握更多的信息,以便准确地回答咨询者。

(2) 恰当地回答咨询。学习者来咨询,往往希望得到正面的肯定答复,护士应给予适当的回答,对自己一时回答不了的问题要如实相告,并说明自己将想办法答复或指出获得满意答复的渠道。例如,"我对这个问题不太清楚,等我查查资料,或请教一下别人,再答复您好吗?""这个问题,请您问一下为您做手术的大夫,会得到更好的解答。"

(3) 注意咨询的场所。咨询一般是比较随意的,可在病房、门诊、医护办公室等处进行。对一般的问题咨询时不必回避他人,但对涉及患者个人隐私及性生活等问题咨询时,则要在适当的场合进行注意为学习者保密。

(五) 小组法

小组一般是指具有共同的目标、相互依赖、存在共识、相互作用及有代表性的人群,是开展护理健康教育的一种积极有效的形式。

小组学习是一种非正式的参与性学习,整个过程是护士与学习者之间的动态交流过程。因此,小组活动与传统的课堂教学相比较,具有鲜明的特点(表4-1)。

表4-1　小组活动与传统教学的区别

项　目	小组活动	传统教学
学习者的角色	积极参与	被动接受
护士的角色	组织者——引导、帮助小组成员学习、交流、研究	护士——传授知识、技能
目　标	学习知识,掌握技能,改变态度	主要为提高知识水平
计　划	小组成员参与选择与制订	主要由护士确定
过　程	讨论、交流、相互帮助,强调合作	记忆、练习、竞争,缺乏合作
场　所	灵活,可在任何地方	通常在固定的教学场所
动　机	内部激励,以小组的共同兴趣和需要为基础	外部激励,以规定的学习目标为基础

小组法的基本要求是:

(1)有共同的经历和意愿。患有同种疾病以及愿意参加活动者才有可能组成健康教育小组。例如,患有冠心病的一组学习者组成健康教育学习小组后,相同患病经历会使大家产生共同语言,沟通信息,相互帮助。参加小组学习是一种自愿行为,不可强迫参加。

(2)教育者的角色。护士在小组活动中扮演的角色是组织者,应组织、引导、协助小组成员学习与交流,不可越俎代庖。在小组活动的初始阶段,护士可给予适当的组织协调及讲解,之后主要由小组成员自己活动。

(3)活动的组织。健康教育小组活动的时间每次以1.5~2小时为宜,时间太短难以奏效,长了又容易引起疲惫。活动地点应选择安静、干扰少的地方,并让参加者感到方便和舒适。小组成员的人数一般为6~12人,若少于6人,则会使参加者感到局促,若多于12人,则不利于每个成员的充分参与。

(4)培养小组核心人员。小组活动的组织者在小组活动的初期可根据对小组成员的了解指定小组负责人,可以是1人,也可以是2~3人。护士应对负责人的工作给予大力支持,使他们热心于小组工作,并关心每一位小组成员的感受。

应用小组法进行护理健康教育,不但适合于医院,也适合于社区、学校及企事业单位。有条件的医院可建立社区护理健康教育活动小组,这对于巩固医院治疗效果,保护并促进学习者健康,将起到积极的作用。

(六)墙报法

墙报是布置在墙上的黑板、展牌、灯箱等宣传形式,其设备简单,形式多样,图文并茂,为群众所喜闻乐见。利用墙报进行科普宣传,是医院护理健康教育的重要形式,应充分加以利用。设计和制作墙报的基本要求是:

(1)必要的材料准备。制作墙报不需要昂贵的材料和设备,一般只需要黑板、纸张、颜料或粉笔等。灯箱墙报要利用已制作好的灯箱橱窗,只需定期更换内容即可。

(2)培养办报人才。墙报制作不需要特殊的艺术人才,但制作者也要能书写工整,稍懂绘画知识和排版技巧,才能把墙报办得生动活泼,引人注目。病房的墙报最好一段时间内由1~2人负责,可以充分调动和发挥年轻护士的作用。

(3)墙报内容要科学准确,短小精悍。不能将不确切的或正在研究中的医学或护理问题登在墙报上,也不能登一些可能引起读者误会或反感的内容。例如,在肿瘤病房的墙报上,应登一些科学准确地战胜癌症的方法和实例,不宜登某种癌症的死亡率有多高,甚至"五年 存活率很低"等内容。每篇文章一般200~300字,不可长篇大论。墙报文章形式要灵活多样,除科普短文外,还可以用诗歌、谜语、漫画、照片等多种形式,把墙报办成护理健康教育的"轻骑兵"。

(4)墙报形式要生动活泼,丰富多彩。墙报若要办得有人愿意看,除了内容好以外,形式也要引人入胜。要做到标题鲜明,形式活泼,版面疏密相间,配以图案、花边和色彩,美观大方。字迹一定要大小适宜,书写端正,切忌潦草或使用不规范简化字和自造字,更不应出现错别字。

(5)注意积累墙报资料。每期墙报的文字或图像资料,都十分宝贵,要及时收好备存,以积累墙报资料。墙报更换时间要适当,一般以半月一期或一月一期为宜。

(七)健康教育处方

健康教育处方是用医嘱或护嘱形式提供的健康教育文字材料,供医护人员在随诊教育中发放使用。它是针对某种疾病的特点,对患者进行防治知识、用药及生活方式方面的指导,使患者在药物治疗的同时更多地注重预防保健和自我护理。健康教育处方是口头教育内容的补充和完善,便于患者保存阅读,是指导患者进行自我保健和家庭护理的一种有效的辅助手段。

（1）健康教育处方的编写原则。健康教育处方是以文字形式指导患者行为,在语言文字的运用上应具有科学性、通俗性、针对性和可操作性。① 处方的内容必须科学严谨,条理清晰,文字流畅,但不能过于理论化或照抄医学专业书籍。② 使用通俗易懂的语言,简明扼要地表述所要说明的问题。③ 具有针对性,一病一议,不能一个处方上论及数种疾病。④ 方法要具体,切合实际,群众易于掌握,使处方具有可操作性。

（2）健康教育处方的主要内容。为使患者或家属能够理解和接受所提供的健康教育信息,一般讲,一则完整的健康教育处方应包括三个方面的内容:① "是什么",即学习者得的是什么病,或者面临的是什么健康问题,这是学习者应了解的基本知识。② "为什么",即导致疾病或健康问题的原因有哪些,简要介绍病因或相关的危险因素。③ "如何做",即应采取哪些行为来防治疾病,解决面临的问题。这是健康教育处方的重点,要求学习者必须掌握与参照执行。

（3）健康教育处方的组织编写。我国各地医院现已普遍使用健康教育处方这一形式开展患者教育。常用的做法是,组织本院各科有经验的高年资医护人员,根据本科特点,选择常见病、多发病或带有普遍意义的健康问题,撰写健康教育处方。

二、实践指导方法

（一）演示法

演示法是护士配合讲授或谈话,将实物、标本、模型等教具展示给学习者,或向学习者作示范性实验,来说明和印证所传授的知识或所示教的技能。其作用是,能够使学习者获得感性认识,加深对知识的理解,形成正确、深刻的印象,引起兴趣和注意力,巩固所学知识。

健康教育中可应用演示法的地方很多。例如,把大量吸烟死者的肺标本与不吸烟死者的肺标本对比展示给吸烟者,说明吸烟对肺的危害,会有效地劝导其戒烟或减少吸烟量。演示法的基本要求是:

（1）要使学习者能看到演示的对象,并尽量能够听到、嗅到、摸到。例如,指导胰岛素自我注射法,首先要让学习者看清胰岛素药瓶、注射器及包装等,可让学习者持注射器在模型人上或自己身上试扎,演示过程的每一步也要让学习者看清楚。

（2）要使学习者注意观察演示内容的主要特征,不要使其注意力分散到细枝末节上去。例如,为心血管疾病学习者演示血液循环系统的电动模型,应把重点放在心脏血液循环的现象上,告诉学习者观察什么,注意什么,同时提出问题,把学习者的注意力引导到演示的目标事物上去。

（3）要提示学习者观察演示事物的变化、发展和活动情况,以便获得完整深刻的印象。例如,演示糖尿病血糖测试时,当试纸发生变化时,要及时提醒学习者注意,并掌握时间取出试纸,与标准图谱对照。

（4）演示要适时、适当。演示要与讲授、谈话配合应用,演示前要做好讲解,在使用时展示教具。过早地把教具拿出来,会分散学习者的注意力,降低学习者兴趣。每次演示的内容,不宜过多。

（5）演示过程要适当配合讲授或谈话,引导学习者观察和思考。演示结束,要作出一个明确的结论。

（二）技术操作法

技术操作法是学习者在护士的指导下,学习并掌握一定的知识、技术的教学方法。技术操作法对健康教育具有特殊意义,可以帮助学习者形成自我护理能力,提高生活和护理质量。

技术操作法的基本要求是:

（1）要使学习者明确操作的目的,掌握有关技术的基本知识。例如,让患者及家属了解胰岛素自我注射技术将给糖尿病学习者的生活和健康带来极大方便。操作前护士要详细讲解注射方法和注意事项,使操作者对胰岛素注射程序有清晰的认识。

（2）要使学习者掌握正确的操作方法。要教会学习者胰岛素注射方法,护士首先要详细讲解注射用品、程序、要领,同时通过示范,使学习者获得关于胰岛素注射技术的清晰表象,然后让学习者自我练习。

（3）有步骤地进行练习。根据学习者的年龄、文化程度、动手能力的不同进行操作技术指导。例如,指导胰岛素自我注射时,很多人对打针有恐惧感,要在技术操作指导的同时,做好心理疏导。在学习者练习过程中,要不断鼓励他们大胆实践,对错误的动作要给予及时纠正。

（4）在学习者掌握了基本操作后,要强调技术的规范性,提高操作水平。例如,学习者掌握了胰岛素注射技术后,要指导其选择手臂三角肌、腹部、大腿等部位注射,有计划、按序地更换注射部位。

三、形象传播方法

（一）参观法

参观法是根据一定的目的,组织学习者对一定的场所进行现场观察、研究,从而使其获得知识和感受的一种教学方法。参观法的作用是,有效地使学习与实际结合起来,扩大眼界,熟悉环境,更好地配合所学知识,在接触实际过程中,受到教育和启发。

应用参观法进行健康教育,既有方便有利的一面,也有受到局限的一面。对住院患者或家属,一般可通过以下的参观项目,开展护理健康促进与健康教育:

1. 入院教育参观　入院健康教育是医院健康教育最基础的内容之一。护士在向患者介绍医护人员、病友及环境后,应引导学习者及家属参观医护办公室、护士站、病房、配餐室、治疗室、厕所、污物室及大小便标本放置处等地方,并告诫其勿随便进出治疗室、换药室等无菌场所。

2. 监护室参观　对重大手术后需要进行监护的患者及家属,术前可安排参观监护室或观看图片,以熟悉监护环境及各种管道的用途,介绍监护过程中的各种注意事项,了解有关仪器的使用方法及作用。

3. 手术过程参观　手术对于患者及家属都是一个重大事件。目前,许多医院为使家属即时了解手术过程,在手术室外专门设置了闭路电视系统,家属可直接通过电视观察手术全过程,加上护士的讲解,既可消除对手术的恐慌心理,又可增加对手术后护理知识的理解,受到患者及家属的普遍欢迎。

4. 展览性参观　有条件的医院可设立一些小型的专科疾病健康教育展览室,既可供患者及家属参观学习,又可作为疾病的健康教育场所。社会举办的有关健康教育大型展览,在可能的情况下,也可推荐患者及家属前去参观。

（二）展览法

在安排学习者及家属进行健康教育参观时，要注意参观内容应有针对性，参观过程要有讲解、提问和答疑，参观结束后要给予恰当的总结。展览法是综合利用各种形式进行传播活动的一种科学普及教育手段，包括专题展览、综合展览、图片展览等。展览具有形象、直观、动静结合、教育面广等特点。参观者身临其境，一目了然，往往能收到很好的效果。展览法的缺点是制作技术要求较高，花费较大，且需要一定的时间和空间。

医院利用展览法进行健康教育是一种十分理想的方式，特别是一些专科医院或专科病房。例如，在肿瘤医院设立抗癌知识展览，在心血管病区设立《向人类第一杀手宣战》展览室，都会对开展健康教育起到重要作用。

展览法的基本要求是：

（1）展览要调动文字、图片、实物、语言、录像、VCD、录音、灯光、布景等各种艺术和技术手段，使展览内容具有极其丰富的展现力。医院健康教育展览可能受到条件的限制，但至少应具有文字、图片、语言、实物等几种表现形式。

（2）展览要重点突出，围绕主题布置展览：例如，糖尿病护理展览，要紧紧围绕糖尿病的激发因素及应采取的护理对策布展，通过展览，使学习者对糖尿病的病因、病理、临床表现、心理、饮食、休息、运动、用药以及自我检测及护理方法等有一个全面的认识和理解。

（3）展览的布置要简便、实用：例如，糖尿病护理知识展览，可用文字及漫画的形式宣传有关知识；准备一台身高体重秤便于参观者根据标准体重、热量标准来计算饮食中蛋白质、脂肪和碳水化合物的含量；用图解的方式说明运动作为辅助疗法对降低血糖的作用；用图表和实物介绍胰岛素制剂规格及作用时间；用录像的形式指导学习者及家属掌握胰岛素注射以及尿糖与血糖自测方法；有关糖尿病的健康教育传单也可放在展览室供参观者索取阅读。

（4）展览要配合讲解及答疑：学习者参观展览要有固定的时间，由专业护士担任讲解员。对参观过程中不理解的内容，护士要及时给予答疑。展览室应备参观者签名及留言簿，以便了解教育效果并不断改进展览形式。

四、传播中沟通技巧

语言沟通可以反映出一个人的文化素养和精神风貌，也是护理人员综合素质的外在表现。人们可以从护理人员的语言修养中评价护士的综合素质并决定对其信赖的程度，这也直接影响护理健康促进与健康教育的最后效果。

（一）谈话方法与技巧

谈话是护士开展健康教育的基本手段。通过谈话，护士可以向患者或家属传递健康知识或技能，领悟交流双方的情感和意愿，阐释对学习者所提问题的理解和看法。

在谈话过程中，护士要注意以下一些问题：

1. 谈话的内容要有针对性　护士要了解学习者的需求和意愿，有针对性地解答学习者的疑虑或问题。例如，刚入院的患者经常想知道自己患病的程度、需要住院的时间、医院的医疗水平等，护士的谈话若满足了这些需求，就会使患者感到满意。

2. 谈话的语言要通俗易懂　住院患者或家属的文化程度不同，对问题的理解能力也不一样。谈话之前，护士应对这些有所了解，要使用尽量通俗易懂的语言与学习者进行交流。如用"心慌"就比用"心悸"更能使学习者听懂。对一些文化水平较低的农民学习者，更要注意语言的通俗性,要尽量使自己的谈话语言与对方的理解能力相接近。

3. **语速要适中**　谈话语言的速度太快,会使学习者感到理解吃力;而语速过慢,也会使学习者感到护士对其关心不够。护患交流一般宜采用中等语速。当感到学习者有不明白的地方时,要用适当的语速重复谈话内容。

4. **谈话过程要注意倾听**　护士与患者或家属的交流一般以护士谈话为主,但也必须注意倾听患者或家属的陈述。一方面,要保持谈话主题的完整性与连续性,另一方面,也要及时将谈话内容与学习者的问题联系起来,使患者或家属感到亲切和被尊重。

5. **谈话内容要客观**　护士与患者或家属的交谈,很多内容将涉及学习者病情的预后,护士要客观、如实地对此作出评价,目的是使患者或家属树立战胜疾病的信心。同时,也要使其做好应对疾病恶化或死亡的准备,对于癌症等恶性疾病学习者,尤其要注意这一点。

6. **谈话的态度要诚恳**　要使患者或家属感到护士的关心和尊重,既要有效地运用语言沟通的技巧,使对方尽快理解谈话的内容,也要注意用眼神、表情等非语言手段传递对学习者的关心信息。必要时,要使用触摸的方式,使学习者的心情得以平静,并感受到护士的温暖和爱护。

(二)问话方法与技巧

问话也叫提问,是护患沟通与交流的基本工具,具有十分重要的作用,它不仅是护士收集信息与核实信息的手段,而且可以引导护患交流围绕健康教育主题而展开。精于提问是一个有能力护士的基本功,提问的有效性,决定着收集资料的有效性。

问话一般分为封闭式问话与开放式问话两种类型。

1. **封闭式问话**　封闭式问话是一种将问话对象的应答限制在一定范围内的提问,如"你今天感觉比昨天好些了吗?""用药后疼痛缓解了吗?""今天你能下床活动一下吗?"对封闭式问话,回答的选择性较小,一般只需要表示肯定(是)或否定(不是)。封闭式问话较多地适用于与住院患者的沟通与交谈,一天护理健康教育活动开始时,往往采用封闭式提问了解学习者情况,确定当天护理健康教育的实施计划。

封闭式问话的优点在于问话对象可以直截了当地作出回答。护士可迅速获得所需要的信息,节省时间。但这种问话在护患交流中的作用有限,学习者得不到充分解释自己的想法和感情的机会,护士也不能获得提问范围以外的其他信息。

2. **开放式问话**　开放式问话的范围较广,对问话对象的回答不加限制,问话对象可充分表达自己的观点、意见、想法和感受,有较多的自主权,提问者也能获得更多、更全面、更深入的信息。例如,① 你对冠心病的知识了解多少? ② 这些年你的支气管炎是怎样治疗的? ③ 你平时有什么样的饮食习惯? 但这种问话需要较长的时间,事先要做好安排。

学习者回答以上开放性提问并不是一件轻而易举的事,一般需要经过思考,这就要求护士所提的问题要有一定的针对性。如果贸然提出一个范围很广的问题,如"请你谈谈对冠心病的认识?""你对这次住院有什么想法?"学习者很可能不知从何谈起,甚至感到有压力或者莫名其妙。因此,开放式问话并不是漫无边际地提问,应慎重考虑和选择。同时,护士态度要诚恳,必要时说明提问的目的、原因,帮助问话对象理解问题的内容。

二维码 4-2
传播方法
封闭式问话和开放式问话在护患交流中经常是交替或配合使用的。例如,"你患冠心病几年了?(封闭式问话)""你对这个病的知识了解多少?(开

放式提问)"要注意的是,每次提问一般应限于一个问题,不能连珠炮似地发问,使学习者感到有压力,不知从何说起。

(三) 倾听方法与技巧

倾听即听话,护士与患者或家属交谈中首先应学会倾听。当护士全神贯注地倾听学习者的诉说时,实际上是在告诉学习者:你的讲话受到重视,可以充分表达自己的意愿和看法。同时,还会使其获得解决问题的希望和信心。相反,如果学习者滔滔不绝地诉说时,护士东张西望,心不在焉,学习者势必失去继续交流的兴趣和信心,觉得自己的诉说没被重视。护士要成为患者或家属的有效倾听者,应注意以下事项:

1. 耐心倾听谈话对象的诉说　要有足够的时间和耐心倾听谈话对象的诉说,不要轻易打断对方的谈话。结束谈话时,要注意结束语的巧妙应用。例如,"您说的这些对我们更好地为您治疗有很大帮助,今天就谈到这里,下次我们还有这样交流的机会。"这种委婉的结束语既给学习者以鼓励,也为下次谈话做了准备。如果说"今天没时间了,以后再说吧",会令学习者十分失望。

2. 表示自己的关切　倾听时要使用一些非语言行为和简单的应答,来表示自己的全神贯注和对诉说者的关切。如与对方的视线保持接触,必要时身体可稍向对方倾斜,适时地点头或应答,如"嗯""哦""是的"等,以表示肯定。倾听时不能东张西望,或不必要地看手表、书籍等。

3. 注意传递的信息　要注意诉说者非语言行为所传递的信息,注意透过语言的字面含义而听出对方的言外之意。例如,即将手术的学习者对手术医生的水平感到担忧,但又不好直接说出口,而就说"我在医院没什么关系,手术效果怕不能保证",言外之意是希望专家为其做手术,对这些非语言信息和言外之意,护士要特别注意,并给予恰当的解答。

4. 必要的重复和澄清　重复和澄清是护士在倾听过程中,为了核实自己对听到的话语的理解是否准确而采用的技巧。例如,"您刚才说半夜感到胸部憋闷,是吗?"(重复)"我还不太明白您的意思,请您再说清楚一点。"(澄清)重复和澄清是一种反馈机制,其本身体现着一种负责精神。学习者可以知道护士正在认真倾听自己的诉说,并理解其内容,从而希望继续表达自己的感受。

(四) 沟通与交流中的口语技巧

沟通与交流的基本工具是语言,而语言的外在表现是口语。在口头交流中,交流内容和谈话技巧起着主导的作用。然而,口语技巧也不能忽视,这些技巧体现在以下几个方面:

1. 称呼语　称呼语是人们直接交流时说的第一个词。有时,人们往往要为称呼的得体而劳神费心。在医院这样一个特殊的环境,护患间的称呼需要有一个大致的规范。如对患者或家属的称呼,可以考虑以下几种方式:

(1) 对儿童或青少年可以直呼其名。

(2) 对年轻女性可以称"小姐"。

(3) 对中年或老年女性可以称"女士"。

(4) 对成年或老年男性可以称"先生"。

(5) 对比较熟悉的学习者也可以根据对方的职业或关系称"老师""师傅""经理""校长""阿姨""伯伯"等。

称呼要根据对方的身份、年龄、职业以及与称呼者的关系来选择,力求准确适当。护士切不可以床号代称呼。同时,护士首次与学习者交谈时,需要告诉学习者如何称呼自己。一般可以说:"我叫张××,负责对您的护理,以后可叫我张护士,不要叫我张大夫。"

2. 避讳语　避讳语也是一种重要的交流用语。人们在交流中对一些不便直说的内容习惯于用某些含蓄委婉的语言来表达,便形成了避讳语。在医疗护理实践中,恰当地使用避讳语是体现保护性原则的一种手段。例如,在询问计划生育情况时,问"是否采取了措施?"在谈论病情危害时,用"可能致盲""造成残疾",而不用"眼会瞎的""造成残废"。在谈到有关人的死亡等内容时,也要避免直说,要恰当地使用避讳语。如问学习者:"你丈夫去世多久了?"不宜说:"你丈夫早死了吗?"

3. 专业术语　在护患沟通与交流中不可避免地要使用专业术语。交流前一定要了解对方相应的专业知识水平。通常,患者都会对专业术语感到陌生,除非患者本人是医护人员。即使是文化水平很高的其他专业的专家,也可能遇到专业术语方面的障碍。而对于文化程度较低的群众,尤其是农村患者,过多的专业术语可能令他们感到如听天书。因此,护士与非本专业的学习者交流,应把自己的阐述方式加以调整,对必须出现的专业术语作一些适当解释。

4. 方言与俚语　方言在以普通话为主要交流工具的今天,还是有它的生命力的。护士在与老人、长辈交流时,如能使用方言,效果会更好。在某些时候,护士如不能掌握当地方言,交流可能难以进行。俚语是某个地方的特定用语,如华北人一般把食管癌造成的吞咽困难,说成"噎食",以至"噎食"成了食管癌的代名词。护士要注意了解这些俚语,并注意俚语所表达的准确含义。

(五) 与儿童沟通

除了儿科护士之外,其他许多科室的护士,也免不了与孩子们打交道。在整形外科、口腔科、五官科、皮肤科,儿童学习者占有很大的比例。因此,大多数护士都需要学习与患儿及其家长交谈的技巧,学会语言的巧用,关心、体谅和理解小患者,无疑将得到更好的健康教育效果。以下为与儿童学习者沟通与交流的基本方法与技巧:

1. 创造一种欢乐、友好的学习气氛　儿童诊室与病房的设计要有欢乐的特点,室内要光线明亮,装饰宜采用暖色调,配以有趣的壁画、小桌子、小椅子以及必要的玩具和游戏设备,那些"吓人"的设备(如氧气瓶),不要放在儿童诊室或病房里。护士见到孩子时,应微笑相迎,亲切地称呼孩子的名字,招呼孩子及家长坐下,面对面地开展交谈。

2. 普遍遵循的原则　为学习者保守秘密是医护人员应普遍遵循的原则,对儿童学习者也不例外。护士与儿童学习者交谈时,一般可不回避其他人,但如果认为有必要或家长提出要求,可请其他人离开。正式交谈结束后,还可进行一会儿非正式交谈,护士可回答一些家长的提问。如果孩子有表达能力,还要听听他们的意见。

3. 获取并判断家长提供的资料　患儿的大部分资料是靠家长提供的,护士对患儿的健康教育在很大程度上是通过家长实现的。因此,护士要十分注意通过家长,特别是母亲,来了解患儿的情况,有时与父亲交谈也有必要。对家长的陈述要结合客观检查作出判断,不要误入歧途。因为,有的父母常夸大患儿情况,而也有的父母则将患儿情况说得很轻。护士与患儿家长交谈时,有些情况不希望孩子知道,此时应设法使孩子回避。

4. 来自患儿的资料　直接从具有表达能力的患儿那里获得疾病资料进行健康教育,比通过父母进行这些工作会更有意义。与患儿交谈时,护士的视线应与孩子的视线平齐或稍高。护士要面带微笑,声音柔和,不紧不慢,亲切地称呼孩子的名字,语言要体现平等,符合孩子年龄的要求。必要时通过适当的触摸,对孩子予以鼓励。

5. 安慰和解释 安慰和解释是医疗护理过程中最重要的一部分,对儿童学习者更是如此。大多数家长带孩子学习健康知识的目的,是希望得到真实的解释和适当的安慰。例如,患儿住院后,家长迫切希望了解自己孩子的病情、病程、危险程度、疗效等情况,护士适时做出客观的解释,会令家长一颗悬着的心放下来。当然,护士的解释要有科学根据,还应注意与医生的口径保持一致。

(六)与老年人沟通

随机选择一组老人,不难发现,无论是在生理功能、精神状态上,还是在性格特征、生活经历上,都存在着巨大差异。大多数老人性情随和,易于交往,但也有些老人性格古怪,难以沟通。因此,有必要了解妨碍与老年人交流的因素,掌握交流的基本技巧。以满足老年人的心理需求和健康维护为目标,护患交流应注意以下四个方面:

1. 尊重 老年人希望被人尊重,包括被人认可、受重视,有一定的地位和尊严,给人以好的印象和受人爱戴,得到良好的待遇等。老年人对尊重的需要更为迫切,这是因为老年人社会交往能力降低,心理障碍增加,甚至失去家庭的帮助,会经常感到不被尊重的威胁。护士在与老年人交流时,首先要尊重他们,主动打招呼,耐心听取他们的叙述,尽力帮助他们解决所提出的问题,想办法克服交流中的障碍,如语言、听力、视觉等方面,使老年人感到受重视,帮助他们树立自信心。

2. 情感 人到老年,由于各方面的变化,会产生诸多的不适应,情感也会发生改变,其中失落感增加是最明显的变化。护士的交流在一定程度上是对这种失落感的一种填补。在交流中,适当地引导老年人对往日生活经历的回忆,会大大增加老年人接受健康教育的兴趣。对老年人多年生活中形成的一些习惯,如吸烟、喝酒等,不要给予严格的限制,引导其减量到不会对健康造成严重危害的程度即可。

3. 交往 老年人的失落与孤独,很大程度上来自社会交往的减少。尽管客观因素不易改变,但运用交往的社会功能,在护理老年人的活动中,可以改善或减少老年人的生活局限。例如,护士多与老年学习者交流,并且这种交流不仅局限于正式的工作需要,聊一些生活、社会、历史、文化的话题,都可能引起老年人的学习兴趣。而事实上,护士特别是年轻护士在与老年人的交往中,会学到很多有益的健康知识和经验。

4. 服务 老年人因身体功能的衰退导致生活自理能力降低,加上疾病的困扰,使他们在住院过程中需要比一般患者得到更多的照顾。为老年学习者做好基础护理及生活照料,会进一步增加护患间的理解,为沟通和交流建立良好的基础。例如,家属给老人送来了苹果,但忘记带水果刀,这时,护士如果准备一把水果刀并及时送上,会使学习者感到无微不至的关怀,从而对护士产生良好的印象,并愿意与之沟通和交流。

(七)与临终者的沟通

临终关怀是一门新兴学科,是对临终学习者及其家属提供一种比较理想的医疗、护理照顾,特别是对老年人,临终关怀有着更加重要的意义,并且日益引起社会的广泛关注。

在我国,估计仅能存活2~3个月的学习者,被认为是处于"临终"阶段。在此期间,所实施的诊断及护理,称为临终关怀,其宗旨是,尽量减少学习者的痛苦,增加舒适感,消除其对死亡的恐惧与焦虑,帮助关怀对象实现临终愿望,达到死者安然、生者无憾的目的。

出乎人们的意料之外,临终学习者很少愿意谈论他们的病情,或者听医生、护士的反复解释。学习者往往以某种方式来证实自己面临死亡的事实。此时,临终者将平静而体面地开始处理手头的事务,尽最大努力减轻生者的麻烦和痛苦。随着死神的临近,无论学习者年轻还是年老,都希望照料他们的医生、护士能够成为他们人生最后历程的亲密朋友。

护士与临终学习者交流的话题,值得探讨。如上所述,处于临终阶段的学习者对于自己的病情,已没有太多的兴趣。医生和护士所能做到的,就是减少他们的痛苦,尽量增加舒适感。护士此时与学习者的交流内容如果还是健康知识和技能的既定目标,无疑将给学习者带来麻烦。这时,学习者如果还有交流的能力和需要,不妨谈些疾病以外的话题,而对临终者一生的肯定和赞扬,会给他们以更多的精神支持,使他们感到此生有意义,死而无憾。

临终关怀的对象不仅仅是即将走向死亡的人,还包括陪伴学习者左右的家属,特别是临终者的妻子或丈夫。对学习者而言,死亡是痛苦的结束;但对于家属,死亡却是一种陌生生活的开始,令人难以想象。因此,护士必须把关照学习者家属作为临终健康教育的一部分。经常倾听他们的诉说,允许他们倾诉其全部的内心感受,并给予积极的心理支持。可以想象,当家属从护士那里得到必要的心理支撑时,无疑会把这种支撑直接地转移给学习者,从而使学习者感到安慰和放心。

第三节　教学概念及基础理论

一、教学相关概念及理论

(一) 教学的概念

教学是研究教学现象、教学问题和教育规律的一门学科,是为了实现教育目的、完成教育任务的基本途径,由教师有目的、有计划、有组织地引导学习者积极自觉地学习和掌握知识及技能的一种教学活动。教学活动包括教师的教与学习者的学两方面的活动,在这个过程中,教师起组织指导作用,通过讲解、指导、辅导、演示、评价等多种手段,将知识和技能传授给学习者。而学习者能否接受教师的传授,真正学到并掌握教师传授给学习者的知识和技能,这成为教学的根本。所以,衡量一个教师的教学效果,关键看学习者对教师传授的知识和技能的理解与掌握程度。教学的本质在学而不在教,其活动的目的性、计划性和有效性都是以学习者为主体设计的。

(二) 学习的概念

学习是学习者把外界的经验、知识、信息内化为自身素质的过程,这是一个个体的心理过程,是一个消化吸收的过程,犹如人要把外界的食物经过消化吸收,变为自己的血肉之躯,使自己成长起来一样。

(三) 学习理论

学习理论是对学习规律和学习条件的系统论述,它主要研究学习的性质、过程、动机以及方法和策略等。健康教育的过程也遵循了这一理论,目的是使学习者获得持久的健康行为和态度,它需要在医护人员的指导下,有目的、有计划、有组织地进行,以掌握一定的疾病相关知识和自我保健技能,形成积极健康观和健康行为为主要任务,其学习的类型可分为知识学习、态度转变、技能学习和行为习惯的学习。相关的学习理论有以下几种:

1. 认知学习理论　认知学习理论(cognitive learning theory)被用来描述内在的思维过

程,如思考、学习、记忆、领悟、感知及问题的解决。该理论是由德国格式塔学派发展而来的,它主要侧重于通过对事物认识来获得意义和意象,强调"自我能力"和"相互作用"是一个复杂的智力行为塑造和思维过程。这一理论的主要观点是:

(1)学习的过程:它是一个认识与再认识的过程,学习是认识的发展,它可以指导一个人的行为。

(2)学习的成功:学习是否成功完全依赖于自我能力,即"领悟"或"理解"的结果。因此,学习者应注意对知识的理解、运用和综合分析,从而提高自我健康管理能力。

2. 行为学习理论 行为学习理论(behavior learning theory)的目的在于预测和控制行为,是英国联想心理学派建立的一种理论体系,它主要从刺激—反应上来探讨人的行为变化。国外学者把巴甫洛夫的经典条件反射作为学习的基本形式之一,并把它列入联想主义的学习理论,它包括四种类型:① 经典条件反射;② 操作条件反射;③ 示范作用;④ 认知行为学习理论。这一理论的主要观点是:

(1)学习行为:人的学习行为是在强烈的求知欲望或被某种特定动机驱动下形成的,是一种有条件或被强化的行为。如一个初知患有高血压的患者,他最初的行为反应是通过询问或寻找学习资料来了解有关高血压的知识,无形中产生的学习行为对日后健康行为建立产生积极的影响。

(2)寻求行为改变的动机:寻求行为改变的动机来自个人环境中的刺激,学习者的学习动机与他们所处的健康状态密切相关,当学习者感到健康受到危险刺激时,他们会积极获取相关资料,参与学习,并在此基础上确定自己的学习行动方向。

(3)行为的强化:当学习成为学习者需要达到的目标时,行为就被强化。如上案例,当高血压患者通过学习获取了知识,并掌握血压自我监测技术时,他的自我健康保健行为就得到强化。行为的改变是一个过程,学习的刺激是维持和完成这一过程的重要因素。

3. 人本主义学习理论 人本主义学习理论(human being learning theory)强调学习行为中人的因素,研究人类所具有的思想、经历、情绪、志向、态度、价值观等在学习中所起的重要作用。自我实现、以患者健康为中心等原则可以被认为是人本主义学习理论的产物。

4. 社会学习理论 社会学习理论(social learning theory)是在行为学习和认知学习两种理论基础上发展起来的,它认为人是可以通过观察他人的行为而进行学习,或者说通过榜样进行学习的。按照社会学习理论,行为被看作是个体与环境的相互作用,也就是说,人和环境都是学习的决定性因素。

5. 成人学习理论 成人学习理论(adult learning theory)指出,成人学习的方法显然与儿童不同。这一理论对指导成人健康教育十分重要,它的主要观点是:

(1)成人有许多第一手经验资料。

(2)成人能积极参与教学过程时,学习最有效。

(3)成人拥有多种不同的学习方法,当他们自由选择学习方法时,学习最有效。

(4)成人认为对该学习应负有责任时,学习最有效。

(5)成人感到学习内容重要、有价值时,学习最有效。

(6)成人感到学习能获得成功时,学习最有效。

(7)成人难以保持长时间对授课的关注,很容易分散注意力。

(8)成人通过相互学习,学到的知识多于从教师那里学到的知识。

6. 学习的条件与指导理论　学习的条件与指导理论（learning conditions and guiding theory）是美国当代教育心理学家 Robert M Gagne 在行为主义理论及认知能力等理论的基础上形成的有关学习的条件与指导这一独具特色的理论体系和教学思想。该理论把学习定义为：学习并不是简单地伴随成长而发生的，它是能够持续一段时间的气质和能力的改变。Gagne 认为，可以把人的一生中所产生的不同学习结果分为五类：① 智力技能；② 认知能力；③ 语言信息；④ 运动技能；⑤ 态度变化。他认为学习不仅有不同的分类，而且不同类型的学习要求不同的学习条件，对学习的指导也应根据学习的种类、条件配合进行。

二维码 4-3
教学概念

7. 个体差异理论　个体差异理论（individual differences theory）指出在现实生活中，每个人都是独一无二的，因此对于不同的个体来说，心理特征和心理过程如人格、动机、智力、认识方式和语言等方面显示出明显的个体倾向性差异。

二、教学要素及原则

（一）教学的基本要素

教学的基本要素是指教师、学习者、教育内容和教育手段，还包含教育途径、教育环境。其中教师是教的主体；学习者是学的主体和发展的主体；教育内容是师生共同认识的客体；教育手段是教育活动的基本条件；教育途径是培育人的渠道；教育环境是教育活动的时空。在前四个要素中，教师和学习者属于能动要素，教育内容及手段属于非能动要素，在教学过程中，教师必须把握学习者的学习态度、知识基础及能力水平。

（二）教与学的关系

1. 教师与学习者的关系　教师与学习者的关系是外因和内因、指导与被指导、主体和客体的关系。教师的教主要是教会学习者动脑筋去获得知识，动脑筋去运用知识，加强自学能力的培养，提高学习者的学习主动性、创造性，使学习者得到一种自己探索、自己解决问题的能力。第一，教师的主导作用尽管十分重要，但毕竟是外因，因此教师不能包办代替学习者，而必须通过激发强化学习者学习的积极性、主动性和引导学习者并正确影响学习者的学习。第二，称学习者为"内化性主体"，即学习者是内因，是学习的主体，因而学习完全是自己的事，自己的责任，要学好固然需要教师等其他媒体的帮助，但最根本的还得要自己主观努力，这就要求学习者对学习有浓厚的兴趣和高度的责任感，明确学习目的，在教师的启发诱导下积极主动地感知、想象、思考、操作，以真正消化知识，实现知识的内化。第三，"外导性主体和内化性主体和谐统一"的表述有利于人们正确认识教与学的关系和教学过程的本质。从这种表述中可明显看出，教学过程是一种在教师指导下的学习者将知识（以教材为载体）内化为个人素质的过程，即一种特殊的认识过程。由于学习者是作为主体参与到教学过程中的，在获得知识的基础上，其身心必然也得到一定程度的发展。

2. 教与学的逻辑关系　教与学的关系是教学过程中最基本的关系。①教等于学，是教与学之间的第一种关系。这种关系意指教师教多少，学习者就学多少，也就是人们常说的"名师出高徒"的关系。②学多于教，是在教学过程中，还可能会出现学习者所学多于教师之所教的情况，从而构成教与学的第二种关系。这种关系亦可谓之"青出于蓝而胜于蓝"。一般而言，只要学习者上课能认真听讲，对教师所提出的要点仔细咀嚼，并将这些新知识、新技能与以前所学的有关知识和技能进行分析、比较、综合，触类旁通，这样，"学多于教"是绝对可能的。③教大于学,是教与学的第三种逻辑关系。这种情况是说,学习者对于教师所教的东西无法全部吸收,只能学到部分内容。至于每个学习者究竟能学到多少,则取决于学习者个人的能力和努力程度了。

(三) 教学原则的概念

教学原则是人们根据一定的教育目的和教学任务,在总结长期教学经验的基础上,经过理论提高而制订出来的指导教学实际工作的基本要求。教学原则是有效进行教学必须遵循的基本要求,它既指导教师的教,也指导学习者的学,应贯彻于教学过程的各个方面和始终。教学原则的作用如下:① 是教学机构组织教学工作、制订教学计划、编写教学大纲和教科书的准则。② 是教师合理组织教学,运用教学方法和手段,顺利完成教学任务,提高教学质量的指南。③ 是各级教育管理部门指导教学、检查评估教学质量的依据。

二维码 4-4
教学要素
及原则

教学原则在一定程度上决定了教学内容、教学方法与手段、教学组织形式的选择。教学原则确定之后,对教学活动中的内容、方法、手段、形式的选择都有着积极而重要的作用。巴拉诺夫指出:教学原则决定教学方法,选择教学方法和论证其效果有赖于作为这些方法基础的教学原则,教学原则体系就是对学习和掌握教材的基本途径的总的说明,科学的教学原则可以有效地提高教学效率。

(四) 教学原则要点

1. 启发诱导的教学原则　在世界教学史上,启发式教学思想是孔子最早提出来的,孔子认为,任何学习活动都要建立在学习者自觉需要的基础上,应当充分调动学习者的主动性和积极性。

2. 循序渐进的教学原则　这是中国古代儒家提倡的教学原则思想,指教学既要按照内容的深浅程度由易到难,又要按照学习者的年龄特征由浅入深。

3. 因材施教的教学原则　因材施教,就是按一定的教学目标,针对学习者的个别差异和具体特点,采取不同的教学措施。

4. 量力性教学原则　量力性教学原则,是指教学应当建立在学习者通过一定的努力能达到的知识水平和智力发展水平上,并据此来确定教学知识的广度、难度和教学的进度。

除上述主要方面之外,中国古代许多思想家、教育家也都提出了一些关于教学原则的卓越见解,如温故知新、复习巩固、学以致用、学思结合等。

三、布卢姆教育目标

布卢姆是美国当代著名心理学家和教育学家,1956 年,布卢姆立足于教育目标的完整性,制定了教育目标分类系统,他提出把教育目标分为三个领域,即认知(cognition)、情感(feelings)和技能(action skill)。在每个领域中都按层次由简单到复杂地将目标分为不同类型,同时将每个类别进一步区分为若干个亚类,这样基本上涵盖了个体发展的所有内容,这为制定综合教学及实践活动课程的目标提供了一个重要的理论框架,见表 4-2。

(一) 认知领域目标

认知领域目标指在学习过程中的智力、思维和理解能力。该领域的目标共分为 6 级。

1. 知道　指对先前学习过的知识材料的回忆,包括具体事实、方法、过程、理论等的回忆。知道是这个领域中最低水平的认知学习结果,它所要求的心理过程主要是记忆。

表 4-2　教育目标使用的行为动词

	各水平的要求	内容标准中使用的行为动词
认知领域目标动词	了解水平:再认或回忆知识;识别、辨认事实或证据;举出例子;描述对象的基本特征等	描述、识别、列出、列举、说出、举例说出、指出、辨别、写出、排列
	理解水平:把握内在逻辑联系;与已有知识建立联系;进行解释、推断、区分、扩展;提供证据;收集、整理信息等	说明、举例说明、概述、评述、区别、解释、选出、收集、处理、阐明、示范、比较、描绘、查找
	应用水平:在新的情境中使用抽象的概念、原理;进行总结、推广;建立不同情景下的合理联系等	分析、得出、设计、拟定、应用、评价、撰写、利用、总结、研究
情感领域目标动词	经历(感受)水平:从事相关活动,建立感性认识	体验、参加、参与、交流、讨论、探讨、参观、观察
	反应(认同)水平:在经历基础上表达感受、态度和价值判断;做出相应反应等	关注、认同、拒绝、选择、辩护
	领悟(内化)水平:具有稳定的态度、一致的行为和个性化的价值观念等	确立、形成、养成、决定
技能领域目标动词	模仿水平:在具体示范和指导下完成操作	尝试、模仿
	独立操作水平:独立完成操作;进行调整与改进;与已有技能建立联系等	运用、使用、制作、操作、进行、测定

2. 领会　指把握知识意义的能力。可以借助三种形式来表明对知识的领会,一是转换,即用自己的话或用与原先的表达方式不同的方式来表达所学的内容;二是解释,即对一项信息(如图表、数据等)加以说明或概述;三是推断,即预测发展的趋势。领会超越了单纯的记忆,代表最低水平的理解。

3. 运用　指把学到的知识应用于新的情境,包括概念、原理、方法和理论的运用。运用的能力以知道和领会为基础,是较高水平的理解。

4. 分析　指把复杂的知识材料整体分解成几部分,并理解各部分之间联系的能力。它包括部分的鉴别、分析部分之间的关系和认识其中的组织原理。例如,区分因果关系、识别史料中作者的观点或倾向等。分析代表了比运用更高的智力水平,因为它既要理解知识的内容,又要理解其结构。

5. 综合　指将所学知识的各部分重新组合,形成一个新的知识整体。它包括发表一篇独特的演说稿或文章,拟定一项操作计划或概括出一套抽象关系。它所强调的是创造能力、形成新的模式或结构的能力。

6. 评价　指对材料(论文、案例、研究报告等)作出价值判断的能力。它包括按内在标准或外在标准进行价值判断。例如,判断学习效果是否有充分的评价指标支持,这是最高水平的认知学习结果,因为它要求超越原先的学习内容,并需要基于明确标准的价值判断。

(二)情感领域目标

情感领域目标指人的感情、态度和兴趣。该领域的目标共分为5级。

1. 接受(注意)　学习者愿意注意某特定的现象或刺激,例如静听讲课、参加操作活动等。

2. 反应 指学习者主动参与、积极反馈，表现出较高兴趣，例如，完成教师布置的学习任务等。

3. 价值评价 指学习者用一定的价值标准对特定的现象、行为或事物进行判断。它包括接受或偏爱某种价值标准和为某种价值标准做出奉献，例如，学习肢体康复，在讨论中提出自己的观点等。

4. 组织 指学习者在遇到多种价值观念呈现的复杂情境时，将价值观组织成一个体系，对各种价值观加以比较，确定它们的相互关系及它们的相对重要性，接受自己认为重要的价值观，形成个人的价值体系。

5. 有价值或价值复合体形成的性格化 指学习者通过对价值体系的组织，逐渐形成个人的品性，例如，健康观的形成。

（三）技能领域目标

技能领域目标指人的骨骼运动和动作技能。动作技能是实验课、体育课职业培训和军事训练科目中主要的教学目标。动作技能教学目标分成 7 级。

1. 知觉 指运用感官获得信息以指导动作，主要了解某动作技能的有关知识、性质和动作等。例如，有关脑卒中肢体功能康复的技能中，认识肢体的结构和了解有关电动代步车操作的步骤及要求等。

2. 准备 指对固定的动作的准备，包括心理定向、生理定向和情绪准备（愿意活动）。知觉是其先决条件。我国也有人将知觉和准备两个阶段统称为动作技能学习的认知阶段。

3. 有指导的反应 指复杂动作技能学习的早期阶段，包括模仿和操作错误。如学习者学习使用电动代步车时，一步一步地跟着教师操作，学习者难免出现错误的操作。

4. 机械动作 指反应已经形成习惯，能自如地完成基本动作。这个阶段的学习结果涉及各种形式的操作技能，但动作模式不是很复杂。如学习者能自如地调节电动代步车准焦高度而不会出现调节高度与自己的意愿相反的错误。

5. 复杂的外显反应 指包含复杂动作模式的熟练动作，操作熟练精确、迅速、连贯、协调和轻松稳定。如能熟练地使用电动代步车。

6. 适应 技能的高度发展水平，学习者修正自己的动作模式以适应特殊的装置或满足具体情境的需要。如学习者在熟练使用电动代步车后，换成代步器也能熟练使用。

7. 创新 创造新的动作模式以适合具体情境，强调高度发展的技能为基础来进行。如造瘘伤口换药，在熟练操作的基础上用一种更合理的操作方法使伤口恢复更快，操作更精确等。

二维码 4-5
教学目标

四、不同年龄阶段健康教育特点

不同年龄阶段的教育方法和教育手段有明显区别。护士应根据患者的年龄阶段、认识水平、行为特点和不同健康教育需求，有针对性地选择教育方法，促进教育计划的有效实施。

1. 婴幼儿父母 该期重视健康信息传播。通过多种形式的传播方式，如科普杂志、健康小册子、录像等向家属传授健康知识，提高家属对婴幼儿患病期的护理及疾病预防的知识。

2. 学龄前儿童　该期多采用示范式教育。这一阶段儿童注意力集中时间短,行为目的性差,培养一种习惯需要反复多次和定期复习强化。该期采用示范方式,手把手的教学方法最为有效。例如,学习正确的有效呼吸,可先由护士示范,然后小朋友模仿这些动作,护士在旁提示,讲解练习要点,反复进行强化,达到教学效果。

3. 学龄儿童　该期多采用行为指导。行为指导是帮助儿童纠正行为偏离,建立良好行为的有效方法。具体可采用:

(1) 正强化法:是指当某种行为出现后,立即得到一种强化物,这种强化物能够满足儿童的需要,并使这种行为在那种情景或刺激下出现的概率增加。在健康教育中让儿童多做一些需集中全部精力来完成的活动,增加现实感。

(2) 替代法:是指用已知的事物来替代有待确定事物的一种方法。在健康教育中用一些分散注意力的方法,来完成某些健康教育活动。

(3) 脱敏法:是指通过循序渐进的过程逐步消除焦虑、恐怖状态及其他恐惧反应的行为疗法。在健康教育中采用系统脱敏法,即通过逐渐加强这种刺激,并使之脱敏,从而解除焦虑。

4. 青少年期　该期多采用启发式教育。青少年比儿童的认知能力有明显提高。尽管其自信心甚强,但实际上因缺乏生活经验,认识还比较表面和肤浅。同时,青少年有非常强烈的独立性,对他们进行健康教育要选择恰当的方法。要少用枯燥乏味的说教,多用启发式。注意保护其独立意识,及时耐心地指出其不足,鼓励其依靠自己的力量纠正其不良行为。例如,帮助青少年纠正吸烟等不良行为时,可采用集体教育方法,护士正确引导他们,帮助他们结成帮教小组,共同制订戒烟计划,互相鼓励,互相监督,共同戒烟,特别要发挥小组中有威信少年的作用。

5. 成年期　该期多采用针对性教育。这是因为成年人学习有许多特点,即:① 成年人具有自我管理和自我控制的能力。② 成年人具有一定的学习经验。③ 成年人学习带有明确的目的性。④ 成年人学习强调实用等。本阶段的主要方法是针对各种人群的年龄、文化程度和健康状况差异选择针对性较强的教育方法。

(1) 强化健康信息传播:采用系列讲座、宣传画、小册子等资料和形式,既便于传播,又容易形成记忆。如高血压患者,通过学习应知道自己的血压水平,学会自己测量血压,了解血压的变化规律,学会家庭用药,了解血压骤变的危险,学会自救和求救方法等。

(2) 促进双向交流,即针对不同疾患人群,采用多种形式的双向活动。如护士与患者,医生与患者,患者之间等对健康内容进行双向交流,通过一些讲解及现身说法获得健康知识。

(3) 有针对性的行为指导,即对处于不同健康状况的人进行行为指导,帮助他们建立健康行为。

6. 老年期　该期多采用心理调适与行为指导密切结合的方法。对于老年人,在行为指导的过程中要以心理上的疏导与调适作为主线,向他们提供一些健康行为知识;同时让他们感到自身存在的价值。因为老年人往往容易产生对衰老的焦虑和恐慌感,角色变更困难,所以在进行健康教育时,要对其充分进行心理调节。例如,对肺源性心脏病患者气急时体位变更的行为指导,要注意患者心理状态的变化和对锻炼的适应程度。

五、有效激发患者的学习兴趣

患者健康教育是一种旨在改变患者不健康的观念和行为,并引导患者建立健康的观念和行为的活动。为了使这一活动更为有效,作为护士应该采取积极的措施,激发患者的学习兴趣,使教育活动为患者所乐于接受。

1. 唤起患者的兴趣　护士在进行健康教育时,需要知道患者对学习的兴趣如何,选择的教育内容要尽可能符合患者的兴趣。例如,肺癌患者最感兴趣的健康教育内容可能是如何延长生命,手术患者最感兴趣的是手术结果及疼痛延续时间,护士进行教育时应从患者最感兴趣的内容入手。

2. 帮助患者建立积极的自我概念　护士通过健康教育活动应该使患者对疾病建立起一个正确的自我概念。例如,患乳腺癌的年轻患者,乳房全切后,通过健康教育的指导,能接受疾病事实和正确对待外表形象的改变,积极保持在社会中的自我价值。正确的自我概念的建立,对患者健康的恢复将起到积极的促进作用。

3. 通过正面的强化支持患者　在健康教育活动中,护士要通过不断的正面强化来支持患者和家属积极接受健康教育知识和技能。例如,肿瘤化疗患者因严重脱发在心理上会产生自我形象改变的压力。护士应给予积极的疏导,使这种压力得到减轻,这种正面的疏导和教育将给患者以心理支持,使其获得战胜疾病和自我生存的力量。

4. 护士和患者应成为学习的伙伴　良好的护患关系是成功实施护理健康教育的前提。和谐融洽的关系,会使学习过程变得轻松,并更容易达到成功的目的。在教育过程中,护士应尽可能积极努力,成为患者的学习伙伴,与患者共同实施和完成教育计划。

5. 提供当前准确的信息　在当今医学迅猛发展的时代,患者和家属希望能得到最新、更准确的信息。因此,在护理过程中,护士要尽力满足他们的需求。例如,很多患者对疼痛药物的使用存有成瘾性观念,致使患者无谓遭受痛苦,延缓疾病的康复。最新研究报告显示,在短期内使用鸦片类止痛药不存在成瘾性问题(成瘾率<1%),护士应给患者正确使用镇痛药物的信息,避免无谓的痛苦,提高康复和健康水平。

6. 学习方式应个体化　每个人有自己偏爱的学习方式,护士应了解患者喜爱的学习方式,会产生事半功倍的效果。患者的学习最好采用理论与实践相结合的方式,患者往往渴望将所学的知识即刻应用于实践。因此,护士在施教时,应注意将知识灌输与行为指导结合起来以提高教育效果。

7. 尽量减少患者的胆怯心理　护士在实施教育活动时,首先要避免教育内容给患者带来的胆怯。例如,一位患者以往对打针十分害怕,护士在指导该患者注射胰岛素时,应该先让他多看几次注射,使患者的胆怯心理降到最低程度,然后再让患者自己注射。帮助患者克服胆怯心理是获得教育成功的必要条件。

8. 帮助患者达到学习目的　护士在实施教育活动时,要紧紧围绕预期目标进行,以帮助患者尽快达到学习目的,并使其继续学习的积极性得到提高。例如,学习目标为三天内能识别低胆固醇饮食,通过教育,患者两天就基本能准确识别低胆固醇饮食了,从而大大提高了学习的积极性。

9. 采用适合患者的教学方法　在实施健康教育活动时,护士应根据患者的不同学习特点,采用适合于个体的教育方法。例如,学习胰岛素注射,护士采用演示法的教学效果会明显优于口头叙述法。

10. 学习效果的反馈　学习反馈具有调节功能和动机促进功能。患者的学习是在一定动机推动下进行的,而学习中所获得的学习结果、应用知识的成效、患者的学习得到肯定等,会加强学习的动机。因此,护士在教育活动中应经常将教育效果反馈给患者,使患者感到通过教育所收到的成效,进一步增强参与学习的信心。例如,一位高血压患者多年来喜吃咸的、高脂肪的食物,通过饮食教育,患者改变了不合理的饮食习惯,血压得到了比较好的控制,更有激情参与其他有关高血压健康教育知识和技能的学习。

六、影响学习的因素

影响患者学习的因素主要来自三个方面,即教育者、学习者和环境。

1. 教育者　主要指护士缺乏教育知识、教学技能及与患者沟通的能力。要消除上述影响,必须强化培训,提高护士的教学能力。

(1) 缺乏教育意识:我国由于受传统护理模式的影响,护士对健康教育角色的认识不够明确,没有把健康教育看作自己应尽的义务,在履行健康教育职责上缺乏主动意识。

(2) 缺乏教育知识和技能:健康教育是帮助患者建立健康行为的治疗手段,要获得良好的教育效果,护士必须掌握基本的教育知识和技能,否则达不到健康教育效果。

(3) 缺乏沟通技巧:患者教育主要靠语言和非语言的沟通形式进行,护士如果缺乏沟通技巧,则不能有效地对患者进行指导,同时护士产生焦虑和害怕情绪,这种情绪会影响护士进行健康教育活动,也会影响患者的学习兴趣。

(4) 人际关系:良好的护患关系是健康教育的基础,如果护患关系紧张或相互排斥,护士就得不到患者的信任,患者就会对护士所教的内容缺乏兴趣,甚至会产生抵触情绪。

2. 学习者　主要指患者的健康状态、学习能力、学习动机、学习的心理准备和学习方式,护士在施教时,应注意避免上述因素对患者学习产生影响。

(1) 患者的健康状态:胸闷、气急、呼吸困难、疼痛等疾病严重状态将阻碍患者的学习,因此,护士应对患者的健康状态做出正确的评估,并根据需要制订和实施教育计划。

(2) 学习动机:学习动机是直接推动患者进行学习的内部动力,它是一种学习的需要。学习动机表现为学习的意向、愿望和兴趣等形式,对患者的学习起到推动作用。教学的一项重要任务就是要激发患者的学习动机。根据患者的需要及学习愿望,选择与患者需要直接相关的学习资料和教学内容。利用深入浅出的教学方法和学习效果反馈的激励手段,科学地组织患者学习,提高患者的学习兴趣。

(3) 学习的心理准备:影响患者学习的因素比较复杂,但心理学家的研究认为,焦虑是患者学习准备的行为表现,教育前焦虑状态对学习会产生不同的影响,中度焦虑的人比高水平或低水平焦虑的人容易学习得好。当患者做好学习的心理准备时,学习会更有效。

3. 环境　主要指学习时间、学习环境,护士应合理安排患者的学习时间,为患者创造良好的学习环境。

(1) 学习时间:学习时间在很大程度上取决于患者的学习能力。护士在施教前,应对完成计划所需要的时间有一个大概的估计,使患者以适合于他本人的进度来学习。

(2) 学习环境:环境是提高患者学习效率的重要因素,护士在进行健康教育时,应为患者提供光线良好、安静整洁的场所,给患者创造一个舒适的学习环境。

第四节　课堂教学设计

课堂教学设计(classroom instructional design)是教师根据教学要求和学习对象的特点,将教学诸要素有序安排,确定合适的教学方案(通常所说的教案)的设想和计划。它以传播理论、学习理论和教学理论为基础,应用系统科学理论的观点和方法,调查、分析教学中的问题和需求,确定教学目标、教学内容、教学方法、教学步骤与时间分配、教学评价等环节,从而使教学效果达到最优化。

课堂教学设计的要求:其一,要求教学设计必须包括教师教的活动和学习者学的活动两个方面的内容。其二,在教师组织下的有目的、有计划的学习活动,主体是学习者,本质是学。设计必须针对各种学习者的不同情况,遵循特定的教学规律,采取多种多样的组织活动手段,重视学习者学习活动的设计。其三,体现出教学内容的具体实施方法和步骤,设计教学过程中"该做什么""怎么做"和"什么时候做"等具体步骤。其四,设计要尽量因人、因课、因教学内容的不同而不同,倡导个性化、创新性、倡导开放性和灵活性教学设计,体现出内容上的概要性、形式上的模糊性、结构上的不确定性,以便能够适应情境,容纳新内容,确定新策略,为教学中师生互动共振、互生新知、互建新情留有空间。其五,在设计之前,要认真备课,重点把握三个环节:①认真钻研教材,确定教学目标和重点难点,尽量给学习者丰富的背景知识和实践发展的新知,以克服教材的滞后和不足,突出内容上的概要性,赋予个性化的特色。②认真备学习者。在设计之前,认真分析学习者的学习兴趣爱好、已有的知识结构和层次、现已具备的理解能力和水平等,根据新知识的学习要求,分析学习者对所必需的前提知识和技能的掌握情况,以及学习者最易接受的教学方法和手段等,同时要分析学习者在课堂上何时、何种情况下注意力最集中、最易学进新知识,以便使课堂教学更具针对性。③认真备教法。主要是针对新课内容和学习者的状况选择教法和学法,准备教具、学具,制作课件,设计板书等。最关键的是关注学习者课堂学习活动的组织,这是实施有效教学的保证,如图4-3所示。

二维码4-6
教学设计
概念

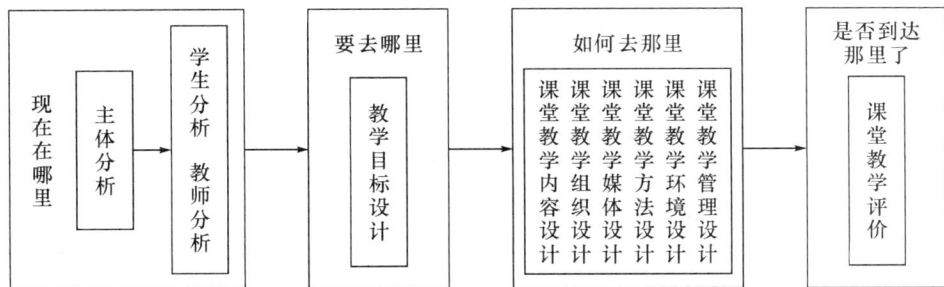

图4-3　课堂教学设计步骤

一、教学目标设计

教学目标设计(teaching objectives design)是师生通过教学活动预期达到的结果或标准,对学习者通过教学后将学到什么的一种明确具体的表述。一堂课的教学目标是教学重点,不仅教师要做到心中有底,而且要让学习者心中有数。课前能否向学习者提出明确的教学目标,直接关系到课堂教学效果的好坏。教师提出了教学目标,学习者在学习过程中就会有方向性,这样有助于发挥师生双方的能动性,促成师生双方的有效配合,促使教学目标的最佳达成。假如教师本人对这堂课的目标心中无底,讲到哪儿算哪儿,这样难免导致课堂教学的随意性,课上完后,师生都很迷茫。课堂教学目标设计包括需求分析、需求类别化、目标筛选、目标分解、目标表述五个基本操作步骤,如图 4-4 所示。

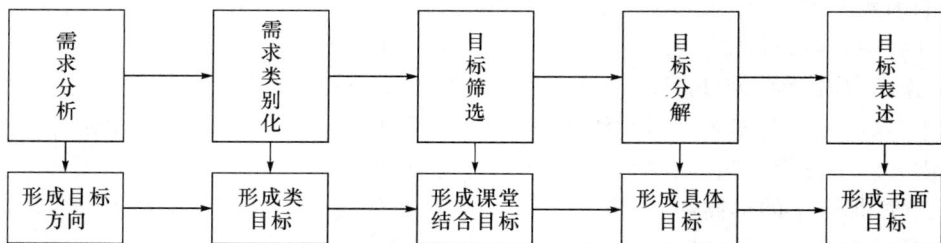

图 4-4　课堂教学目标设计步骤

1. 需求分析　需求分析是找出"希望是什么"与"实际是什么"之间的差距,这种差距是需要教师通过教学去缩小或消除的。如学习者只能识记和应用 5 种高血压饮食,而我们希望学习者能识记和应用 10 种高血压饮食,这里现实与希望的差距是 5 种饮食的识记与应用。需求分析的结果是形成目标方向。罗塞特(Rossett)于 1982 年提出从五个方面分析学习者的需求:① 学习者在学习(或工作)中遇到了哪些困难? ② 学习者想要学习的内容和内容的重要性顺序;③ 学习者现有基础;④ 学习者的情感、态度或意向;⑤ 学习者希望采用哪种学习方法?

2. 需求类别化　需求分析所得出的学习者需求是广泛的、繁杂的。为了进一步明确目标,教师必须把需求进行类别化,转化成目标项。在第三节中介绍了布卢姆的目标分类理论,我们可以综合运用这些理论形成比较全面的目标类别系统。

3. 目标筛选　类别化生成的目标并不是都能成为具体的课堂教学目标,这需要教师根据客观条件和学科性质与特点等因素筛选目标。

4. 目标分解　经过需求类别化和目标筛选后形成的目标仍然是概括性的。为了进一步明确目标,还必须对目标进行分解细化。目标分解就是进一步使目标具体化、明确化。

5. 目标表述　课堂教学目标的表述也称课堂教学目标的书写、陈述等,其实质就是把已经确定好的课堂教学目标用书面的形式展现出来,让别人明了你所制定的课堂教学目标。近几十年来,许多教学论、教育心理学专家致力于教学目标表述的研究,主要形成了行为表述等课堂教学目标表述模式。

案例　患者健康教育课堂教学目标设计

完成本章学习后,学习者应能够——

设计(掌握):患者健康教育计划。

解释(熟悉):患者健康教育程序和步骤。

简述(了解):患者健康教育指导框架内容。

二、教学内容设计

教学内容设计(teaching content design)是教师为实现教学目标,系统传授知识、技能和行为经验等,包括对教学重点、难点与基点的处理以及教学内容的准确性与衔接性等几大方面内容的梳理和表述。教学内容的设计应遵循以下原则:

1. 课堂教学内容应处理好教学重点、难点与基点 师生明确了课堂教学目标,接下来就要紧扣这一目标,确定基点,选取难点,抓出重点。既要从基点入手,解决好基点,又要正视难点,突破难点。解决基点,突破难点,都要围绕重点进行。教师要组织好课堂教学内容,就得很好地处理教学重点、难点与基点。

2. 课堂教学内容应讲究准确性与衔接性 看一堂课的教学内容是否优秀,首先要看是否有明确的教学目标,其次要看对教材的重点、难点与基点是否处理得好,再次还要看教学内容的传授是否准确,内容之间的联系是否紧密,是否能连贯地衔接起来。如果一堂课中上下知识点之间缺乏恰当的过渡,教师的讲课思路不清晰,甚至不符合思维逻辑,那么,这种教学内容的无序化将导致教学的低效乃至无效。

教学内容的确立需要通过认真分析、整理、组合。分析的过程一般包括:① 教学内容的分析、选择与组织,对内容顺序进行安排;确定学习内容的类别(知识、技能、能力、情感态度价值观);分析教学中的重点和难点。② 教学重点内容的分析。教学重点是教材中举足轻重的、关键性的、最基本的中心内容,是课堂教学设计的主要线索,掌握了这部分内容,对于巩固旧知识和学习新知识都起着决定性作用。③ 教学难点内容的分析。教学难点一般是指学习者和教师难以理解或领会的内容,或较抽象、复杂、深奥的内容。课堂教学是为了实现目标而展开的,确定教学重点、难点是为了进一步明确教学目标,以便教学过程中突出重点,突破难点,更好地为实现教学目标服务。

三、教学方法设计

教学方法(teaching methods)是教师和学习者为了实现共同的教学目标,完成共同的教学任务,在教学过程中运用的方式与手段的总称,它包括了教师教的方法(教授法)和学习者学的方法(学习方法)两大方面,是教授方法与学习方法的统一。教授法必须依据学习法,否则便会因缺乏针对性和可行性而不能有效地达到预期的目的。但由于教师在教学过程中处于主导地位,所以在教法与学法中,教法处于主导地位。教学手段指运用教学辅助工具进行课堂教学的一种方法,可以是视听,也可以是实践活动,现在以多媒体为多。教学手段是师生教学相互传递信息的工具、媒体或设备。随着科学技术的发展,教学手段经历了口头语言、文字和书籍、印刷教材、电子视听设备和多媒体网络技术等五个阶段。

(一) 教学方法分类

按照教学方法的外部形态,以及相对应的这种形态下学习者认识活动的特点,常用的教学方法分为五类。

第一类方法:以语言传递信息为主的方法,包括讲授法、谈话法、讨论法、读书指导法等。

第二类方法：以直接感知为主的方法，包括演示法、参观法等。

第三类方法：以实际训练为主的方法，包括练习法、实验法、实习作业法。

第四类方法：以欣赏活动为主的教学方法，如陶冶法等。

第五类方法：以引导探究为主的方法，如发现法、探究法等。

（二）常用教学方法

1. 讲授法　讲授法是教师通过简明、生动的口头语言向学习者传授知识、发展学习者智力的方法。它是通过叙述、描绘、解释、推论来传递信息、传授知识、阐明概念，引导学习者分析和认识问题。运用讲授法的基本要求是：① 讲授既要重视内容的科学性和思想性，同时又要尽可能地与学习者的认知基础发生联系。② 讲授应注意培养学习者的思维。③ 讲授应具有启发性。④ 讲授要讲究语言艺术。语言要生动形象、富有感染力，用词准确、简练、条理清楚、通俗易懂，音量、语速尽可能要适度，语调要抑扬顿挫，适应学习者的心理节奏。

讲授法的优点是教师容易控制教学进程，能够使学习者在较短时间内获得大量系统的知识。但如果运用不好，学习者学习的主动性、积极性不易发挥，就会出现教师满堂灌、学习者被动听的局面。

2. 讨论法　讨论法是在教师的指导下，学习者以小组为单位，围绕学习的中心问题，各抒己见，通过讨论或辩论活动，获得知识或巩固知识的一种教学方法。讨论法的优点在于，由于全体学习者都参加活动，所以可以培养合作精神，激发学习者的学习兴趣，提高学习者学习的独立性。讨论法一般在成年人教学中采用较多。运用讨论法的基本要求是：① 讨论的问题要具有吸引力。讨论前教师应提出讨论题和讨论的具体要求，指导学习者收集阅读有关资料或进行分析研究，认真写好讨论提纲。② 讨论时，要善于启发、引导学习者自由发表意见，围绕讨论中心，让每个学习者都有发言机会。③ 讨论结束时，教师应进行小结，概括讨论的情况，使学习者获得正确的观点和系统的知识。

3. 演示法　演示法是教师在课堂上通过展示各种实物、直观教具或进行示范性实验，让学习者通过观察获得感性认识的教学方法。它是一种辅助性教学方法，与讲授法、讨论法等教学方法结合使用。运用演示法的基本要求是：① 目的要明确。② 现象要明显且容易观察。③ 尽量排除次要因素或减小次要因素的影响。

4. 练习法　练习法是学习者在教师的指导下巩固知识、运用知识、形成技能技巧的方法。在教学中，练习法被广泛采用。练习一般可分为以下几种：① 语言的练习，包括口头语言和书面语言的练习，旨在培养学习者的表达能力。② 解答问题的练习，包括口头和书面解答问题的练习，旨在培养学习者运用知识解决问题的能力。③ 实际操作的练习，旨在形成操作技能，在技术性学科中占重要地位。

5. 读书指导法　读书指导法是指教师指导学习者通过阅读书本获得知识和养成良好读书习惯的教学方法。读书指导法一般可分为以下两种：① 了解性阅读，是指为弄清某一段落、章节等知识的内容范围及主要内容而进行的一种快速阅读方式。② 理解性阅读，是指为研究某一问题，在阅读时对某些概念、定义、法则的表达方式进行分析，将某些词语进行变换，并与原文表达的意义进行比较，以达到深入理解而采取的一种精细的阅读方式。

6. 参观法　参观法是指教师根据教学任务的要求，组织学习者到大自然、医院、社区、展览馆等实地，通过对事物和现象的观察、研究而获得知识的教学方法。参观法一般可分为以下几种：① 准备性参观，在学习某一知识之前，组织学习者实地观察有关事物，为学习新知识做好感性认识的准备，为深入学习奠定基础，同时，还能激发学习者的学习兴趣。② 并行性参观，是指在学习某一知识的过程中，组织学习者对所学事物进行观察，边学习，边观察，以加深理解和记忆，为后续知识的学习提供感性认识。③ 总结性参观，是指在学完某一部分知识后，组织学习者对所学的事物进行实地考察，以巩固、验证所学的知识。

（三）常用教学手段

1. 教学媒体　教学媒体是传递教学信息的工具，它直接沟通教与学两个方面，对课堂教学的效果影响很大。课堂教学设计中媒体的含义是广泛的，它是包括语言、文字、粉笔黑板等传统媒体和现代电子媒体在内的一切媒体。通常这些载体设备包括投影仪、电影放映机、录像机、计算机等。

2. 网络教学平台　网络课程的内容与实时授课的教材内容挂钩，学习者可在网上进行课件点播，使用多媒体电脑自主学习，达到多层次、多途径学习的目的。在开发网络课件的同时，创造并发展"开放学习""轻松学习""模块式教学"的网络教学平台。提供完善的教学大纲、教材资料、课程学习指南和大量的学习参考资料，彻底改变原有教学形式信息量不足、教育面不广的问题。通过网上答疑、互动回馈信息的方式，增加交流渠道和沟通途径，直面实际教学问题。

3. 网络教学考核平台　为紧跟时代要求，强化素质教育，注重能力培养，现已引入电子网络考核手段。使用电子网络考核方法，学习者可随时上机自学、自检、自测；考试答卷完毕系统自动评阅、评分，学习者感觉合理、踏实。网络系统还全面记录了学习者学习过程中的信息。

（四）教学方法及教学手段选择

教学方法及教学手段的选择是课堂教学设计的重要一环。科学、合理地选择和有效地运用教学方法及手段，要求教师能够熟练地把握各类教学方法及手段的特性，能够综合地考虑教学方法及手段的各种要素，合理地选择教学方法及教学手段并能进行优化组合。选择教学方法及教学手段的基本依据如下：

1. 依据教学目标选择　不同学科或不同内容教学目标的有效达成，要借助相应的教学方法和手段。教师可依据具体的可操作性目标来选择和确定具体教学方法及手段。

2. 依据教学内容的特点选择　不同学科的知识内容与学习要求不同，不同阶段、不同单元、不同课时的内容与要求也不一致，这些就要求教学方法及手段的选择具有多样性和灵活性。

3. 根据学习者实际特点选择　学习者的实际特点直接影响着教师对教学方法的选择，这就要求教师能够科学而准确地研究分析学习者的实际特点，有针对性地选择和运用相应的教学方法及手段。

4. 依据教师的自身素质选择　任何一种教学方法及教学手段，只有适应了教师的素质条件，并能为教师充分理解和把握，才能在实际教学活动中有效地发挥其功能和作用。因此，教师在选择教学方法及手段时，应当根据自己的实际优势，扬长避短，选择与自己最相适应的教学方法及手段。

5. 依据教学环境条件选择　教师在选择教学方法及手段时，要在时间条件允许的情况下，最大限度地运用和发挥教学环境条件的功能与作用。

（五）教学方法及教学手段的运用

首先,教师应当根据教学实际,对所选择的教学方法及手段进行优化组合和综合运用。其次,无论选择或采用哪种教学方法及手段,要以启发式教学作为运用各种教学方法及手段的指导思想。另外,教师在运用各种教学方法及手段的过程中,必须充分关注学习者的参与性。

四、教学过程设计

教学过程(teaching process)即教学步骤,是教学活动的展开过程,是教师根据一定的社会要求和学习者身心发展的特点,借助一定的教学条件,指导学习者主要通过认识教学内容从而认识客观事物,并在此基础之上发展自身的过程。学习者在教师有目的、有计划的指导下,积极主动地掌握系统的文化科学基础知识和基本技能。教学过程是课堂教学设计的重点,它不仅是认识过程,也是心理活动过程、社会化过程。因此,教学过程是认识过程、心理过程、社会化过程的复合体。课堂教学过程的设计包括以下几个步骤:

二维码 4-7
课堂教学
设计

1. 导入新课　一般从复习检查导入新课,这阶段的重点要设计如何导入,导入时引导学习者参与哪些活动,如何给学习者创设良好的学习氛围,并要了解学习者具备了多少有关学习新课的知识以及学习者的学习动机、态度、自信心等情况。对导入新课这一环节的设计要求是新颖活泼,精当概括。导入新课设计内容包括:① 怎样进行,复习哪些内容? ② 提问哪些学习者,需用多少时间? 等等。

2. 讲授新课　进入学习新课阶段要突出问题和情景的设计,如设计怎样的问题或情景让学习者对新课内容进行探究,如何激发学习者的学习兴趣。这部分是教案设计中的难点。讲授新课设计内容包括:① 针对不同教学内容,选择不同的教学方法。② 怎样提出问题,如何逐步启发、诱导? ③ 教师怎么教,学习者怎么学? ④ 详细步骤是什么,需用多少时间?

3. 巩固练习　包括:① 练习设计精巧,有层次、有坡度、有密度。② 怎样进行,哪些知识点需要强化? ③需要多少时间?

4. 归纳小结　主要靠设计些练习题,让学习者动手练,使所学知识得以迁移巩固。这一环节的设计内容包括:① 怎样进行,是教师,还是学习者归纳? ② 需用多少时间?

5. 作业安排　这是最后阶段,包括:① 布置哪些内容? 要考虑知识拓展性、能力性。② 需不需要提示或解释?

五、教学评价设计

教学评价(teaching evaluation)是以教学目标为依据,按照科学的标准,运用一切有效的技术手段,对教学过程及结果进行测量,并给予价值判断、分析和评定的过程。教学评价的功能体现在:① 诊断;② 激励;③ 调控;④ 教学。教学评价设计包括评价内容、方法、工具等的设计。教学评价不仅是对学习者学习效果的评价,也是对教师教学质量的评价。

1. 教学评价分类　根据评价在教学活动中发挥作用的不同,教学评价可分为诊断性评价、形成性评价和总结性评价三种类型。

（1）诊断性评价:诊断性评价是指在教学活动开始前,对评价对象的学习准备程度做出鉴定,以便采取相应措施使教学计划顺利、有效实施而进行的测定性评价。诊断性评价一般在上课开始或教学过程中需要的时候实施。其主要作用,一是确定学习者的学习准备程度,二是适当安置学习者。

(2)形成性评价:形成性评价是在教学过程中,为调节和完善教学活动,保证教学目标得以实现而进行的确定学习者学习成果的评价。形成性评价的主要目的是改进、完善教学过程,步骤是:

1)确定形成性学习单元的目标和内容,分析其包含的要点和各要点的层次关系。

2)实施形成性测试。测试包括所测单元的所有重点。测试进行后教师要及时分析结果,与学习者一起改进、巩固学习内容。

3)实施平行性测试,其目的是学习者对所学知识加以复习巩固,确保掌握并为后期学习奠定基础。

(3)总结性评价:总结性评价是以预先设定的教学目标为基准,对评价对象达成目标的程度即教学效果做出评价。总结性评价注重考察学习者掌握学习知识的整体程度,测验内容范围较广。

2. 教学评价内容　教学评价内容主要根据教学目标,围绕学习者在课堂中的真实表现来设计。

(1)学习者话语:在语言教学评价中,学习者话语是一项重要的指标。教师应收集学习者的活动表现证据,其中包括话语量、话语真实水平、话语连贯流畅程度、话语的随机建构水平等。

(2)学习者行动:伴随着学习者话语,还有相应的行动发生。我们需要重点评价学习者行动的目的性、互动性、主动性,还应评价学习者行动的实际效能。

(3)学习者认知水平:教师应当采取有效手段掌握学习者的思维进程与线索、学习者对教学信息的领悟程度、学习者对教学资源的感受深度,以及学习者接受新语言学习项目的敏锐程度。

(4)临场机智:课堂过程是教师与学习者随机构建教与学的关系的过程。所以,学习者在现场所表现出来的临场灵活性、创造性,以及对学习情景的适应性,也是教师的评价内容。

3. 教学评价方法　教学评价的方法是教学评价的主体为完成教学评价任务所采用的某些工作方法。常用的评价方法有:① 测试法,是日常教学的常见评价方法。② 测量法,包括态度测量、情绪测量、一般智商的测量,它能够使学习者更加了解自己。③ 观察法,即在课堂教学活动过程中同步采集信息的过程,包括观察行为、语言等。④ 调查法,是在课堂教学活动之后采集信息,包括问卷和访谈两种。

4. 教学评价工具　教学评价工具是在进行教学评价工作时常用的一种评价技术,是对评价对象进行测定时所采取的方式和手段。常用的评价工具有:① 教师自制的各科测验;② 各类标准测验;③ 行为观察记录;④ 问卷法;⑤ 交谈法;⑥ 创作、作品分析;⑦ 技能实演;⑧ 实验报告、研究报告、考察报告;⑨ 个案分析;⑩ 各类奖惩。

二维码 4-8
教学评价

六、一堂好课的教学技巧

教学是一门科学,也是一门艺术。如何搞好教学,是一个永恒的课题。上好每一堂课既是每一位教师和学习者的心愿,也是教师职业道德的基本要求。

1. 一堂好课的要求　上好一堂课是教与学统一的过程,可以从两方面来理解,一是教师的角度,另一个是学习者的角度。教学中教师要精心组织教学内容,努力创设情景,培养学习者严谨的科学态度,让学习者由"要学"到"学会"最后过渡到"会学",真正成为学习的主人,即完成当课教学要求,讲解清楚教学内容中的重点和难点,讲课过程中思路清晰、条理清楚,教学内容丰富、不跑题,多媒体屏幕显示和板书得当,学时准确,以及语言生动、着装典雅等。

2. 一堂好课的技能　上好一堂课,教师最基本的教学技能包括:① 导入技能;② 教学语言技能;③ 板书板图技能;④ 讲解概念技能;⑤ 教态变化技能;⑥ 教学演示技能;⑦ 提问技能;⑧ 反馈强化技能;⑨ 组织教学技能;⑩ 结束技能。课堂成为学习者思维激活、神采飞扬、精神充电的乐园;学习者"有效学习""高效学习";学习者掌握规律方法、增进交流体验、触动情感心灵、拓展思维、提升人格。

3. 一堂好课的教学艺术　教学艺术是教师在课堂上遵照教学法则和美学尺度的要求,灵活运用语言、表情、动作、图像组织、调控等手段,充分发挥教学情感的功能,为取得最佳教学效果而施行的一套独具风格的创造性教学活动。教学艺术具有以下特点:① 教学艺术具有形象性,运用生动、鲜明、具体的形象来达到教学目的。② 教学艺术具有情感性,师生双方的教学活动是情感交流、心灵碰撞的过程。③ 教学艺术具有审美性,教学设计美、教态美、教学语言美、教学过程美、教学意境美、教学机智美、教学风格美、教师人格美等既是以提高教学质量为最终目的,又使教学具有了审美价值。④ 教学艺术具有表演性,机智幽默的语言、惟妙惟肖的表演和恰如其分的笑话等表演手段,使教育教学寓于娱乐之中。⑤ 教学艺术具有创造性,教学的新颖性、灵活性能解决教学中出现的各种复杂问题,教师独特的教学风格使教师具有吸引学习者的独特魅力。教学艺术可以从三"感"和三"性"方面来描述。

(1) 教学节奏感与变换方法:脑神经专家研究发现,人的注意力在通常情况下能够高度集中的时间大约不到 20 分钟。因此,教师讲课时一个重要的技巧就是掌握课堂的节奏,在大约 20 分钟之内就应该变化一下节奏,正如进行交响乐演奏,要不时地变换乐章。课堂的内容分为两种类型:严肃内容、轻松内容。严肃的内容包括数字计算、图形分析、逻辑推理、课堂小测验等,轻松的内容包括时事评论、案例分析、小组讨论、幽默玩笑等。

变换课堂节奏感的方法:变换节奏就是经常在严肃的内容和轻松的内容之间进行巧妙的变换,使得课堂充满节奏感,让学习者听课不会感到太累。例如,在讲课开始时,教师可以先用当天发生的与本课教学内容相关的新闻作为引子,让学习者参与讨论 5～10 分钟,然后进入严肃的理论分析,大约用 20 分钟,等到学习者表示出有点疲倦的样子时,进入轻松的案例分析,让他们再讨论 15～30 分钟,然后进行归纳总结,最后或者用图形分析,或者通过理论推导,得出结论。如果能够巧妙地掌握课堂节奏,并且自如地切换节奏,一堂课下来,不但学习者不会感到疲倦,教师也会感到非常轻松。

(2) 学习成就感与提高方法:学习要有成就感,有了成就感学习就会有更大的动力。因此,教学的时候如何减少学习者的挫折感,对教师来说颇有一定的挑战性。

提高学习成就感的方法：课堂小测验的题目不能给得太难，最好是针对当天讲课的内容。学习者一旦能够回答这些问题，就有一定的成就感，他们会感到掌握了当天的内容。在时事评论和案例分析时，对学习者的评价要从正面出发，尤其是对正确的分析要给予鼓励。考试要有一定数目容易回答的题目，这些题目可以是上课时已经讨论过的，这也是对于那些上课认真听讲的学习者的奖励。

（3）课堂参与感与提高方法：获得节奏感和成就感的一个重要条件是必须要有学习者的参与。一般来说，学习者有两种不同形式的参与。一种是主动参与，另一种是被动参与。课堂参与感对学习者很重要。有了参与感，学习者才更容易记住、理解学到的东西。

提高课堂参与感的方法：当你所讨论的议题是学习者所关心的，学习者就会主动参与。时事评论和幽默玩笑一般是学习者喜欢的，因而也比较容易主动参与。但是如果学习者的参与积极性不高，这时候就必须采用强制参与的方法，让学习者被动参与。课堂小测验是让学习者被动参与的办法。教师可以在每堂课上准备几道简单的选择题，这些选择题不能太难，只要学习者听了当天的课就能够很容易地回答的，这些小测验一方面可以起到改变节奏的目的，另一方面可以强迫学习者被动参与。另一种强迫学习者被动参与的方法是，选择几位学习者对一个案例进行分析，或者把课堂分成两个小组，对某个有争议的问题进行正反两方面的辩论。让学习者做小组研究报告，并且在课堂上做演讲，这也是一种有效的强迫参与的方法。

（4）相关性教学：如果学习的内容和学习者有一定的相关性，学习者学习起来就更有积极性。教师选择案例或者新闻时事时，最好选择与学习者有关的事例。教师也可以用自己的亲身经历作为例子，因为对于学习者来说，教师是他们在课堂上最接近的人，没有比讲课教师的亲身经历更能引起他们的关注。

（5）教学的娱乐性：为了让学习者能够充分享受知识的乐趣，一名好的教师应该把一堂课上得生动活泼，要让课堂的气氛活跃起来，一旦课堂的气氛活跃起来，学习者和教师之间的互动就变得非常自然，学习者听课不会感觉疲倦，教师一堂课下来也因为有成就感而不会感觉累。

好的教师要有幽默感，幽默感是可以培养的，只要自己用心积累知识，就可以增加自己的幽默程度。拿自己作为例子，讲述亲身经历，甚至开自己的玩笑，只要能够帮助学习者深入理解课堂内容，学习者会更加欣赏，而且也会缩短教师和学习者之间的距离。

（6）教学的灵活性：教师备课时往往会准备大量的材料，有时准备的内容在规定的时间内无法全部讲完，这时讲课就需要有一定的灵活性，认为可讲可不讲的就不讲，可以让学习者去自学。有时候学习者会提出与后面几堂课内容有关的问题，但是，这部分的主要理论还没有讲到，此时，教师可以根据情况酌情处理，有必要的话，可以把后面的内容提前讲，或放到后面章节详细讲。当课堂时间不够时，可以把部分公式推导或者数字分析略过，做重难点提示和分析，而把正式的推导当作课后作业让学习者自己去做，等到下次上课时让学习者自己为同学演示，或者教师做总结。

二维码 4-9
如何上好
一堂课

课堂训练二　模拟仿真授课训练

一、实践目的

通过课堂教学设计、教案准备、课件(PPT)制作,以及课堂授课模拟仿真训练,掌握课堂教学步骤、授课技巧、课堂教学管理等,为未来承担大众健康知识传播奠定基础。

二、实践内容

1. 小组拟定授课题目进行授课教案的设计。
2. 授课课件(PPT)制作。
3. 以小组为单位进行模拟仿真授课。

三、实践时间安排

实践共 8 学时,4 学时模拟授课训练,4 学时(课外)教案设计、课件(PPT)制作。

1. 每个小组模拟授课 15～20 分钟,其他小组听课。
2. 学生评审组(各小组选派 1 位)进行点评(3～5 分钟),教师进行补充性点评。
3. 教师进行总结性点评。
4. 课堂教学设计、评价参考标准。
(1) 课堂教学设计:包括教学目标设计、教学内容设计、教学方法和教学媒体选用设计、课堂教学过程设计、教学评价设计。
(2) 综合评价:授课者热情、精神饱满、讲课有感染力、有启发性、内容熟练、备课充分、信息量大、围绕主题、留给学习者思维空间、调动课堂气氛、有双向交流、有效利用各种教具。

案 例 学 习

近年来,随着我国社会经济的发展,人民生活水平的不断提高,饮食结构的改变,劳动强度的降低,人均寿命不断延长,应激状态增多,与世界其他国家一样,糖尿病患病率呈上升趋势,患病人数已居世界第二位(仅次于美国)。糖尿病及其并发症将严重影响患者生存质量和预期寿命,给患者、社会卫生保健体系带来了巨大的医疗和经济负担。然而,目前居民对糖尿病表现出低知晓率、低治疗率、低达标率和高患病率的"三低一高"状态。为了提高居民对糖尿病预防及管理的认识,某社区医疗健康管理机构决定对管辖的糖尿病患者举办一场"糖尿病患者饮食健康教育"讲座,为此,需要教师进行教案设计(见表 4-3),强化糖尿病饮食管理,提升居民及患者饮食管理意识,倡导均衡饮食理念,为实现全面"抗击糖尿病"打下最坚实的基础,让中国超过 1 亿糖尿病患者和更广大的公众从中获益。

表4-3 糖尿病患者饮食健康教育教案设计

课程名称	糖尿病患者的饮食管理		授课对象		辖区居民
授课日期	2016-09-25	时间	14:00—16:00	地点	社区会议室
授课教师	张勇明	职称	主任护师	专长	糖尿病专科护理
教材名称	《社区糖尿病患者的康复与营养》人民卫生出版社2016年版				
教学目标	运用(掌握):糖尿病均衡饮食及管理方法。 理解(熟悉):糖尿病禁忌饮食、糖尿病适宜饮食。 识记(了解):糖尿病饮食治疗原则及目的。				
教学内容(体现出重点、难点)	1. 糖尿病的概念、中国糖尿病患病现状。 2. 糖尿病饮食治疗的目的及原则。 3. 糖尿病均衡饮食及管理方法(难点内容)。 4. 糖尿病的禁忌饮食和适宜饮食鉴别(重点内容)。				
教学方法和教学手段的选择(打√,可多选)	讲授(√) 讨论(√) 演示(√) 实练( ) 模拟( ) 板书( ) 多媒体课件(√) 教具(√) 沙盘( ) 其他( )				
教学过程设计	教学步骤(层次、时间规划)	教学方法运用说明	教学互动安排		
	1. 导入课:用案例引出糖尿病基本营养知识。 2. 讲授新课:根据教学目标进行授课,对重点、难点内容选择不同的教学方法进行详细讲解,并穿插提问环节,加深学习者对内容的理解。 3. 巩固练习:给出案例,请学习者上黑板进行演讲。 4. 归纳小结:授课内容结束时对内容提问,归纳。	1. 讲授法:让学习者对理论的知识初步了解。 2. 多媒体文字加图片:加深学习者对理论的理解。 3. 讨论法:促进学习者对理论知识的深层领悟。 4. 演示法:促进理论知识的临床应用。	1. 提问,了解学习者对知识的了解程度。 2. 饮食鉴别——禁忌饮食和适宜饮食。 3. 饮食管理——汇报饮食管理的设计。		
课后要求	1. 能掌握糖尿病饮食治疗的原则,关注自身健康,以及自身血糖变化。 2. 进行教学评价。				

本 章 小 结

　　本章主要讲述健康促进与健康教育信息传播的概念、各种传播方法、内容及技巧。健康传播是健康促进与健康教育的重要手段和策略。传播方法多种多样,根据不同的教育方式可分三类,即语言与文字传播方法、实践与形象传播法。这些教育方法以"人人健康"为出发点,通过运用各种传播媒介渠道和方法,为维护和促进人类健康的目的而进行健康信息的交流和传递。

　　语言与文字传播方法是通过语言的交流与沟通及一定的文字传播媒介达到护理健康促进与健康教育目标的一种方法,其特点是不受时间和空间条件的限制,随时随地都可进行,具有较大的灵活性。它主要包括讲授座谈法、谈话咨询法、小组劝服法与墙报法及健康教育处方。

　　实践与形象传播法是利用形象艺术创作健康教育宣传材料,通过指导学习者的实践操作进行自我或家庭护理的一种教育方法,主要包括演示操作法、参观展览法。实践与形象传播法是以锻炼学习者掌握一定健康护理技能为目的。

　　课堂教学设计是教师根据教学要求和学习对象的特点,将教学诸要素有序安排,确定合适的教学方案的设想和计划。它以传播理论、学习理论和教学理论为基础,应用系统科学理论的观点和方法,调查、分析教学中的问题和需求,确定教学目标、教学内容、教学方法、教学步骤与时间分配、教学评价等环节,从而通过课堂教学方法和技巧将健康信息更有效地传播给学习者,使教学效果达到最优化。

【思考题】

1. 拉斯韦尔五因素传播模式是如何解释复杂的传播现象的?
2. 在健康教育活动中如何正确选择传播方法?
3. 针对不同年龄阶段人群的教学有哪些特点?
4. 如何进行课堂教学计划的设计?

【选择题】

1. 美国著名社会学家、政治学家哈罗德·拉斯韦尔(H. D. Lasswell)提出了一个被誉为"传播学研究经典的传播过程"的文字模式。请问,拉斯韦尔五因素传播模式把复杂的传播现象用哪几个部分高度概括　　　　　　　　　　　　　　(　)

   A. 传播者、信息与讯息、媒介、受传者、效果

   B. 感知、刺激、效果、媒介渠道、信息

   C. 受传者、效果、信息、资讯、媒介渠道

   D. 信息需求、欲望、内容、媒介、受众

   E. 媒介渠道、效果、信息、内容、传播者

2. 肿瘤科护士小李正在为新入院的患者做宣教。健康教育中信息的传播方法包括　(　)

   A. 讲授法　　　　　　　　　　B. 座谈法

   C. 谈话法　　　　　　　　　　D. 咨询法

   E. 以上均是

3. 李女士,64 岁,患有 2 型糖尿病,护士用演示法和操作法对她进行健康教育。演示法的优点在于　　　　　　　　　　　　　　　　　　　　　　　　　(　)

   A. 加深对知识的理解　　　　　B. 形成深刻的印象

   C. 引起兴趣　　　　　　　　　D. 提高注意力

E. 以上均是

4. 实习护士小刘,很勤快,平时与患者说说笑笑,相处很好,但有一次交流中,一位老年患者却向她发了脾气,弄得小刘有点摸不着头脑。与老年人交流应特别注意（　　）
   A. 倾听　　　　　　　　　　　　B. 尊重
   C. 安慰　　　　　　　　　　　　D. 解释
   E. 信息

5. 患者,27 岁,孕 7 月余。突然畏冷,高热,腰痛伴尿路刺激征,肾区有叩痛,诊断为肾盂肾炎。护士通过谈话法收集患者的相关信息。谈话法的基本要求是（　　）
   A. 谈话前做好准备　　　　　　　B. 注意提问技巧
   C. 指导内容正确　　　　　　　　D. 有针对性地回答问题
   E. 以上均是

6. 护理学专业学生小李在为社区普及 CPR 时,不仅播放了完整的演示视频,而且在现场亲自通过模型示范。这样的健康教育形式,学习者能记住学习内容的比例是（　　）
   A. 10%　　　　　　　　　　　　B. 20%
   C. 30%　　　　　　　　　　　　D. 50%
   E. 70%

7. 护理系学生准备给非医学专业学生上一堂"口腔保健"的课,课程设计时运用布卢姆教育三个目标领域,它为我们这堂课提供了一个目标的理论框架。其中认知领域目标是指（　　）
   A. 态度　　　　　　　　　　　　B. 指导动作
   C. 理解能力　　　　　　　　　　D. 兴趣
   E. 操作技能

8. 护理系学生准备给非医学专业学生上一堂"运动与健康"的课,为了达到较好的教学效果,他们进行了课堂教学设计,设计内容包含（　　）
   A. 目标设计　　　　　　　　　　B. 内容设计
   C. 手段设计　　　　　　　　　　D. 过程设计
   E. 以上均是

9. 护理系学生准备给非医学专业学生上一堂"吸烟与健康"的课,通过这个教学过程希望患者在有目的、有计划的指导下,积极主动地掌握系统的戒烟知识和基本技能。教学过程的根本目的在于应使患者（　　）
   A. 掌握知识　　　　　　　　　　B. 学会技能
   C. 提升学习兴趣　　　　　　　　D. 学习计划
   E. 了解戒烟过程

10. 我在××医院实习,承担护理部提供的给全体实习生讲一堂"胃癌及手术后护理"的课的任务,课时 45 分钟,但是课的内容很多,在上课时应处理好（　　）
    A. 教学基点、重点　　　　　　　B. 教学设计
    C. 教学方法　　　　　　　　　　D. 教学分析
    E. 教学评价

参考文献

[1] 黄敬亨.健康教育学[M].4版.上海：复旦大学出版社,2006.

[2] 冷晓红.人际沟通[M].北京：人民卫生出版社,2008.

[3] 王道俊,郭文安.教育学[M].北京：人民教育出版社,2009.

[4] 张振路.临床护理健康教育指南[M].广州：广东科学技术出版社,2003.

[5] 包家明.护理健康教育与健康促进[M].北京：人民卫生出版社,2014.

参考网站

[1] http://www.nihe.org.cn　中国健康教育

[2] http://www.cahep.com　中国健康促进与教育协会

[3] http://www.chinaedu.edu.cn　中国教育信息

（包家明）

二维码 4-10
第四章教学 PPT

二维码 4-11
第四章在线测试

第五章　护理健康促进与健康教育规划设计

健康促进与健康教育规划由设计、实施和评价三部分组成,三者之间是相互制约、密不可分的。规划设计是基于研究目标人群有关健康问题及其特征,并形成该问题的理论假设,提出解决该问题的目标以及为实现这些目标所采取的一系列具体方法、步骤和策略,它为规划的实施奠定基础,同时又为科学的评价提供量化指标。

第一节　规划设计概述

一、规划设计概念

规划设计(planning and design)是根据实际情况,基于目标人群现有的健康问题和特征,通过科学的预测和决策,提出解决问题的假设、目标以及为实现这些目标所采取的一系列具体方法、步骤和策略等所有活动的全过程。规划的形成在整个健康教育活动中起着决定性作用。

完整的健康促进与健康教育规划(项目)包括设计、实施、评价三个过程。这是所有健康教育活动中都不可缺少的三个重要组成部分。设计阶段形成问题的理论假设,提出目标,为规划的实施奠定基础;实施阶段是按照规划所规定的方法和步骤来组织具体活动,实施干预措施并产生效应;评价阶段是完成大量工作后所得的原始资料经过初步统计学处理,从中得出结论,判断规定的目标是否达到以及达到的程度,并指导规划的进一步修订。规划的三个阶段循环运转,使得健康促进与健康教育得以不断深入。

健康教育规划是执行健康促进与健康教育活动的首要环节,它有利于选择优先项目,使得有限的人、财、物、时间、信息能优化使用,提高工作效率及水平。同时,规划是行动的方案,是协调的纽带,也是评价的依据。

二、规划设计原则

1. 目标明确　每一项健康教育规划设计都必须有明确的目标(objective),所要达到的目标必须是明确的和可以测量的。因此,规划设计自始至终必须坚持以正确目标为方向,干预活动紧紧围绕目标展开,最终保证目标的实现。

2. 结合实际　要根据人力、财力、物力因地制宜地制订规划,而不是从主观愿望出发。在制订规划前必须作周密细致的调查研究,不仅是健康问题,还包括社会问题、民众的观念、习俗、传统观念、兴趣、文化水平、经济状况,以及工作中可能遇到的困难和障碍等。

3. 群众参与　强调社区干部和群众积极参与项目的制订及其全过程,这是保证项目成功的一个重要原则。规划必须是与群众息息相关并受关注度高的内容,这样才能吸引群众参与,得到广泛的支持,收到良好的效果。

4. 留有余地　规划是面向未来的,所以在制订项目规划时,要尽可能预见到实施过程中可能遇到的或发生的情况,留有余地,并事先预定应变对策,以确保规划的顺利实施,这可谓"弹性计划"。但在没有评价反馈、没有修改规划的指征时,不能随意更改规划,这是一项重要的原则。

5. 重点突出　规划的重点必须突出,切忌面面俱到、包罗万象。否则,势必造成目标含糊不清,干预分散,使有限的资源不能集中使用,致使规划难以奏效,同时也难以进行效果评价。

第二节　规划设计程序

一、PRECEDE-PROCEED 模式

健康促进与健康教育规划设计的模式有多种,但应用最为广泛、最具权威性的首推美国著名健康教育学家劳伦斯·格林(Lawrence W. Green)提出的 PRECEDE-PROCEED 模式,该模式于 20 世纪 80 年代引入中国。格林首先提出 PRECEDE 模式,随着健康促进的飞速发展,格林教授进一步完善形成了 PRECEDE-PROCEED 模式。该模式强调在制订规划之前,先问为什么要制订该规划,再问如何去进行该规划,必须在设计干预规划前对产生结果的重要影响因素做出诊断。此外,PRECEDE-PROCEED 模式的结构考虑了影响健康的多重因素,即影响行为与环境的社会因素,强调一切个人、群体行为与环境变革是多元的,因此,规划的制订者应把这些因素作为重点干预的目标,制订多层面的规划。

PRECEDE-PROCEED 模式前后相互呼应,为规划设计、执行及评价提供一个连续的步骤,它可分为两个阶段:PRECEDE 着重应用于诊断,即需求评估;PROCEED 侧重于实施过程与评价过程。

1. 诊断阶段　PRECEDE(predisposing, reinforcing and enabling constructs in educational/environmental diagnosis evaluation)或称需求评估,指在教育、环境诊断和评价中应用倾向因素、促成因素及强化因素。

2. 执行阶段　PROCEED(policy, regulatory and organizational constructs in educational and environmental development)指执行教育、环境干预中应用政策、法规和组织的手段。

根据PRECEDE-PROCEED模式的程序,从最终的结果追溯到最初的起因,用演绎的方式逐步推进。

(1)社会学诊断:从评估目标人群的生活质量入手,评估其需求和健康问题。

(2)流行病学诊断:通过流行病学和医学调查确认目标人群特定的健康问题和目标。

(3)行为与环境诊断:确认与步骤2选定的健康问题相关的行为和环境问题。

(4)教育学与组织诊断:将影响行为与环境的因素归纳为3大类。

① 倾向因素：包括个人或群体的知识、信念、态度、价值观等,是产生某种行为的动机。

② 促成因素：包括技能、资源或执行规划中的障碍、可能促使行为与环境改变的各种因素。

③ 强化因素：奖励及采纳健康行为者的反馈信息。

(5)管理和政策诊断　评估组织与管理能力及在规划执行中的资源、政策、人员能力和时间安排。通过社区开发、协调、完善组织与政策,以利规划的顺利开展。

3. 评价阶段　评价不是PRECEDE-PROCEED模式的最后步骤,评价工作贯穿于整个模式始终。

二维码5-1
规划设计

参照国外成功的模式,结合我国护理健康促进与健康教育实际,规划设计的程序可归纳为以下几个步骤：

1. 社区需求评估。
2. 确定优先项目。
3. 制定目标和指标。
4. 确定教育(干预)策略。
5. 安排项目活动日程。
6. 制订监测与评价方案。

二维码5-2
规划设计
的步骤

二、社会诊断与流行病学评估

在制订健康教育规划时,首先不是考虑我们主观上要解决什么问题,而是某社区需要我们解决什么问题,哪些问题可以通过健康教育干预来得到解决,应优先解决的健康问题是什么。因此,必须做好社区需求评估,为规划的制订提供必要的资料、数据与依据。社区需求评估包括社会诊断与流行病学评估。

(一)社会诊断

社会诊断(society diagnosis)是一个通过客观的科学方法对社会主要健康问题和影响因素,以及与这些问题有关的组织结构、政策、资源现状进行确定的过程。社会诊断的目的是了解社会的特点,确定目标人群对自己健康需求和生活质量的判断。规划制订者需要通过多方面调查,了解人群的经济水平、生产类型、人口学特征、人均收入、生活状况等。通过对以上内容的充分了解,掌握人群的特点,特别是通过与各方人士座谈,了解人群需求是什么,对哪些事情最不满意,哪些现状需要改变,让人们自己确定影响生活和健康的主要问题。通过社会诊断,进一步制定针对主要健康问题和主要危险因素的策略。

1. 社会诊断应遵循的原则

(1)参与原则:只有目标人群对自己的主要健康问题和要达到的目标产生认同,并以主人翁意识积极主动参与,规划才能获得成功。

(2)要认识环境因素对健康和健康行为的影响:在社会诊断中,应从不同渠道获得资料及社会学指标,以扩大对社区的了解。

(3)在进行社会诊断时,不仅要考虑健康资料,还要考虑影响健康的各种因素,这种"广角"方法的好处在于使规划制订者对客观事物更敏感,认识到社会和经济状况是行为改变的"原动力"。

2. 社会诊断的内容 社会诊断主要用于评估社区群众的需求与愿望,以及他们的生活质量。尽管生活质量较难定义且难以测量,但目前仍有许多手段用以评估生活质量,包括客观指标和主观指标。客观指标包括:社会性指标,如失业率、教育、经济、卫生政策与卫生服务等;环境状况指标,如居住密度、空气质量等。主观指标主要是社区成员对生活质量的判断,如对生活的适应度和对生活的满意程度。生活质量与健康之间是双向关系,健康能够影响生活质量及社会的良好状态,同时生活质量和社会问题又会影响健康。此种因果关系受社会政策、卫生服务、健康促进规划的影响。因此,健康促进主要作用于卫生与社会领域,而不是单纯的医疗卫生服务。

3. 社会诊断的评估方法 可以通过以下几种方法:

(1)召开座谈会:通过邀请当地卫生行政部门、爱国卫生机构、预防保健机构、社区管理机构的领导、专家、技术人员以及群众代表等参加座谈讨论,集中大多数人的意见和基层群众的要求,分析、研究、确定社区的主要健康问题。

(2)特尔斐法(Delphi method):又称专家调查法。这是由美国兰德公司发展的一种新型专家预测方法。它通过寄发调查表的形式征求专家的意见,专家在提出意见后以不记名的方式反馈回来;组织者将得到的初步结果进行综合整理,然后反馈给各位专家,请他们重新考虑后再次提出意见;经过几轮的匿名反馈过程,专家意见基本趋向一致;组织者依此得出预测结果。

(3)分析文献资料:从当地卫生部门、统计部门公布的信息资料、专题报告或发表的调查研究文献中获取有关社区人群健康状况、健康危险因素等方面的资料,通过分析研究,找出社区存在的主要健康问题。

(4)小组工作法:小组工作法(nominal group process)是选择那些对该地区某事件(或疾病)发生发展情况较了解的人组成若干小组,每小组人数以5~7人为宜。由主持人提出本地区目前主要的健康问题。为确保所有参与者对个人所提的问题有清晰的理解,要进行描述性讨论,目的是搞清题意,然后进行表决,在答案中选出他们认为最重要的事项,并按重要性进行排序。将各组的选择结果汇总,得票最高的为该地区存在的最重要的健康问题。该方法简便易行,由目标人群亲自参与,所得资料真实可靠,对掌握社会(或疾病)问题,探讨原因均有重要作用。该方法可以获得定量和定性两种资料。

(5)流行病学调查:当缺乏相关资料或资料缺乏代表性时,可进行现场调查,如采用快速流行病学评估法、抽样调查等。

（二）流行病学评估

流行病学(epidemiological)评估可发现哪些是社区最严重、最主要的健康问题和需要优先解决的健康问题，并分析哪些行为因素和环境因素是引起这些健康问题的危险因素及其影响最大的因素是什么，特别是行为危险因素在社区人群中的分布情况，哪一类人群受影响最大等，为制定干预策略提供科学依据。流行病学评估与社会诊断具有互补性，两者可结合进行。国外有学者提出具有综合性的"5D"指标，即死亡率(death rate)、发病率(disease rate)、伤残率(disability rate)、不适(discomfort)和不满意(dissatisfied)，以确定健康问题的相对重要性，揭示健康问题随年龄、性别、种族、生活方式、住房条件和其他环境因素的变化而变化的规律，特别是通过对与健康相关的行为危险因素发生、分布、强度、频率等的研究所获取的信息，往往就是健康促进与健康教育项目的干预重点。

流行病学评估的目的有以下几点：

（1）确定某健康问题受累的是哪一类人群？不同性别、年龄、种族、职业间的流行是否相同？哪一类人群受影响最大？

（2）威胁社区人群生命与健康的疾病或健康问题是什么？

（3）对该健康问题的各种影响因素是什么？影响最大的因素是什么？

（4）对哪些问题进行干预可能最敏感？预期效果和效益可能是什么？这些效益能持续多长时间？

（5）提出完善规划目标的行为与环境问题。

三、干预框架的确定

（一）干预框架的概念

干预框架(intervention framework)是通过社会诊断和流行病学评估，明确社区的主要健康问题，然后对健康问题的行为因素和非行为因素做出诊断，综合健康问题和行为问题并确定优先项目。当项目确定后，就要把该项目转化为规划的目标。在确定目标后，就要确定达到目标的方式、方法和途径。

健康促进与健康教育的重要原则是针对健康的决定因素和病因或危险因素，而不是针对结果(疾病)。由于病因的多样性，所以健康促进需要多部门的合作，尤其是社会、经济和环境部门。一种疾病可能由多种有关的危险因素引发；反之，一种危险因素也可以引起或影响多种疾病。因此，对健康的决定因素或危险因素的干预是最经济、有效的策略。在规划设计书中，必须提出最有效的干预框架和措施。框架是为实现项目目标而确定的总体执行思路，措施是框架的有机组成部分，是体现项目框架的具体方法。框架与措施的制订是以现状分析结果为基础的。

规划的目标在于使目标人群自愿地改变行为和环境，而干预框架的制订主要是通过教育与组织的手段以确定影响行为与环境的因素。任何一种行为都是由多种因素决定的，并对行为产生不同影响，只有全面分析这些因素后，才能确定合适的干预框架。影响健康行为的三类因素，即倾向因素、促成因素和强化因素已在第二章中阐述，任何特定的健康行为都受这三类因素的共同作用，由于行为具有多面性，所以教育策略采用综合性手段显得十分重要。任何改变行为的教育规划都要注意到这几类影响因素，如规划不同时考虑促成因素和强化因素而仅在倾向因素上进行广泛教育(卫生宣传),那么极有可能对行为的改变毫无影响。因此,健康促进规划就是从分析这些因素中产生的。

(二)干预框架和措施的制定

1. 确定目标人群　健康干预的目标人群通常可以分为三类:

(1)一级目标人群:指规划希望这些人群将实施所建议的健康行为,目标将最终通过他们的行为来实现,他们是项目的直接受益者。

(2)二级目标人群:指对一级目标人群有重要影响,能激发和加强一级目标人群行为和信念的人。

(3)三级目标人群:指决策者、经济资助者及其他对项目的成功有重要影响的人。

2. 确定目标　明确了解目标人群需要解决的问题后,需要确定项目的总目标和具体目标以解决提出的问题。

(1)总目标:总目标(total objective)是一个项目要获得成果总的概括,它一般不描述结果何时可获得,也不说明达到的程度以及结果是如何获得的。例如,减少艾滋病在静脉吸毒者、其他有静脉吸毒危险者及性伴中的传播。

(2)分目标:分目标(minute objective)即具体目标,是为了达到已确定的总目标,而将要取得的项目具体结果,它是一种特定的目标,是通过已有的资源和具体的活动,在规定的时间框架内达到的目标。具体目标的描述应是用"增加……、减少……、降低……"等词使目标能够被测量。在制定具体目标时越明确,就越容易实现这些目标活动的具体结果。确定具体目标有以下几个要点:

1)目标一定要明确什么将要被改变。

2)目标一定要明确项目的目标人群。

3)目标一定是能够被测量的。

4)目标必须是切合实际的。

5)目标将要表明何时项目将获得成果。

3. 确定干预内容　教育内容的确定要遵照教育目标的要求。行为和环境的改变是通过知识、信念、态度、价值观的改变和社会的支持而实现的。行为的改变必须是自愿而不是强迫的,因此就需要通过教育来增加人们的健康知识,使其自愿地采纳有益的健康行为。采取有效的手段促进相关部门的合作,加强不同项目间的联系与合作,借鉴其他项目的经验,利用其已有的成果为本项目服务。

4. 确定干预方法　人群健康状况很大一部分取决于行为和生活方式。个人的行为受到知识结构、社会背景、个人经历和遗传因素等多方面的影响,必须开展多种教育活动。

干预的方法多种多样,有组织的、政策的、法规的、教育的、个别指导和团体干预等方法。我们不能指望某一种方法就能对行为产生明显的效果,有的方法对某些人的效果可能很好,而对另一些人效果就不一定好;对同一批人在某种情况下效果很好,而在另一种情况下则可能不好。因此,为使行为发生变化,必须开展立体干预活动。每一种干预方法都要适合于特定的环境和人群,不仅要考虑受教育者人群的特点和素质,还要考虑到教育工作者的交流能力。总之,方法应多样化、系统化、科学化。

应该认识到仅采用一种教育方法很少能对人们的行为产生明显的、持久的影响。采用面对面交谈或采用多种教育方法,就可能达到较大的、比较长期的效果。同时必须强调教育的艰巨性和长期性,只有通过长期的、反复的教育,特别是要通过医务人员、社区领导、朋友和家庭的不断强化,才能最终达到行为的改变。在规划开展的早期采用大众媒介、发放传单以动员群众,唤起群众的热情也是可取的,但不能作为主要的手段。不论采用哪一种教育方法,都必须作如下评价:① 健康教育内容是否容易为受教育者接受? ② 教育方法是否简便? ③ 教育效率与效果如何? ④ 规划实施是否经济? 健康教育的资源通常是紧缺的,为保证最经济地利用这些资源,必须十分注意分析反馈信息、修改干预规划、选择最有效的教育方法,以取得更大的效果。

二维码 5-3
干预策略

5. 教育资源　教育资料主要有两大类:一类是视听资料,包括电影、电视、录像和录音磁带;另一类是阅读资料。无论哪一类资料都必须强调科学性、针对性、通俗性、趣味性。由联合国儿童基金会、世界卫生组织和联合国教科文组织联合出版的《生命知识——母子健康须知》为此做出了榜样。该书是由世界各地区的主要医学权威及儿童保健工作者共同编写的,书中很少用医学术语,而是以简洁流畅的文字、通俗易懂的语言和图文并茂的形式向群众传授有关妇女围生期保健、婴幼儿科学喂养和预防儿童常见病等知识,书中的知识一旦为广大群众了解和掌握,不仅可大大改善妇女和儿童的健康状况,而且可使成千上万的妇女儿童免于因缺乏卫生知识而引起的疾病和死亡。此外,对资料来源、经费,资料的品种、数量、发放渠道,宣传器材设备等在设计书中都应有所规划,有所准备。

6. 队伍建设和能力培养　依靠什么力量开展项目活动,这是个关键问题。除广大医务人员、保健工作者和基层卫生骨干力量作基本力量外,应广泛利用传播媒介,积极使宣传部门参与群众的健康促进和健康教育工作,支持社区健康规划。另一项很重要的工作是发动群众,组织群众,依靠社会力量如工会、妇联、共青团、红十字会及科普协会等单位。

健康教育的目标主要是通过受教育者的行为实现的,因此应指导工作人员如何影响受教育者的行为。培训目的有:① 充分认识教育的目的及自己的职责;② 培训传播的技能,提高教育、指导的能力;③ 培训工作人员如何处理那些与受教育者联系时所遇到的问题;④ 如何收集反馈信息、及时修改教育方法。

通过有效的培训,形成项目的技术队伍,增强项目人员对项目执行和管理的能力。

7. 确定具体活动日程　对各项活动进行的时间、负责人、所需经费等作出具体的安排,即作出具体的行动计划。行动计划一般以年为单位,可以用工作日程表的形式列出该年的行动计划。工作日程表中应包括活动内容、活动执行时间、负责人和所需经费等内容。

8. 质量控制　各级项目执行机构、人员的落实。建立系统、完善的质量控制与监测体系,及时发现计划、材料、策略及实施中的问题并进行调整。

四、撰写规划计划和评价方案

依据上述过程,撰写规划计划书以及评价方案,将项目过程落实于书面(表 5-1)。

规划评价是规划设计的重要组成部分。评价贯穿于规划设计、执行、评价的全过程,因此在规划设计书中必须明确各项评价内容、指标或标准,评价时间和评价方法,评价规划实施效率,并评价各种教育活动是否按规划的预期程序实施及实施的效果如何。

表 5 - 1　　健康促进与健康教育规划计划书

内　　容	备　　注
1. 封面	项目名称、申请者、所在单位、邮政编码、通信地址、电话、传真、电子邮件、申请日期等
2. 摘要	必须覆盖项目实施计划的全部基本要点
3. 背景分析	包括一般的背景情况以及需求评估分析
4. 总目标和具体目标	目的明确、具体可行、可测量
5. 策略和活动	
6. 实施计划	包括实施计划、项目人员（单位）组成及分工等
7. 对技术支持的要求	
8. 督导与评价	
9. 与其他项目的联系	
10. 推广应用	
11. 预算	
12. 项目人员	① 项目主要成员共多少人、来自多少个单位，其中高级职称、中级职称者各多少；② 主要工作人员简历；③ 项目申请单位简介

　　因此，在规划书中应详细列举各项活动的要求、预期目标、督查与登记的详细内容，评估影响规划实施的因素，有利于对实施过程中存在的问题做出及时的调整。采用内部评价还是外部评价也应做出明确的规定。

　　健康促进与健康教育规划设计的重点应考虑以下几方面：

　　1. 它是有规划、有目的、有评价的教育活动，不论其涉及什么项目（急、慢性传染病或慢性非传染性疾病或某种行为）、什么范围（社会、学校、工矿企业或医院）、什么对象（农民、学生、工人等），都必须制订规划。

　　2. 它的目的是促使个体和社会自觉地采纳有利于健康的行为，创造有利的社会环境以促进某种行为的改变，因此规划策略应针对影响行为的 3 类因素，即倾向因素、促成因素和强化因素及改变环境（包括改善医疗服务）的各项措施。

　　3. 每一项规划都必须有明确的目标，具体目标有管理目标、教育目标、行为目标、环境目标和规划目标。目标必须是明确的、可测量的，包括：对谁？什么内容？多长时间？变化多大？用什么指标或标准？

　　4. 为保证最经济地利用有限的资源，应作社会需求评估，确定优先项目。选择最有效的干预策略和对行为产生最大影响的干预方法，特别要强调综合性的原则。

　　5. 在规划设计中合理选择研究方法和编制调查表，严格进行质量控制，做好疾病的监测和人员的培训，及时写出评价报告。

　　6. 规划设计、执行和评价的全过程应由社会领导、群众代表、相关部门共同参与，并给社区赋权。

7. 在需要开展大量工作的项目中,应将其分成许多小项目,这些小项目可纳入总体规划之中。

8. 任何类型的研究方法、研究策略都可使用,但其侧重点要放在社会、经济、环境、流行病学和行为学方法,而不是生物医学方法。

五、项目预算

项目规划预算是一个财务计划,它详细地说明项目规划实施所需要的资源,预算有如下用途:

1. 估计各种类型的费用,以及项目活动费的数目。

2. 项目实施期间,预算将有助于指导费用的支出。

3. 为对项目费用的监督使用提供一个基线。

在项目实施计划书第一部分的摘要中,将简要说明预算。一个详细的预算在计划书的最后一部分将系统地计算需要投入和活动的预计费用。制订一个项目预算应注意以下几个方面:

1. 项目所有活动需要的费用都要被包括。

2. 项目实施人员应参与预算的制订,他们最了解哪些资源是必需的。

3. 当不能十分准确地确定费用时,一定要做出估算。

4. 在总的费用下,对所有具体的支出应分类详细计算。

5. 尽管估计数要切合实际,但切记预算只是一个预先的计划,并不是最后的费用和价格。

第三节 规划的实施与效果评价

在完成一项健康促进规划的设计之后,应该通过有效的实施使规划中的预期目标得以实现,获得预期的效果。规划实施是按照规划书的要求去开展健康促进与健康教育活动,实现规划目标,获得效果的过程,也是体现规划根本思想的具体活动和行动。没有有效的实施工作,再好的规划也只能是一纸空文。因此,规划实施是项目的主体工作部分,也是重点和关键。

效果评价是客观实际与预期目标的比较。规划评价是一个系统收集、分析、表达资料的过程,旨在确定健康促进与健康教育规划的价值,帮助决策的制定,是衡量一项规划是否成功、科学的重要标志。同时,评价对于改善正在执行的规划和着手新的规划以及促进专业人员水平的提高都具有十分重要的意义。

一、规划实施的 SCOPE 模式

实施的过程是复杂的,包括的内容很多,涉及的方面也很多。虽然实施工作是实践性很强的工作,但也必须在理论的指导下进行。只有在理论指导下的实践才不会是盲目的实践,才能保证实施工作各个步骤的科学性。

健康促进与健康教育计划实施的 SCOPE 模式就是对实施工作的理论性总结。SCOPE

模式将复杂的实施工作归纳成 5 个大环节,这 5 个环节是:实施工作时间表(schedule);控制实施质量(control of quality);建立实施的组织机构(organization);组织和培训实施工作人员(person);配备所需设备与健康教育材料(equipment and material)。

二、制订实施时间表

(一)时间表的意义

健康促进与健康教育规划的实施是一项复杂的工作。为了整个实施过程中有比较强的计划性,按时完成各阶段的实施工作,实施小组首先要做出一个科学的时间进度表,这个时间进度表是整个执行计划的核心,也是实现目标管理的体现。在时间表制订出来并得到批准以后,各项实施工作应以时间表作指引,一步步地实现各阶段的目标,直至最后实现项目的总目标。

时间表也是一个对照表,可以用来对照检查各项工作的进展速度和完成数量。在进行项目过程评估时,时间表是一个重要依据。评估人员首先要依据时间表检查每项工作是否按计划进行,有多少项工作滞后于时间表所计划的时间。按照按时完成的工作项目数占计划应该完成的项目数的比例计算出执行率。

$$执行率=(按时完成的工作项目数/计划中应完成的工作项目数)\times100\%$$

(二)时间表的制订与内容

实施计划时间表不是一个简单的时间计划,是以健康教育规划的进程顺序为主轴,以时间为引线排列出各项实施工作的内容、具体负责人、检测指标、经费预算、保障措施等内容的一个综合执行计划表。时间表的主要内容有:

1. 工作内容　包括各项具体活动,但不必将实施活动分解得过细,而是要将大的活动、主要的活动列进去。

2. 负责人员　每项活动的具体负责人。

3. 检测指标　检测该项工作是否完成的依据。

4. 经费预算　对每项活动的估计费用以及整个计划所需的费用。

5. 保障措施　项目能够顺利实施的一切保障措施。

制订时间表的重点是对准备实施的各项项目活动的实施时间进度进行计划,并对经费进行预算。时间的计划是一项经验与科学相结合的工作。首先要保证整体计划按时完成,在保证整体计划按时完成的前提下合理安排各分项活动的时间。时间表的制订者在计划每项活动的时间时应考虑其实际操作程序、运作过程、可能遇到的困难等因素。根据这些实际条件,结合以往的经验做出科学的安排。实际工作中许多活动是交叉进行的,在时间上是重叠的,因此除了考虑时间的计划外,还必须考虑人员投入,以免力不从心,甚至忙乱不堪,影响实施工作,拖延计划的完成。

经费预算是另一重点。正如美国学者格林在 PRECEDE 模式中所说:"精确制订预算既是一种技巧,也是一门艺术。"既要保证各项活动有必需的经费,又要做到经费的合理分配和有效使用,尽量避免出现有的活动经费过于充足,而有的活动经费又短缺不足的情况。再精确的预算也只是一种估算,与实际的开支总会有一定的差距。因此,实际经费开支与预算之间存在一定幅度的差距是允许的,但做得好的预算应该使这个幅度不超过 10%。

编制经费预算要考虑多种因素,如活动内容、所需人力、所需工作日、所需设备物件、传播材料制作、活动发生地点等,与地点有关的是旅费和当地物价。还有一些因素也要考虑进去,如物价上涨在一个时间跨度大的项目中也应该是被考虑的重要因素之一。

在对实施的过程进行评估时,经费执行率也是反映实施工作进展情况的一个指标。

经费执行率＝(按期使用的经费数额/预算的经费数额)×100％

三、规划评价的方法与内容

当前,健康促进与健康教育规划评价工作存在以下几个误区:① 规划设计者没有把评价设计列入总体规划,在规划中没有明确的目标和目的,没有进行基线调查,使评价工作无法实施;② 认为评价工作是耗时、费钱的工作,由于项目资金有限,从而忽视了评价工作;③ 认为行为与环境的干预效果需要很长的"潜伏期"方可发生,或一经改变也不持久,难以评价;④ 自行设计的评价标准与专业标准不统一;⑤ 在实际工作中难以确定因果关系,效果难以确定;⑥ 缺少专业评价人员或专业人员中途离退;⑦ 领导者为了节约开支、增加项目效益而对规划评价不予考虑等。这些错误的认知相当于"只管播种,不管收获","只注重投入,忽视产出效果"。实际上,我们有许多策略足以完善规划的评价工作。

规划评价的主要目的有以下几方面:

1. 确定健康促进与健康教育规划的先进性与合理性。

2. 明确健康促进与健康教育活动的数量与质量,以确定健康促进与健康教育活动是否适合目标人群,各项活动是否按规划进行及资源的利用情况。

3. 确定健康促进与健康教育规划达到预期目标的程序及其影响因素。

4. 总结健康促进与健康教育项目的成功与不足之处,提出进一步的研究假设。

5. 向公众介绍项目结果,扩大健康促进与健康教育项目的影响,改善公共关系,以取得目标人群、社区更多的支持与合作。

6. 向项目资金提供者说明项目结果,完成合同的要求。

(一) 规划评价的内容

评价是对规划内各项活动的发展和实施、适合程度、规划活动率、规划效果、规划费用以及相关部门对规划的接受程序等做出认真分析,使该项目规划能够更切合实际,并有更高效率和更好效果。评价工作不是规划结束后才开始的,而是贯穿于规划设计、执行的整个过程,如没有规划设计,规划评价也无从谈起,因此评价工作是一项系统工程。评价是规划不可缺少的一部分。

评价的核心内容是阐明当地实际规划活动的质量和效率、规划中设定的目标是否达到以及达到的程度,也为领导和群众提供有价值的反馈信息。评价结果也用以改善现有的规划或决定是否终止现有规划或扩大规划,同时也为设计新的规划提供科学依据。

1. 评价策略　在执行评价过程中,以下几方面对于如何进行有效的评价有所帮助。

(1) 明确评价的目的:它评估规划目标的达成度,为健康促进与健康教育规划和实施提供反馈。

(2) 评价由谁参与:评价可由规划内部人员或规划外部人员来进行。① 内部评价的优点是对规划活动熟悉,因此收集相关的信息比较容易,所花费用较少;主要缺点是可能发生偏倚,较难做到完全客观。② 外部评价的优点是比较客观,并具有新的观念,有助于获得无偏的评价结果;其缺点是评价者对该项目的规划设计过程了解不全面,缺少内部评价者对项目所具有的知识和经验,且费用较高。两者各有优缺点,应权衡其利弊。

(3)所应用的投入、过程、输出指标是否合适:评价中应使用这些指标去收集各种资料是否可行? 应用所指定的指标测定规划活动和规划目标是否可行?

(4)如何保证整个评价过程的正确性和可靠性:回答者是否采用匿名的方式?

(5)邀请谁来评估调查结果或所得的结论的正确性和可靠性:用什么资料作出评估? 是抽取少量样本,还是仅由专业人员作出判断?

(6)评价的结果提供给谁:是送给参与评价过程的所有人,或送给有关部门,还是公布给社区群众?

(7)评价结果以什么方式发布:是通过会议或研讨会、张榜公布、口头方式,还是以论文形式发表?

2.评价内容 健康促进项目结果的评价通常包括以下几方面:

(1)健康文化的评价:包括与健康相关的知识、态度、动机、行为意图、个人保健技能和自我效能。

(2)社会行动和影响力的评价:包括社区参与、社区赋权、社区规范和公众意见。

(3)健康公共政策和组织改革:包括政策、立法、法规、资源分配、组织改革、文化和行为。

(4)健康生活方式和条件的评价:包括吸烟、食物的选择和可用性、体育活动、违禁药品的滥用、在自然和社会环境中对危险因素的保护比例。

(5)有效的健康服务评价:包括提供预防性服务、服务的可得性以及社会和文化的合适性。

(6)健康环境的评价:包括限制其获得烟、酒和违禁品,为青少年和老年人提供良好的环境,远离暴力和毒品。

(7)社会结果的评价:包括生活质量、功能的独立性、社会支持网络、辨别能力和公平。

(8)健康结果的评价:包括降低发病率、残疾率、可避免的死亡率、社会心理承受能力和生活技能。

(9)能力建设结果评价:包括可持续性的测量、社区参与和赋权。

(二)规划评价的类型

规划的评价应作为干预规划的组成部分,完整的评价应包括三种类型。

1.形成评价 形成评价(formative evaluation)又称为诊断评价或需求评估,是在规划执行前或执行早期对规划内容所作的评价,包括为制订干预规划所做的需求评估及为规划设计和执行提供所需的基础资料。

形成评价总的目的是通过需求评估以了解所制定的规划目标和干预措施是否合适;规划实施前对目标人群进行了解,以决定适用于该人群的最佳干预方法;产生新观念、探索新策略。

具体内容包括以下几方面:

(1)了解目标人群对于各种措施的看法。

(2)选择教育信息并做预试验。

(3)了解教育资料发放系统,包括生产、贮存、批发、零售以及免费发放渠道。

（4）通过调查获得有价值的信息（如文盲率、方言、术语用词），为制订评价问卷提供依据。

（5）问卷的项目通过预调查作适当修改。

（6）提供定性资料为定量资料做解释或补充说明。

（7）发现实施早期阶段可能出现的问题。

形成评价的方法主要有文献或档案查阅、资料的回顾、专家咨询、专题小组讨论、目标人群调查、现场观察、试点研究等。形成评估的指标一般包括计划的科学性、政策的支持性、技术上的适宜性、目标人群对策略和活动的接受程度等。

形成评价主要评估现行规划目标是否明确合理、指标是否恰当；资源的种类和数量，资料收集方法是否可行；执行人员是否具有完成该规划的能力等。总之，形成评价是使规划更完善、更合理、更可行、更容易为群众所接受，能最大限度降低项目失败的风险，增加成功的机会。形成评价可以看作是对项目的精心准备，能为项目的正确实施和取得良好效果奠定基础。

2. 过程评价　过程评价（process evaluation）起始于健康促进与健康教育规划实施开始时，贯穿于规划执行的全过程，测评投入、活动和产出的过程。通过过程评价能发现项目执行过程中存在的问题，以便采取修正行动。过程评价的着重点在于项目日常持续进行的操作运转情况，旨在改善项目及其管理。过程评价与监测有相当大的重叠。

过程评价包括对规划的设计、组成、实施过程、管理、工作人员工作情况等进行评价，它是评估项目活动的质量与效率，而不是评估规划的效果和行为效应，目的在于控制规划的质量。因此，过程评价又称为质量控制或规划质量保证审查（quality assurance review，QAR）。

（1）过程评价的内容：过程评价的目的是确保项目能够按照规划执行，从而使规划目标能真正实现。它可分为三个层面：① 针对个体的评价内容：评估规划实施情况并随时了解现场反应。如教育干预是否适合于教育对象，并为他们所接受；教育干预是否按既定程序得以实施（时间、频率）；干预实施质量如何，是否出现敷衍了事、不负责任的工作作风；教育材料是否全部发放给目标人群；教育干预的覆盖率是多少，是否覆盖全部目标人群；目标人群参与情况如何，是否愿意或有可能参与规划，原因何在；干预方法是否有效，何种方法最佳，针对教育对象应如何调整干预方法；教育服务利用情况，如设立各类展览、咨询等服务项目，应了解其利用情况、利用率低的原因何在；信息反馈系统是否健全，是否建立完整的信息反馈体系，及时有效地反映规划情况；是否建立必要的记录保存制度，记录的完整性和质量如何。② 针对组织的评价内容：项目涉及的组织；各组织间的沟通方式；各组织参与项目的程度和决策力量；对参与组织的调整方案；信息反馈制度等。③ 针对政策和环境的评价内容：包括项目涉及的政府机构；具体的参与部门；相关政策环境的改变和对项目的影响等。

（2）过程评价的方法：① 查阅档案资料，即项目活动进度、目标人群的参与情况。② 目标人群定性或定量调查，即目标人群参与情况、满意度调查。③ 现场观察，即干预活动执行情况，目标人群参与情况、满意度等。

3. 效果评价　效果评价（effect evaluation）主要是针对短期和中期规划的评价，是规划评价的重要内容。评价的重点在于规划或规划的某方面对参与者的知识、态度、行为的直接影响。

效果评价是评估那些影响有关健康行为的倾向因素(包括知识、态度、信念等)、促进因素(资源、技术)及强化因素改变的程度,评估相关行为的改变情况,如有益的健康行为有无增加;有损健康的行为是否得到控制,如人群的吸烟率下降了多少,疾病是否较早得到诊断,暴露于危险环境的机会是否减少,环境状况是否得到改善。评估政策、法规制定情况,如领导及关键人物的思想观念是不是得到转变;是否制定有利于健康的政策、法律;各级行政领导对健康教育的干预参与程序,是否制订了相关的政策;是否为项目的开展创造了支持性环境等。

由于健康促进与健康教育的效果是建立在知识、信念、行为转变上且其最终效果往往要几年、十几年甚至几十年才能表现出来的,因此效果评价是规划评价的重要内容。要使评价结果更具科学性,更有说服力,其评价设计的要求就更高,在工作中常需采用对照的方法。

4. 结局评价　结局评价(outcome evaluation)又称远期效果评价,是评价健康促进规划的最终目的是否实现。结局评价表现为以下几个方面:

(1) 效果:即规划对目标人群健康状况的影响,其评价指标是疾病发病率、死亡率、病残率的变化,了解规划是否影响某病的发病和流行情况,患者存活率及存活时间有无改变等。对于营养健康教育,则以参与者的体重变化为指标。

(2) 效益:指规划改变人群健康状况所带来的远期社会效益和经济效益。它的指标主要是生活质量指标,如劳动生产率、智力、福利、环境改善、长寿、人们精神面貌、降低卫生保健成本等。

(3) 成本效益分析和成本效果分析:当我们在制订规划、选择某一方案、评价规划效果时,常常要考虑成本效益分析(cost-benefit analysis,CBA)和成本效果分析(cost-effectiveness analysis,CEA)作为科学决策的重要依据。成本效益或成本效果分析就是通过计算实施健康促进规划所花费的实际资源(费用或成本)与健康收益,并进行分析比较,目的在于确定以最少的投入产生最大效果的规划;比较不同规划的成本效益(效果)以及决定规划是否有继续实施的必要性。更重要的是为领导者提供科学依据,我们通常说健康促进规划投资最小、收益最大,但这需要有令人信服的数据,因为这对于开发领导、鼓励对健康促进的投资有非常重要的作用。

为达到结局评价的目的,可采用定量与定性相结合的方法收集资料:① 定量研究方法对问题的回答以"多少"和"多长"表示,量化规划目标达到的程度,并作统计学分析,如采用有代表性的大样本可类推到所代表的全人群。KAP问卷前后调查就是定量的评价方法。② 定性研究可回答有关他们是如何想的,什么人有这种想法等更深层次的问题,说明某些行为为什么会发生。定性研究用于解释定量的结果而不是描述性的。这种方法是通过少数人的调查而不是随机概率样本。定性资料带有很大的主观性,通常是由少数人调查获得,因而不适用于从中得出结论,而仅作为解释和领会之用。定量资料与定性资料应相辅相成,不可偏废。

5. 总结评价　总结评价(summary evaluation)是综合形成评价、过程评价、效果评价、结局评价以及各方面资料作出总结性的概括。综合性指标更能全面地反映规划的成败。总结评价从规划的成本效益、各项活动的完成情况作出判断,以期作出该规划是否有必要重复或扩大或终止的决定。

案 例 学 习

据统计资料显示,近年来中国艾滋病传播呈快速增长趋势。目前,全国注射吸毒者平均艾滋病感染率增加 500 倍,在未来数年里,经注射方式传播将是中国艾滋病流行的主要传播方式。因此,我国目前积极采取措施遏制吸毒人员以及经注射吸毒感染艾滋病,减少艾滋病在吸毒中传播的危险性。下列是某地区开展"减少静脉吸毒者中共用注射器"的健康促进与健康教育规划。

一、制定规划目标

1. 总目标　减少 HIV 在静脉吸毒者、其他有静脉吸毒危险者及其性伴侣中的传播。

2. 具体目标　减少静脉吸毒者共用针具情况的发生率(在项目实施一年后,30%的静脉吸毒者将报告不再共用针具)。

二、确定教育(干预)策略

1. 通过同伴教育者为静脉吸毒者和其他有静脉吸毒危险者提供安全性行为的知识。

2. 增加静脉吸毒者对针管、针头、安全套等的可获得性。

三、安排项目活动

主要开展的活动有:① 选择和培训同伴教育者;② 提供 HIV/AIDS 宣传资料和针具。

四、实施计划

在项目具体目标、策略和主要活动被确定后,对每项活动需要完成的工作给予详细的说明,并明确"减少静脉吸毒者中共用注射器"项目负责人,以及每一项工作的起始时间。当所有必需开展的工作被列出后,有必要将这些活动归纳成一个工作进度表。在工作进度表中,应表明活动的时间顺序,以及每项活动的起始时间。项目主持人还应考虑以下几个方面的内容:

1. 时间　注意这一活动是持续性的、阶段性的,还是在特定的时间内完成。如果是阶段性的,要表明频次。如果是要求在特定时间内完成,要表明估计的起始和结束的时间。

2. 指标　写出可以证明"减少静脉吸毒者中共用注射器"活动已经完成及表明达到目标程度的具体指标。

五、监督与评价

(一)评价指标的制订

1. 每月项目人员报告针具发放数。

2. 每月同伴教育者接触的静脉吸毒者人数。

3. 接受培训的同伴教育者人数。

4. 同伴教育者发放至静脉吸毒者的宣传资料数。

(二)评价计划的实施情况

1. 项目工作人员通过问卷、访谈和小组讨论等方式确定静脉吸毒者态度和共用针具情况发生率的改变程度。

2. 项目经验的评价、教训的汲取以及评价结果的证明将由一组项目工作人员在外部评估者的协助下完成。

六、项目预算

在"减少静脉吸毒者中共用注射器"项目实施计划书的最后一部分,要写出一个详细的经费预算,包括配套资金的数额及出资形式。

本 章 小 结

健康促进与健康教育规划是体现健康促进与健康教育目标的长期全局部署方案,它由设计、实施和评价三部分组成。

规划设计是基于研究目标有关健康的问题及特征,并形成该问题的理论假设,提出解决该问题的假设、目标以及为实现这些目标所采取的一系列具体方法、步骤和策略,为规划的实施奠定基础,同时又为科学的评价提供量化指标。

规划实施是按照规划设计所规定的方法和步骤来组织具体活动,并在实施过程中修正。

规划评价是将开展大量工作后所得的原始资料经过初步统计学处理,形成数据表格或绘成图形,从中得出结论,这个结论要回答原来建立的假设是否正确,规定的目标是否达到以及达到的程度。

因此设计、实施和评价三者是相互制约、密不可分的整体。

【思考题】

1. 社会需求评估的方法有哪些?
2. 阐述 PRECEDE-PROCEED 模式。
3. 描述规划实施的 SCOPE 模式。
4. 运用健康促进与健康教育规划设计程序制订一份规划。
5. 简述规划评价的类型和内容。

【选择题】

1. 乳腺癌是发生于乳腺腺体及导管的恶性肿瘤,是女性最常见的恶性肿瘤,为女性的"第一杀手"。为预防乳腺癌,应广泛开展健康促进与健康教育活动,制定实施规划。规划是执行教育活动的 （　　）
   A. 保障人力资源　　　　　　　　B. 行动方案
   C. 确定优先项目　　　　　　　　D. 规划实施
   E. 问题的形成

2. 某高校调查显示:53%的大学生表示婚前性行为会引发社会新问题;48%的大学生认为有必要在大学生中开展性教育。学校应根据现代社会发展,有针对性地开展健康促进与健康教育活动,制定实施规划。规划设计前首先应进行 （　　）
   A. 制订指标　　　　　　　　　　B. 安排活动日程
   C. 评估社区需求　　　　　　　　D. 制订行动方案
   E. 规划干预措施

3. 调查发现很多大学生饮食不科学,导致体质和抵抗力下降,受疾病侵袭机会增加。需要在大学校园内开展健康促进与健康教育活动,制定相应的项目规划。规划评价方案形成于　　　　　　　　　　　　　　　　　　　　　　（　　）

   A. 规划设计阶段　　　　　　　　　　　B. 规划实施阶段

   C. 规划实施后　　　　　　　　　　　　D. 规划设计前

   E. 规划设计、实施全过程

4. 高血压是一种常见的心血管疾病,是全球范围内的重大公共卫生问题,开展高血压健康促进与健康教育活动是控制高血压患病率日益增长趋势的关键。规划设计的步骤是指　　　　　　　　　　　　　　　　　　　　　　　　　（　　）

   A. 评估社区需求　　　　　　　　　　　B. 确定优先项目

   C. 制定目标和指标　　　　　　　　　　D. 制订监测与评价方案

   E. 以上均是

5. 冠心病是世界上最常见的死亡原因,又被称为"第一杀手"。冠心病发病与人们的生活习惯和生活方式密切相关,需要通过健康促进及健康教育活动加以改变。活动的结局评价是指　　　　　　　　　　　　　　　　　　　　　　　　（　　）

   A. 知识变化　　　　　　　　　　　　　B. 管理变化

   C. 行为变化　　　　　　　　　　　　　D. 控制率变化

   E. 认识变化

6. 随着我国人口老龄化的不断加剧,人们生活方式改变和生活水平的提高,糖尿病的患病人数正逐年增加。我国现有糖尿病患者人数居世界第一位,开展糖尿病健康促进与健康教育活动成为控制糖尿病患病数日益增长趋势的关键。SCOPE 模式不包括　　　　　　　　　　　　　　　　　　　　　　　　　　　　　（　　）

   A. 实施工作时间表　　　　　　　　　　B. 控制实施质量

   C. 建立实施的组织机构　　　　　　　　D. 组织和培训实施工作人员

   E. 规划实施的干预措施

7. 某大学学生在制定关于流感预防的健康教育规划时,通过邮件的方式向多位专家学者进行了咨询,并根据得到的初步结果进行了综合整理。这属于社会诊断评估方法中的　　　　　　　　　　　　　　　　　　　　　　　　　　　　　　（　　）

   A. 召开座谈会　　　　　　　　　　　　B. 特尔菲法

   C. 分析文献资料　　　　　　　　　　　D. 小组工作法

   E. 流行病学调查

8. 营养合理是大学生身体健康的先决条件,但是调查发现很多大学生饮食不科学,营养知识缺乏,导致健康状态不佳,体质和抵抗力下降,受疾病侵袭的机会增加,需要对他们开展健康促进与健康教育活动。社会诊断评估的主要方法为　　　　（　　）

   A. 召开座谈会　　　　　　　　　　　　B. 流行病学调查

   C. 专家调查法　　　　　　　　　　　　D. 分析文献资料

   E. 以上均是

9. 睡眠是人类生存所必需的重要条件,它不仅具有维持个体生存的功能,还有促进生长发育、提高学习效率、形成记忆的功能。调查发现,大学生普遍存在着晚睡、睡眠不足等现象。为改善及提高学生的睡眠质量,现开展健康促进与健康教育活动,其规划设计是一种有步骤、有策略的活动过程,该过程是通过　　　　　　（　　）

A. 发现问题　　　　　　　　　　B. 科学预测和决策

C. 专家调查　　　　　　　　　　D. 群众参与

E. 产生效应

10. 据调查,杭州某高校为了有效地预防流感的发生,有针对性地开展了健康促进与健康教育活动,其干预方法应包括　　　　　　　　　　（　　）

A. 特定的治疗　　　　　　　　　B. 特定的人群

C. 教育工作者　　　　　　　　　D. 特殊的疾病

E. 特定的行为

参考资料

[1] 黄敬亨.健康教育学[M].4 版.上海:复旦大学出版社,2006.

[2] Janice A.护理健康促进[M].王培玉,主译.北京:北京大学出版社,2006.

[3] 吕姿之.健康教育与健康促进[M].2 版.北京:北京大学医学出版社,2008.

[4] 常春.健康教育与健康促进[M].2 版,北京:人民卫生出版社,2008.

[5] 黄津芳,刘玉莹.护理健康教育学[M].2 版.北京:科学技术文献出版社,2008.

[6] 包家明.护理健康教育与健康促进[M].北京:人民卫生出版社,2014.

参考网站

http://www.cahep.com　中国健康促进与教育协会

（包家明、陈瑞安）

二维码 5-4
第五章教学 PPT

二维码 5-5
第五章在线测试

第六章　患者健康教育程序

【学习目标】完成本章学习后,学生应能够:

识记：1. 简述患者健康教育评估的基本内容。
　　　2. 复述患者健康教育实施前的准备工作内容。
　　　3. 熟记患者健康教育指导框架内容。
理解：1. 分析健康教育诊断。
　　　2. 解释患者学习目标的三个领域。
　　　3. 比较患者健康教育程序与护理程序的差异。
运用：1. 对患者健康教育做有效评估。
　　　2. 设计患者健康教育计划。
　　　3. 应用患者健康教育的评价方法。

患者健康教育程序是现代护理学发展到一定阶段后,在新的护理理论基础上产生的。它以预防、恢复和促进患者健康为目标,根据患者的具体情况,提供有计划、有目标、有评价健康教育活动的过程。临床开展健康教育活动的现状显示:由于护理人员缺乏患者健康教育程序理论知识及应用技术,虽然投入了大量的时间和精力,却没能达到较好的预期效果。因此,护理人员应加强患者健康教育程序的学习,在健康教育活动中运用健康教育程序,通过了解患者学习需求、明确患者健康教育诊断、确定教学目标、制订教育计划、实施和评价教育效果,可以调动患者的学习热情,激发患者的学习兴趣,达到有效的教学效果,同时,还可以避免护理人员在健康教育工作中的盲目性、低效性和重复性。本章主要讲述患者健康教育程序、评估、诊断、目标、计划、实施、评价各步骤的概念和具体内容。

第一节　患者健康教育程序概述

一、患者健康教育程序的概念

患者健康教育程序(process of patient education)是一种有计划、有目标、有评价系统的教育活动过程。通过教育活动,帮助人们形成正确的行为和观念,促进人们生理、心理、社会、文化和精神全方位的健康。患者健康教育程序包含以下三层含义:

1. **患者健康教育程序是一个系统的过程**　患者健康教育活动必须通过一个系统的过

程,并且使每一个步骤与要求协调一致,才能有效地为患者提供健康教育知识,达到健康教育的目标。如果离开了这个系统,教育活动就得不到根本的保证。这个系统由评估、诊断、目标、计划、实施、评价六个部分组成。

2. 患者健康教育的目标是帮助患者形成正确的健康行为　应用患者健康教育程序的一个最终任务是使患者、家属和社区人群的行为都能趋向于健康行为,从而达到疾病的预防、疾病的康复和健康水平的提高。例如,手术后患者有效咳嗽问题,患者通过接受系统的教育活动,最终表现在手术后能够自觉地进行有效咳嗽,达到了行为改变的目的。

3. 通过患者健康教育,更新患者的观念　患者健康教育(patient education)的另一个重要任务是纠正患者片面的、甚至错误的健康观念。例如,患者对疼痛时使用麻醉药存有成瘾性的旧观念,国外新的调查资料表明,急性疼痛用药的成瘾性<1%,因此,护士通过系统的健康教育活动帮助患者建立新观念,使术后患者或有疼痛的患者在急性期给予镇痛药时不必过分考虑药物的成瘾性问题,促进疾病的早期康复,减少痛苦。

二、患者健康教育程序的步骤

患者健康教育程序由六个步骤,即评估、诊断、目标、计划、实施、评价组合而成,它是一个循环的过程(图 6-1)。1986 年,美国公共卫生教育组织提出了一个包括五个步骤的健康教育模式(health education model),即① 确定患者的健康需求;② 建立健康教育目标;③ 选择适当的教育方法;④ 执行教育计划;⑤ 评价教育效果。这一模式与患者健康教育程序相一致。

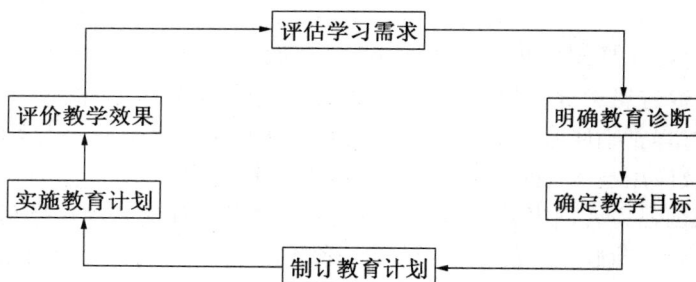

图 6-1　患者健康教育程序的步骤

患者健康教育程序中各步骤的含义如下:

1. 患者健康教育评估　评估是系统地收集患者学习需求资料以及生理、心理、社会、文化、精神等健康相关信息,通过对这些资料的收集、整理、分析,有助于建立符合患者实际情况的健康教育诊断。评估内容包括学习需要、学习能力、学习态度和生理状况等。

2. 患者健康教育诊断　诊断是对患者所需健康知识的一种判断,它建立在评估基础上,引导健康教育计划的制订。诊断包括生理健康知识诊断、心理健康知识诊断、精神健康知识诊断等。

3. 患者健康教育目标　目标是健康教育活动要达到的目的和效果。任何一个健康教育计划都必须有明确的目标,它是计划实施和效果评价的依据。目标包括长期目标和短期目标。

4. 患者健康教育计划　计划是进行健康教育活动的指南,是健康教育实施的基础,它将对患者健康教育诊断的优先次序排列、教学设计、规划决策和难点、时间的安排等进行计划。计划包括入院计划、住院计划、出院计划。

5. 患者健康教育计划的实施 实施是将健康教育计划中的各项教育措施落实于教育活动中的过程。实施包括计划内容的实施、评估实施前的准备工作、教学资源的利用、时间管理、实施记录等。

6. 患者健康教育评价 评价是评审教育活动的结果,是对教育目标达成度和教育活动取得的效果做出客观判断的过程。评价包括形成评价、过程评价、结果评价等。

三、患者健康教育程序与护理程序的关系

患者健康教育程序与护理程序(nursing process)一样,都是科学的思维和工作方法,为患者解决健康问题。护理程序侧重于解决患者对健康问题的反应,患者健康教育程序侧重于调动患者维护健康的潜能,激励患者参与健康促进与康复的过程。患者健康教育程序是在护理程序的基础上产生的,两者步骤相同,相互关联(表6-1)。

二维码6-1
健康教育
程序概论

表6-1 患者健康教育程序与护理程序的关系

	评估	诊断	目标	计划	实施	评价
护理程序	筛选一般健康问题,如有学习需要,使用教育程序	学习需求可以是护理诊断之一	学习目标是护理目标之一	护理计划可以包含教育计划内容	教育手段与其他护理措施一起实施	评价教育措施的有效性
患者健康教育程序	对学习需求和学习准备评估	确定患者健康教育诊断	制定学习目标	根据患者健康教育诊断制订计划	实施教育活动	评价学习效果
相互关系	健康教育评估是护理评估之一	患者的健康教育诊断是护理诊断中的一部分	健康教育目标与护理目标相一致	健康教育计划可以是护理计划的一部分	两者既可单独进行,又可同步进行	针对具体目标进行评价

四、患者健康教育程序基本理论

(一)患者健康教育过程

患者健康教育是通过护士与患者之间的教与学过程来实现的,因此教学过程需由护士、患者及其家属参与,由教学内容、教学手段、教学方法等基本因素完整构成。在教学过程中,护士是教学计划的制订者和执行者,教学计划中规定的教学内容需要通过护士采用一系列方法、手段和措施向患者进行传授和指导,整个教学活动需要护士组织和实施。因此,护士是教育的主体,在教学过程中起到教育、指导和评价的作用,患者是教育对象,是学习的主体。

在教学过程中,护士与患者双方都必须积极活动,护士有义务根据教育目标要求,向患者传授健康教育知识、技能和技巧,使患者的行为趋向健康。患者有权利接受护士的指导,掌握与疾病相关的健康知识,并将这些知识转化为行动的准则,实现教育目标。在教学活动过程中,护士不仅要满足患者对健康知识的学习要求,更重要的是,通过个别指导和行为的

干预把知识转化为自我保健和自我护理的能力,以达到患者健康教育的根本目的。患者能积极参与学习过程是患者学习的重要条件。因此,护士在进行教育前,应认真分析患者的学习需求,从患者最需要的学习内容着手,强化患者参与意识,激发患者的学习动机,只有这样才能使教学过程真正成为实现教学目标的互动过程。

(二) 人的需要层次论

马斯洛需要层次论(Maslow's need hierarchy)认为,人类对客观事物的需要,由低级向高级发展,在满足了低一级层次的需要后向高一级层次发展。马斯洛需要层次论对健康教育内容确定的指导意义是:

1. 生理的需要　人的基本生理需要包含食物、睡眠、活动、排泄等。从健康教育角度考虑,患者需要接受的知识有饮食结构和饮食管理、活动范围和活动强度、休息时间和休息质量等。

2. 安全的需要　患者的安全需要包含安全感、受到保护、稳定、无恐惧感、依赖等。从健康教育角度考虑,患者需要接受的知识有防止坠床、预防感染、正确使用药物等。

3. 爱与归属的需要　患者的爱与归属的需要包含与家属、朋友、同事等社会关系之间的关心与爱护。通过健康教育应使患者认识到,保持与医护人员之间、与其他患者之间以及与家庭成员和社会成员之间的良好关系,对于促进康复、保持健康,有着十分重要的意义。

4. 自尊与被尊　患者的自尊需要包含:一个人的独立、自由、成就和荣誉。护士应该向患者说明,要充分发挥自身的潜力,努力做到生活自理,并掌握必要的护理技能,这样不但有益于康复,而且有益于心理健康,从而形成完整正确的健康人格。

5. 自我实现的需要　这是指一个人在基本满足了生活各方面需要的基础上,在工作和事业上取得一定成就,使理想和抱负得以实现。通过健康教育,应使患者树立正确的人生态度,扮演好患者、工作者、家庭成员等各种角色。

应用马斯洛需要层次论为健康教育诊断提供框架,图 6-2 阐述了用马斯洛需要层次论建立阻塞性肺气肿患者健康教育诊断模式。

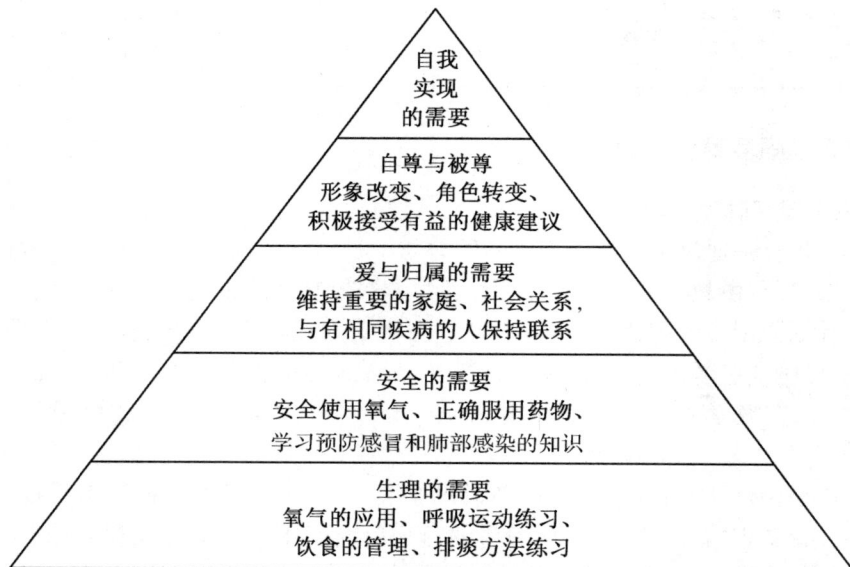

图 6-2　应用马斯洛需要层次论建立阻塞性肺气肿患者健康教育诊断模式图

（三）解决问题学说

解决问题学说（problem solve theory）是指明确地提出一个问题，制定与问题相关的目标，提出解决问题的方案并加以实施的过程。患者健康教育程序与护理程序一样，都是解决问题学说在护理实践中的具体应用。例如，一位老年慢性支气管炎患者可能有吸烟、不能进行有效咳痰、用药不规律、居住环境差、脾气暴躁、饮酒无度等健康问题，护士必须有效地逐一帮助患者解决这些问题，才能达到健康教育的目标。因此，解决问题学说是患者健康教育程序的基础。

解决患者健康教育程序中的问题，应注意以下几点：

1. 患者健康教育程序必须有明确的问题目标　目标是解决问题的方向。例如，针对老年慢性支气管炎患者的吸烟问题，通过评估了解到患者已有 20 年的吸烟史，短期要求患者达到戒烟的目标存在很大的困难，但可以通过健康教育提高患者对戒烟的兴趣，住院期间只能达到减少吸烟量的目标，可由平时每日吸 2 包，减少到每日吸 10 支。然后，就这一目标，制订出包括讲解吸烟危害、吸烟与支气管炎的关系、控制吸烟的方法等教育计划，并加以实施和评价。只有目标明确、具体、可行，教育程序才能有效进行。

2. 制订解决问题的具体方案　为解决问题，必须寻找切实可行的行动方案，并对方案是否满足解决问题的具体要求及所能带来的效果进行分析，选择最佳方案，以求快速、经济、有效地解决问题，如为解决上述患者吸烟的问题，可以选择案例教学法，帮助患者意识到吸烟的危害性。

3. 实施计划并加以评价　解决问题的方案提出后，要根据方案的要求加以实施。在执行患者健康教育程序中，应采用具体的健康教育方法将知识或技能传授给患者，如上述的吸烟问题可以采用讲解、图片等教学手段，让患者真正掌握戒烟的方法。教学过程结束后，必须针对教学效果加以评价，即看问题是否解决，目标是否达到。如评价效果不理想，必须重新对患者及教育程序进行评估，找出问题所在，重新加以解决。

（四）批判性思维

患者健康教育程序是由评估、诊断、目标、计划、实施、评价六个环节构成的连续不断的过程。要使这一过程有效进行，护士必须对每一个环节实施有效的质量控制，而这种控制的指导思想应该是发展的、辩证的思维，即批判性思维（critical thinking）。批判性思维是指"相信什么或做什么的自我调控的判断过程和反思的推理过程"，即对客观事物的认识不是一成不变的，在认识过程中，要对其进行合理的质疑、反思和探索，并对自我思维活动的合理性进行主动的思考。当护士对患者实施健康教育计划时，起初不可能对患者的情况都了如指掌，必须通过深入思考，对患者进行评估，了解患者学习需求，提出符合患者具体情况的健康教育诊断和计划，并加以实施。因此，批判性思维是患者健康教育程序质量控制的基本指导思想。以批判性思维作为患者健康教育程序的指导思想，应注意以下问题：

1. 批判性思维不是单纯的否定　批判性思维是拓展原有认识和怀疑、否定原有认识中的不合理部分，并将其纳入一个更高层次体系的过程。例如，护士在对交通事故致双下肢骨折的患者进行康复指导时，没有考虑到事故责任尚未得到认定、患者欠医疗费用等，此时，护士只注意向患者传授有关促进骨折愈合的知识和技能，并不能满足患者的全部需要，还应该酌情做好患者的思想工作，并尽力协助促进事故责任的合理认定，使其能安心治疗并接受健康教育。这里，并没有完全否定原有的健康教育知识和技能的传授计划，只是通过护士的批判性思维可以使健康教育更为有效。

2. 批判性思维应具有合理性，应建立在充分的事实材料基础上　患者健康教育程序的实施者往往都要经过深思熟虑，才能提出相应的计划。对计划的否定不能采取简单的办法，特别是对于患者的教育措施，要保持相对的稳定性，如朝令夕改，将使患者失去对护士的信心。例如，对骨折患者已经在进行康复技能的指导，在发现其心理问题后，不应突然中断指导工作，而应该同时或穿插进行康复指导与思想工作，既要解决患者的心理问题，又要使技能指导得以完成。

3. 注意自身素质的培养　批判性思维是素质的一部分，为开展健康教育工作，护士必须不断加强自身修养，强调发展的内部动力，注意补充新的知识和技能。只有自身素质提高了，才有可能对健康教育的过程有更深刻的认识和理解；只有不断修正自己的认识和实践，才能使教育达到理想的效果。

二维码 6-2
学习理论

第二节　患者健康教育评估

一、评估概述

评估（assessment）是患者健康教育程序的第一步，是有计划、有目的、有系统地收集患者健康学习需求的关键一步，对于患者健康教育程序的有效运行具有重要意义。健康教育评估是一个持续不断的过程，它贯穿在健康教育活动的整个过程中，护士在日常工作中要有意识地、连续不断地观察和了解患者对疾病、治疗、护理、检查、活动、手术、用药等的认识情况，有目的地为患者健康教育诊断收集基本资料。

患者健康教育的评估方法、评估类型和评估内容多种多样，无论护士运用什么形式或基于什么目的，在评估时都必须遵循以下四个原则，才能达到评估的有效性。

1. 可靠性（可信度）　可靠性代表护士所收集到的资料的稳定程度，即在同样情况下对患者进行二次评估，所得到的资料的相同程度。例如，两次询问患者是否掌握了有效咳嗽的技能，得到的都是"没有"或"掌握一部分"的回答，这种资料具有可靠性。

2. 真实性　真实性是评估中最重要的一个方面，是指一项评估实际上达到了多少应该达到的目的。资料的真实性对确定健康教育诊断起着至关重要的作用。例如，护士评估一位糖尿病患者掌握血糖测试仪使用程度时，患者说"他早已掌握了测试方法"，事后护士发现患者并没有掌握测试方法，这种资料的错误影响患者的治疗及患者健康教育诊断的确立。因此，护士需通过收集、检验、对比等方法，对资料的真实性做出判断，去伪存真，以便得到正确的资料。

3. 区别性　任何健康教育评估的目的都是为了了解患者对健康知识的掌握程度。因此，护士必须把这些能收集到的资料与没能收集到的资料区别开来。例如，对心肌梗死患者对活动强度知识了解程度的评估，如果从评估中反映不出患者对床上活动、下床活动等强度的区别，护士应该继续收集该方面的资料，否则这项评估就失去意义。

4. 实用性　实用性是指所收集的资料对确定患者健康教育诊断是否具有实用价值。例如，在为肺源性心脏病患者做健康评估时，患者滔滔不绝地谈论他 20 年前的生活经历，遇到这种情况时护士应及时把话题引到正题上,收集与患者肺心病相关的发病因素、生活习惯、用药情况等资料。

二、评估的内容

患者健康教育评估与护理评估相似,都是程序的第一步。但是评估的着重点不同,前者主要考虑患者的学习需求,后者主要对患者的身心健康问题进行筛选。

(一)身体状况评估

患者生理评估包括患者年龄、体重、身高、体重改变、影响营养状况的问题或疾病、营养摄入、过敏史、活动和锻炼的评估,特别是对视力、听力、疾病状态等的评估。通过评估护士可以确定患者是否有接受学习的能力,以指导制订学习计划。评估包括:

1. 感知评估　通常指患者听、说、视、读能力的评估。

听:评估有无听力障碍、失聪,能否听清楚一般说话声音,是单耳还是双耳有问题,有无耳鸣等。

说:评估有无语言交流障碍,有无失语等。

视:评估有无视力障碍甚至失明、复视和幻视等。

读:评估患者的阅读能力、记忆力等。

例如,一位患者使用药物后出现急性双侧耳聋,护士在评估时要考虑他是否能进行语言交流,是否会用唇语,是否能用笔进行交流。对这类有感知问题的患者,应该从评估中了解他们感知缺陷的范围、程度,以及可以替代的方法。这些信息不仅帮助护士完成生理评估,也将帮助护士制订有效的健康教育计划。

2. 意识和定向力评估　通常指神志状态的评估。定向力障碍并非完全指昏迷患者,有时即使是刚住院的手术前患者,也可能存在某种程度的定向力问题。例如,一位刚入院的前壁心肌梗死的患者,护士询问患者时间、地点,患者不能马上回答,这主要是他对周围环境不熟悉的缘故,这类患者往往不能快速思考问题和接受教育指导。

3. 睡眠状态评估　睡眠缺乏将会影响患者的学习能力和记忆力。如果患者说"晚上只睡了4个小时",护士在执行教育计划时要考虑睡眠将影响学习效果。

4. 疼痛状态评估　当准备执行教育计划时,护士需要评估患者是否有疼痛存在,因为轻微的疼痛也会引起注意力的分散,使学习效果下降。

除以上几方面的评估外还需从护士的每日系统评估中找出影响患者学习效果的生理因素,并加以克服,以此来提高患者的学习能力。

(二)心理状况评估

心理状况评估是指对患者对疾病的心理适应模式、心理感受、情感表现、学习需求、学习准备等的评估。

1. 心理适应度　心理适应度(psychological adaptation degree)对健康教育的有效进行十分重要,不同的时期产生不同的学习效果。患者心理适应过程共分六期(表6-2)。如一位年轻男士得知被诊断为胃癌,首先表现的是否认状态,即进入否认期;其次他认为通过胃镜、血化验等检查,会排除该诊断,即进入怀疑期;等到所有的检查结果均出来,证实他患胃癌时,开始询问自己的疾病情况、严重程度,即进入调整期;在住院期间他主动向医生、护士谈论他的疾病和心理感受,即进入转变期;然后他多方面、多角度地咨询治疗方案,配合接受治疗,即进入适应期;最后,他积极配合手术或化疗,寻找相关治疗手段,调整生活方式,即进入成功期。

表 6-2　患者心理适应过程

阶　　段	含　　义	行　为　表　现
否认期	拒绝接受事实	否认疾病存在和严重程度
怀疑期	怀疑事实存在	寻找否定疾病存在的依据
调整期	接受事实	向医护人员询问自己的疾病
转变期	面对现实	与他人讨论个人的感受
适应期	安排生活	主动寻找治疗信息
成功期	应对自如	积极配合治疗

2. 学习需求评估　学习需求评估(learning needs assessment)是对患者的学习需求作出个性化的判断。患者的学习受个人经历、疾病特征、学习能力和治疗因素等多方面的影响。相同疾病的患者可能有不同的学习需求,例如,心肌梗死患者,有的需要了解疾病的发病因素,有的需要了解硝酸甘油的作用及副作用,有的需要知道自己活动的范围等。

不同的疾病也可能有相同的学习需求。因此,护士只有对患者进行学习需求的评估,才能有针对性地进行健康教育活动。了解患者学习需求最直接的方法是向患者提问,如"您最想知道的是哪些健康知识?"这种提问可使护士对患者的学习需求作出清晰、准确的判断。对理解能力和表达能力比较差的患者,护士需要根据观察、判断、反提问等方法,获取间接的评估资料,如"您知道手术患者为什么要练习深呼吸、咳嗽吗?"通过患者的回答,判断患者知识缺乏的程度,确定患者的学习需求,对患者的学习需求作出个性的判断。

除以上评估内容外,还包括患者的心理情绪,即:① 焦虑。几乎所有的住院患者及他们的家属都有不同程度的焦虑。轻度的焦虑可以变为一种积极寻求解决问题方法的动力,但中度以上焦虑除了会影响生理功能以外,还会造成心理上的压力,阻碍学习的进展及学习效果。② 恐惧。恐惧情绪可以影响患者接受护士的健康指导,在评估时对有恐惧心理的患者要做好疏导,解决恐惧问题后再进行健康教育。③ 不信任。患者对医护人员不信任通常由以前生病或住院不愉快的经历所产生,这种情绪会影响健康教育的效果。心理状态的表现可以在教育前、教育中或教育后出现。因此,心理评估要始终贯穿在健康教育的整个过程中,护士一旦发现患者有心理问题,用引导、启发性的交流方法,帮助患者消除心理障碍,直到患者心理问题消除或解决时,再进行健康指导。

二维码 6-3
健康教育
心理评估

(三) 精神状况评估

1. 学习态度的评估　学习态度(learning attitude)是个人一种比较持久的内在情绪,它无法被直接观察到,但可以从人们的言语、行为以及其他方面表现出来。学习态度的评估项目主要是:患者有无学习愿望;对健康教育是接受还是反对;在行动上是否做好了学习的准备;通过教育是否产生行为改变的效果等。

2. 精神信仰的评估　一个患者的精神信仰(spiritual beliefs)可以通过他对疾病的态度来影响他学习的意愿,评估患者精神信仰时,要考虑到他信仰的程度。例如,在社区中有些信仰基督教者不信我国传统的中医治疗以及西医治疗,尽管医生、护士已指导他如何正确遵照医嘱服药或治疗,但他回家后仍不严格执行或不执行医嘱。护士在进行精神信仰评估时,要考虑他们在日常生活中的信仰习惯,如他是否有宗教限定食物(忌猪肉、忌吃爬行动物等),护士在进行健康教育时既要尊重患者的宗教信仰,又要善于用科学的解释改变一些人错误的迷信思想。

3. 健康观念的评估　人的健康观念(health concept)决定了其对疾病的认识与态度。不同的人有不同的健康观。例如,有的人认为:"每年一次的体检对我来说实在太重要了。"他的健康观有利于克服一些不利于健康的因素,并加以预防和治疗。有的人却认为:"我害怕体检,因为体检或许会发现我身体某个部位有病,那时我的精神可能承受不了。"这种健康观反映出对健康问题的恐惧与消极态度。而健康教育的一个重要任务就是转变人们有缺陷的甚至错误的健康观念,通过健康观的评估,可以判断出人们的健康观念,特别是当患者意识到疾病会严重影响他的生活和工作时,其学习的意愿也相应增强,如乳腺癌的健康观评估与学习意愿的关系(表6-3)。

表6-3　健康观影响学习意愿

患者的陈述	患者的健康观	表　现
"我非常担心得乳腺癌,它将扰乱我的家庭"	她了解到自己患乳腺癌的概率比常人高	显示出对乳腺癌的猜疑,能促进她的学习意愿
"如果我得了乳腺癌,我的整个生活将改变"	患乳腺癌将影响她的生活质量	对乳腺癌的危害性有认识,增加了她学习的意愿,促使她学会预防和寻求早期治疗
"乳房自检可以帮助我早期发现块状物"	乳房自检是一个自我保健的重要手段	意识到此过程对自己有益,促进她对掌握乳房自检的意愿
"我不必每月做自检,因为没有时间去做"	没有必要花时间做乳房自检	患者认为这个过程没有必要,表露出她对学习存有障碍

(四) 社会背景评估

社会背景(social background)通常指个人生活依赖于他人或受他人影响的社会环境,这种环境在健康教育中构成社会支持系统或社会网络,给患者提供援助。评估内容包括以下几方面:

1. 社会关系　主要评估:① 家庭成员和其他社会成员,了解谁能提供最大的帮助;② 社会团体和宗教组织,了解这些组织可以提供的条件和支持系统。例如,护士对一位肺癌患者评估时,了解到他的一位老同学是他的最亲密者,护士可以让这位老同学一起参与健康指导,给予患者更多的支持。

2. 社会经济状态　高收入患者相对低收入患者较少考虑住院费用,因而能安心治疗及学习。评估内容包括职业、经济状况、医疗保险、健康对工作与经济的影响程度等。例如,一位贫困山区的农民,由于反复住院多次,已欠债颇巨。在进行健康教育时,护士首先需要让患者明白通过教育可以缩短康复时间,减少住院费用,以激发患者学习的积极性。

3. 生活方式　评估主要了解患者的嗜好、生活习惯、家庭生活条件等内容。例如,一位慢性支气管炎患者,家庭生活条件较差,护士获得这些信息,可以选择有针对性的教育内容,指导患者合理选择经济实惠的饮食,使患者保证疾病需要基本营养素的提供。

在社会背景的评估中,可以引导患者说出他更多的社会网络,并且观察患者是否会向某些网络人群寻求帮助和获得精神支持,是否能听取他们的建议,接受他们的观点,这些信息有助于学习。同时,要特别注意不利社会网络因素对患者健康的影响,如同事或亲友间的矛盾、社会债务负担等,这些因素可能给患者带来更大的精神压力,不利于患者的治疗和康复。

4. 家属的评估 家属(families)是患者的最大社会支持者,不管在医院、社区或者家庭,患者都迫切需要家属的关怀、支持和护理,特别是婴幼儿、老年人、慢性病患者及临终患者。护士有责任指导家属及亲友掌握一定的健康知识。评估可以从以下几方面考虑:

(1)家属的反应:指家属对患者所患疾病的反应,它可以影响患者疾病的康复和学习的积极性。例如,当家属支持患者学习或自己参与学习时,能给予患者鼓励;如果家属对患者的疾病漠不关心,将会给患者带来心理压力。评估内容包括对患者诊断及预后的理解,家属对患者学习能力的了解,家属是否愿意参加学习等。

(2)家属的情感:家属情感可以表现为渴望、焦虑、冷漠、不关心等。例如,长期卧床的脑外伤患者,家属不愿陪护,拒绝参与护士的健康教育活动。如果家属与医护人员关系不融洽,也会表现出家属不愿意参与学习的行为。

对家属的评估不仅要了解家属对学习的参与性和积极性,同时也可以从评估中了解患者对学习的兴趣、健康知识掌握程度。它是一个焦点评估的过程,以不断了解患者对学习知识的掌握、学习的动力、学习的能力等方面的情况,有助于健康教育计划的制订与实施。

(五)文化与智能评估

1. 文化背景的评估不仅局限于患者受教育的程度 在健康教育中更多的是要考虑患者的思维能力、判断和接受知识的能力等。每个人的受教育程度可以决定他的智力水平,但不是绝对的。有的人尽管接受的教育并不多,但从生活经历和自学过程中,智力水平的发展与受过高等教育的人相差无几。所以,护士不能光凭患者的受教育程度来判定其智力、判断的能力,而应该从评估中了解患者的实际学习、思维和判断能力。例如,一个只有初中文化而通过自学成才的企业经理,具有很强的接受知识、思维和判断的能力。护士在评估中不能仅凭他的学历层次决定给予健康教育的深浅度,而是需要做进一步评估,了解其真正的文化背景,这样才能做出正确的评估并制定恰当的健康教育目标。

2. 文化背景评估需要了解患者的倾向性学习方式 因为有效的学习不仅依赖于患者的智力和文化,而且也依赖于患者所倾向的学习方式。通过对患者倾向性学习方式的评估,可以增加护士教学的成功率,在条件允许的情况下,配合相应的教学工具和教学活动,可达到更好的教育效果。

3. 学习方式评估 主要从听、说、看、做几方面进行。评估的方法可以让患者自己来描述。例如,问患者如果他在海滩上,最喜欢的是什么。① 如回答是"看碧蓝的天空和茫茫的大海",那么他的学习方式可能是看;② 如回答是"是听海鸥的鸣叫声和海浪的拍击声",他的学习方式可能是听;③ 如回答是"下海摸螃蟹或玩沙滩泥",他的学习方式可能是做。在现实生活中听、说、看、做的学习方式常常综合在一起进行,护士应在可能的条件下,尝试经常变换不同的学习方式,帮助患者愉快地接受健康教育指导。

二维码 6-4
健康教育
社会评估

除以上主要评估内容外,还包括患者的学习环境、个性成熟度、自尊度、生

活经历、学习目标、学习兴趣等方面的评估。

三、评估的方法

（一）资料收集

1. 资料的分类　资料分主观资料（subjective data）和客观资料（objective data）两类，主观资料是通过患者自诉而获得对学习的需要、感受和愿望等叙述的资料。客观资料是通过护士观察、检查而得出的患者知识缺乏的表现。

2. 资料的来源

（1）第一来源：指患者本人，是第一手资料的来源，可以通过询问患者的既往学习经历、目前的学习需求、对健康的期望，观察行为表现和检查获取与患者学习有关的资料。

（2）第二来源：指家属、同事、朋友、医务工作者、社会工作者、医疗及护理文书和住院记录等。对家属的资料收集，主要是评估家属对患者住院的反应、家属情感的需要等。

（二）资料收集的方法

1. 直接接触法　指通过直接询问获得资料的方法。

2. 观察法　指护士通过对患者言行的观察获得资料的方法。

（三）资料的处理

资料获取后需要进行整理、分析、核实，筛选出有参考价值的资料，最后从筛选的资料中分析确定患者需要哪方面的学习内容、具备哪些学习能力、学习态度如何等，为确定教育诊断提供必要的依据。

（四）评估的注意事项

由于临床护士工作时间紧凑，在评估时应掌握必要的技巧，以提高资料获取的有效性。评估时应注意以下几方面：

1. 学习需求评估的持续性　认识到学习需求评估不是一次性的，它贯穿在患者从入院到出院的全过程。因此，评估学习需要不能仅局限在入院，而要在患者住院的不同阶段根据患者的疾病特点和个体需求进行，及时满足患者的学习需求。

2. 评估方法力求科学、可靠　评估时不能仅凭护士的主观判断来确定患者的学习需求，评估内容应全面、系统。

3. 对评估资料进行综合分析　从零散的资料中通过整理、归类，并综合分析提供健康教育诊断的评估资料。

4. 评估的方法应灵活多样　可利用入院评估表或在诊疗活动中及时发现影响患者健康行为的现存或潜在问题。

5. 提高护士的评估能力　重点是应用评估知识的能力、发现问题和解决问题的能力、沟通能力，以获取准确、可信的资料。

四、全面评估与焦点评估

（一）全面评估

全面评估是指护士与患者初次接触时做的评估，所收集的资料为初始资料和基本资料。例如，患者入院时的入院评估、社区人群或家庭成员第一次接受健康教育时的评估等。全面评估所收集的资料比较广泛，包括生理、心理、文化、社会、精神等全方位资料，是护士确定首要健康教育诊断，制订教育计划的基本依据。

住院患者的全面评估通常在入院后的 2～4 小时内完成。在进行全面评估时尽量按照医院的护理入院评估表进行，有利于资料的收集。目前国际上常用的护理入院评估表采用 Gordon 功能健康形态分类法，共包括 11 个分类系统：① 健康认知与健康处理；② 营养代谢；③ 排泄；④ 活动与运动；⑤ 认知与感知；⑥ 睡眠与休息；⑦ 自我感受与自我概念；⑧ 角色关系；⑨ 性与生殖；⑩ 应付应激；⑪ 价值与信念。该评估表有利于帮助护士分析出需要进一步收集的资料，即焦点评估。例如，急性胃肠炎患者，除评估大便形态、次数、性质等排泄内容外，护士还需进一步评估发病原因与发病时间，以帮助护士制订首次健康教育计划。健康教育全面评估有时不在入院时进行，而在入院后病情相对稳定时进行。例如，脑卒中患者，护士需要在患者神志恢复时对其进行健康教育评估。

（二）焦点评估

焦点评估（focus assessment）是指在全面评估的基础上，在健康教育过程中继续收集有关资料的过程，通常每日进行，是对问题的深入了解与跟踪。例如，手术后第一天，全面评估时患者疼痛为 8 级（疼痛强度分级表将疼痛分为 0 至 10 级，0 级表示没有疼痛，10 级表示难以忍受的剧痛），第二天，护士在全面评估的基础上，对疼痛强度需要做进一步评估，来了解疼痛管理效果、疼痛缓解程度，以便及时进行针对性的健康教育。

焦点评估所花费的时间可以不同，有时需要花费很长时间，一个月或更长。如脑卒中患者的肢体功能恢复；有时焦点评估只需几分钟，如患者有可疑的胃出血。尽管焦点评估是全面评估的继续，但相互之间存在着一定的区别（表 6-4）。患者健康教育过程中特别强调做好焦点评估，这样才体现出动态解决问题的过程，但是，目前临床护士比较缺乏该方面的知识和意识，因此，需要加强学习。

表 6-4 全面评估与焦点评估对照

	全 面 评 估	焦 点 评 估
时间	入院时进行	每日或即时进行
内容	基础资料	重点资料
性质	广泛性	针对性
目的	获得最初问题资料	确定新问题和修改计划

第三节 患者健康教育诊断

一、健康教育诊断概述

患者健康教育诊断（diagnosis of patient education）是健康教育程序的第二步，是对患者缺乏有关健康知识与能力的判断。掌握患者健康教育诊断，确保健康教育诊断的准确性，是患者健康教育程序的重要工作内容，其原则为：

1. 诊断必须建立在资料收集、分析和评价的基础上。

2. 确立健康教育诊断必须以满足患者学习需求为前提，诊断是对患者心理、生理、社会、文化、精神整体健康问题需求作出判断。

3. 健康教育诊断的确立应指明原因　健康教育诊断是教育计划与教育措施的基础,健康教育诊断原因不明,将给教育内容的实施带来困难。例如,高血压患者确立"知识缺乏:与疾病有关"的健康教育诊断,诊断没有明确指出患者需要哪方面的学习内容,因为与高血压相关的知识内容是多方面的,如有血压的检测、饮食调理、药物使用、高血压自我控制等。确切的诊断可以是:"知识缺乏:与高血压饮食、药物使用方法知识有关。"该诊断明确指出患者需要学习的内容,护士可以制订针对性的健康教育计划。

二、健康教育诊断与护理诊断的关系

健康教育诊断与护理诊断(nursing diagnosis)构成了临床整体护理的两个重要方面,两者既相互联系,又有区别:从整体观理解,护理诊断包括患者健康教育诊断,患者健康教育诊断是护理诊断的组成部分之一;就个体而言,可以认为健康教育诊断与护理诊断既相互融合,又相互独立。

在北美护理诊断中各项诊断均掺入了健康教育内容,它们之间密切相关,构成了健康教育诊断的基础。在广义上,所有的护理诊断都与健康教育有着密切的关系。例如,便秘,作为一种属于"交换"范畴的临床护理诊断,其实践意义是除采取相应护理措施外,必要的健康教育对于消除便秘因素,减少便秘发生,具有积极的意义。在狭义上,与健康教育密切相关的护理诊断,为临床患者健康教育提供了具体的操作指导。例如,"知识缺乏"(特定的),当明确了患者缺乏特定的有关健康认知方面的知识时,便为有针对性的患者健康教育指明了方向。因此,患者健康教育诊断的建立,可以参照北美护理诊断,目前北美护理诊断协会制订了两种在临床实践中应用健康保健促进和健康保护的诊断,即健康保持和健康寻求行为,它们已被纳入护理诊断中。

1. 寻求健康行为(特定的)　指处于稳定健康状态的个体主动寻求改变个人不健康习惯或环境的方法,以达到更高健康水平的状态。

2. 保持健康能力改变　指由于不健康的生活方式或缺乏处理某一问题的知识,使个体或群体处于不能维持健康的状态。

3. 知识缺乏(特定的)　指个体处于对疾病知识或治疗计划的认知不足的状态。

三、健康教育诊断的陈述方法

患者健康教育诊断可能是现行需要,也可能是将来潜在的需要。护理诊断的陈述有三种方法:① 问题(P)+病因(E)+症状和体征(S),简称 PES;② 问题(P)+病因(E),简称 PE;③ 问题(P),简称 P。患者健康教育诊断的陈述可以沿用护理诊断的陈述方法,临床通常采用问题(problem)+原因(reason)的陈述方法,如寻求健康行为:与手术后体能恢复有关;保持健康能力改变:与无力寻求健康保护组织有关;知识缺乏:与缺乏糖尿病饮食知识有关。

二维码 6-5
健康教育
诊断概述

以上所列举的健康教育诊断中,前半部分是患者在临床上表现出来的健康知识或行为方面存在的问题,后半部分表明产生这一问题的原因,即建立健康教育诊断的依据。

四、健康教育诊断优先排序方法

在临床实践中,经过系统评估,护士可提出多项健康教育诊断,而在同一时间、同一天或

同一阶段实施多项教育诊断,由于受时间、人力的限制,达不到预期的教育效果,因此需要将健康教育诊断进行优先排序。

(一)健康教育诊断排序的作用

1. 明确首优教育诊断　患者所需要的教育往往是多方面、多层次的,如果不分主次,全面出击,由于受人力和时间的限制,往往不能有效实施。所以,必须从众多的健康教育诊断中确定首优的诊断加以解决。通过健康教育诊断的排序,使这些教育诊断内容及时得到优先指导。

2. 提高护士工作效率　每一种疾病都可能存在多项教育诊断。例如,急性心力衰竭可提供的健康教育诊断有:① 发病原因及症状;② 临床表现;③ 体位方式;④ 吸氧方法;⑤ 药物的用法及注意事项;⑥ 预防措施等。如果护士不进行教育诊断的排序,可能会造成教育内容的无谓放弃。盲目选择教育诊断,最终既浪费时间,又达不到教育的最好效果。因此,健康教育诊断的排序,可避免教育工作的盲目性,提高工作效率。

3. 提高整体健康教育水平　患者健康教育诊断的排序可以帮助护士提高辩证思维的能力,把有限的护士资源应用于患者和家属及治疗计划最关切的问题上,在科学的诊断排序中,使护士的健康教育水平得到提高。

(二)患者健康教育诊断排序的原则

患者健康教育诊断优先排序原则(priority principle)与护理诊断排序原则相同,一般将患者健康教育诊断按首优、中优、次优进行排序,排序方法可有以下几种:

1. 按照马斯洛需要层次论进行排序　马斯洛需要层次论不仅是决定护理诊断排序的最好框架,同时也是决定患者健康教育诊断排序的最好框架。它把人类的需要分成五个层次,人的生理需要是最基本的,任何威胁生命的需要必须首先予以满足,然后才能考虑高一层次的需要。例如,肺源性心脏病的患者健康教育诊断排序(表6-5)。

表6-5　肺源性心脏病患者的健康教育诊断排序

患者健康教育诊断	排序
有误吸的危险:没有正确掌握排痰的方法	首优
知识缺乏:不能识别氧气的使用方法	中优
保持健康能力改变:有滥用药物的习惯	次优

2. 根据患者的治疗计划排序　治疗在先的,相对应的健康教育诊断也应优先考虑。例如,外科手术患者,一般住院后治疗进程安排为:① 术前检查和准备;② 手术过程;③ 术后恢复。护士可以根据治疗进程进行健康教育诊断排序(表6-6)。

表6-6　手术患者健康教育诊断排序

患者健康教育诊断	排序
知识缺乏:不明确手术前检查项目	首优
知识缺乏:缺少有效咳嗽方法的知识	中优
知识缺乏:缺少伤口护理的知识	次优

3. 根据患者的需求排序　患者对学习的需求程度常常反映了患者对健康问题的关注

程度。患者最常问的问题往往是患者最关心的问题和最想了解的教育内容，如果这个问题不能及时得到指导和帮助，则会引起他们情绪上的波动。因此，护士遇到某个患者对某一方面知识需求特别迫切，应该把它放在首优位置予以考虑。

二维码 6-6
健康教育
诊断陈述

第四节 患者健康教育目标

一、目标概述

患者健康教育是有目的、有计划、有组织、有评价的教育过程，在这一活动中，教学目标既是患者教育预期达到的结果，又是实施教育计划的行为导向。确定患者教学目标的目的是为整个教育活动计划的实施提出标准和要求，任何一个健康教育计划都必须有明确的目标，它是评价健康教育效果、检查工作质量的标尺。

（一）与教学目标相关的概念

教学目标分三个层面，即教育目的、教育目标和学习目标，理清三者之间的关系，为患者教育目标的确定提供清晰的思路。

1. 教育目的 教育目的（education purpose）是指社会对教育所要造就的个体质量规格和总的设想。它由两部分组成，一是对教育所培养人的身心素质作出规定；二是对教育所培养人的社会价值作出规定。教育目的对制定教育目标、确定教育内容、选择教育方法、制订教育计划、进行教育管理和评估教育质量等起到决定性的指导作用。患者教育目的就是通过系统的教育活动，培养既有知识，又有健康行为的人。要达到这一目的，必须确定相应教育目标和学习目标。

2. 教育目标 教育目标（education goals）是教育目的在某一微观领域的体现，是护士根据教育目的要求，培养人、教育人的基本规格和标准，也是护士实施教育计划的依据。患者教育目标是护士为达到教育目的而提出的具体施教目标，是护士制订教育计划的依据。患者教育目标的行为主体是护士，教育目标的作用是：① 使护士明确教育所要达到的目的是什么和应该教什么，帮助护士制订符合教育目标需求的教育计划；② 为护士制订患者学习目标指明方向；③ 指导护士为患者选择适当教育内容和教育方法；④ 为护士评价患者学习效果提供依据。根据分期教育原则，可将患者教育目标分为入院教育目标、手术前教育目标、手术后教育目标、住院教育目标、特殊检查与治疗教育目标、出院教育目标。

3. 学习目标 学习目标（learning objective）是教育目标在教学过程中的体现，是学习者为实现教育目标而确定的个体行为目标。患者学习目标的行为主体是患者本身，学习目标的作用是：① 帮助患者明确所要学习和掌握的内容是什么；② 使患者明确学习所要达到的目的是什么；③ 帮助护士和患者判断通过教与学活动是否成功达到了目标。护士可根据教育目标需求，帮助患者制定学习目标，并督促患者努力实现所定目标。根据患者的学习类型，可将患者学习目标分为认知目标、情感目标和技能目标。

上述教育目的、教育目标和学习目标三者之间的关系是后者对前者的细化或具体化，在临床上通常以患者的学习目标出现。

(二)目标的功能

1. 教育目标　制定教育目标有以下功能：

(1)使护士明确教育所要达到的目的是什么和应该教什么。

(2)指导教育计划的制订,提供明确的教学方向。

(3)为护士评价患者的学习效果提供依据,即患者知识掌握和行为取向是否达到教育目标要求。

2. 学习目标　制定患者学习目标有以下功能：

(1)帮助患者明确在住院期间所要学习和掌握的内容是什么,做好学习的心理准备。

(2)使患者明确学习所要达到的目的是什么,这些目的对促进自身健康的益处,激励患者及家属积极参与学习。

(3)有利于帮助护士和患者判断通过教与学的活动是否达到目标。

(三)目标制定的原则

1. 目标应以行为达成为宗旨　目标是为改变患者不健康行为和建立正确态度而设立的行动方向,因此,目标应根据行为来确立。

2. 目标的制定应从学习的三个领域考虑　目标的制定不应只局限在认知方面,即患者疾病知识,而不注意态度的转变或技能的提高。所以,目标的制定必须同时考虑患者的态度和操作技能。

3. 目标应切实可行　目标的实现受许多因素的影响,如智力、精神、情感、生理因素等。因此,目标应在患者能力可及范围之内。如果目标过高而无法达到,容易使患者失去学习的信心;如果目标过低,那么不能产生学习的兴趣和动力。

4. 目标应具体,可操作　目标不能过大或过于复杂,目标过大,包含多层意思,使患者无从着手。因此,可以将比较大的、复杂的目标分解为小的、具体的目标。

5. 目标应可观察、可测量　目标应使用可观察、可测量的动词来描述,以便在评价时有明确的标准做比较。

6. 目标应让患者共同参与制定　患者一起参与目标的讨论制定,有利于目标达成及修改。

二、目标分类

(一)教育目标分类

根据分期教育原则,可将患者的教育目标从以下几方面分类：

1. 入院教育目标　指护士在患者入院时,为帮助患者建立良好的遵医行为而建立的目标。例如,帮助患者尽快适应住院环境,建立遵医行为。

2. 手术前教育目标　指护士在患者择期手术前,为减轻紧张、焦虑等情绪而制定的教育目标。例如,提高患者手术适应能力,减轻术前焦虑。

3. 手术后教育目标　指护士为减少术后并发症而确定的教育目标。例如：提高患者术后配合治疗能力,减少并发症。

4. 住院常规教育目标　指患者在住院期间,护士为满足患者教育需求,减轻其心理负担而建立的常规教育目标。例如,提高患者住院适应能力,减轻心理负担。

5. 特殊检查与治疗教育目标　指护士为减轻患者因特殊检查或治疗而产生的紧张情绪

和减少并发症而制定的目标。例如,提高患者配合检查和治疗的能力,减轻焦虑,减少并发症。

6. 出院教育目标 指患者出院时,护士为帮助患者建立健康的生活方式而制定的目标。例如,提高患者自我保健和自我护理能力,促进功能康复,建立健康行为。

(二)学习目标分类

根据实现目标所需的时间长短可将患者健康教育诊断目标分为短期目标和长期目标。

1. 短期目标 短期目标(short-term goals)指在相对较短时间内(几小时或几天)要达到的目标。例如,患者智力水平较高,短期内能掌握血压测量方法,目标可制定为 3 天内能正确演示血压测量方法。

2. 长期目标 长期目标(long-term goals)指需要相对较长时间才能实现的目标。例如,智力和身体状况不佳的患者,需要较长时间掌握血压测量方法,目标可制定为出院前能正确演示血压测量方法。

三、目标陈述

目标的陈述应包括目标的行为和行为结果,主要的描述方法有以下两种。

1. 目标基本描述方法 陈述包括主语、谓语、行为标准、状语(时间和条件)。

例如:一周内   患者   演示   血压的测量方法
      时间状语 主语   谓语   行为标准

2. 4 个"W"和 2 个"H"目标陈述方法 4 个"W"和 2 个"H"分别是:

(1) who(谁):对谁(患者、家属、同事)?

(2) what(什么):实现什么变化(知识、行为、观念)?

(3) when(何时):在多长时限内实现这种变化(即几天或几周)?

(4) where(何处):在什么范围内实现这种变化(即医院、家庭、社区)?

(5) how much:变化程度多大(增加多少、减少多少)?

(6) how to measure:如何测量这种变化?

例如:一周内   患者   能正确演示   有效咳嗽。
      when   who   how much   what

其中 where 指医院、how to measure 指从不会有效咳嗽到正确演示。

制定教育目标的方法有多种,但是,每一种目标制定的方法所达到的目的应是一致的,即明确、具体、可观察、可测量、有时间性,陈述应使用能被测量的行为动词,常用的行为动词见表 6-7。

表 6-7 健康教育目标常用的行为动词

分　类	行　为　动　词
知识	确定、复述、叙述、描述、说出、说明、列出、指出、解释、报告、评论、举例、分析、辨别、鉴别、对照、比较、区分
态度	表示、接受、选择、同意、判断、评定、批评、讨论、证明、保护、帮助
技能	应用、使用、利用、示范、扮演、模仿、收集、操作、练习、安排、计算、设计、制作、测量、完成、记录

二维码 6-7
健康教育
目标确立

第五节　患者健康教育计划

一、计划概述

患者健康教育计划(planning)是为达到健康教育目标而设计的教学方案,其目的是对教学内容、教学结构、教学方法作出规定,使护士按照教学计划要求,有效地组织实施健康教育工作。护士在明确了健康教育诊断后,应与患者共同制订教学计划,使计划内容真实、可行并得以实践。

(一)健康教育计划结构

在健康教育活动中,护士要为个体和群体制订不同疾病种类的教育计划。尽管这些计划的内容不同,但计划的基本结构一致,由以下四部分组成(表6-8):① 教育目标;② 教育内容;③ 教育方法;④ 教育效果评价。

患者健康教育目标已在上一节细述,教育方法已在第四章中细述,教育效果评价将在本章第七节中介绍,本节重点介绍患者教育计划分类、教育内容和教学方法的选择。

表6-8　外科患者分期教育计划

教育程序	入院教育	术前教育	术后教育	出院教育
评估	对疾病认识 遵医动机	心理承受能力 知识缺乏程度 求知愿望及能力	行为训练掌握程度 对手术的反应 配合治疗愿望	康复知识掌握程度 自我护理能力
学习目标	知道入院须知 愿意遵守医规 适应医院环境	理解行为训练意义 演示行为训练内容 接受术前准备项目	适应监护环境 正确表达疼痛 配合手术后护理	掌握自我护理技巧 说出出院须知
教育内容	入院须知 病区环境 检查配合 医护人员介绍	手术、麻醉配合要点 适应手术与减少并发症的相关行为	术后配合要点 疼痛表达方式 早期康复训练	自我护理技巧 功能康复方法 出院须知要点
教学方法	讲解 介绍	讲解相关知识 指导阅读手册 床边行为训练 播放教育录像	讲解相关知识 指导配合方法 患者现身说法	讲解相关知识 推荐学习资料
评价	复述院规要点 模仿训练内容	复述知识要点 观察配合行为 观察情绪表现	复述配合要点 记录有无并发症	复述康复要点 模仿功能锻炼内容

(二)健康教育计划原则

计划是组织教育活动的前提,它对健康教育活动的实施具有重要的意义。因此,在制订计划时应掌握以下原则:

1. 健康教育计划必须有明确的目标 强调计划的预期目标,包括近期目标和远期目标。

2. 健康教育计划应突出重点 教育计划重点必须突出,切忌包罗万象。教学内容必须有针对性,符合患者利益、满足患者优势需要,并与建立健康行为相结合。

3. 合理选择教学方法 将不同的教学方法进行有机组合,并结合患者的健康问题、健康行为和影响健康行为因素的特点,以及患者认知领域、情感领域和技能领域的个性特点选择适当的教学方法,以提高患者的学习兴趣。

4. 从实际出发制订教学计划 根据人力、物力,因地制宜地制订计划。制订计划时应严格按程序步骤,不仅要研究患者的健康问题,还要深入研究患者学习需求、接受能力、知识水平,社会问题,学习中可能会遇到的困难等问题。

5. 教育计划要有灵活性 一切计划都是面向未来的,所以在制订计划时,尽可能将在实施中可能遇到的情况,事先拟订应变对策,以确保计划的顺利实施,即所谓"弹性计划"。

二、计划教育内容

健康教育内容繁多,为了体现护理专业健康教育特点,明确护理人员的指导范围,达到教育内容的科学性、系统性和完整性,促使健康教育活动高质量、高效率、规范有序地进行,建立健康教育框架。

(一)护理健康教育核心框架

该核心框架(core framework)以美国 2002 年健康教育核心指导标准为依据,经过临床研究与应用研制而成,适用于医院、社区、家庭,内容包括疾病概述、疾病临床过程、检查、治疗、饮食与营养、锻炼与运动、生活方式的调整、疾病预防、家庭管理、医疗安全、复诊等。

1. 疾病概述 目的:使患者了解疾病的定义与疾病相关的基本解剖和生理变化。指导内容包括:

(1)讲解疾病的定义;

(2)简要解释或图谱展示疾病的解剖位;

(3)简要讨论疾病引起的主要解剖和生理变化;

(4)简要讨论主要发病因素。

2. 并发症 目的:使患者了解疾病可能引发其他的病症,以及并发症的预防、管理和治疗。指导内容包括:

(1)简要描述疾病常见的并发症;

(2)简要描述常见并发症的预防措施;

(3)简要描述常见并发症的治疗结果。

3. 疾病临床过程 目的:使患者了解疾病临床的主要过程。指导内容包括:

(1)简要描述发病与近期出现症状的相关性;

(2)简要描述疾病的症状、体征与疾病进展的相关性;

(3)简要描述疾病加重的症状与体征。

4. 实验室检查 目的:使患者了解实验室检查的项目、指标和意义。指导内容包括:

(1)介绍主要检查项目;

（2）解释检查的必要性、益处和可能出现的危险，以及与治疗和诊断的关系；

（3）讨论检查前的准备；

（4）简要讲解检查结果及意义。

5. 药物治疗　目的：使患者了解药物治疗的目的、药物的识别、药物的用量、用法和注意事项。指导内容包括：

（1）讨论药物的规格及识别方法、用量用法、注意事项和副反应的症状；

（2）强调根据医生处方用药的重要性；

（3）简要描述药物的治疗作用；

（4）强调新药使用的用量用法必须严格遵医嘱；

（5）强调列出近期使用所有药物的重要性，包括非处方药、中药等。

6. 手术治疗　目的：使患者了解手术计划，包括适应证、并发症和准备。指导内容包括：

（1）简要讨论适应证和益处；

（2）简要解释手术过程、手术效果；

（3）解释手术前的准备，如肠道准备、皮肤准备；

（4）讨论疼痛的管理；

（5）强调手术后的管理和复诊。

7. 饮食与营养　目的：使患者了解所需的平衡饮食和需要饮食变更的计划。指导内容包括：

（1）回顾正常的健康饮食；

（2）讨论最近的饮食习惯，帮助患者改变不正常的饮食习惯；

（3）讨论根据需要进行饮食变更；

（4）强调根据医嘱使用治疗饮食的重要性。

8. 锻炼与运动　目的：使患者了解锻炼在促进健康和疾病预防中的重要作用，了解锻炼与疾病的关系，锻炼计划的制订。指导内容包括：

（1）解释常规锻炼对健康的益处；

（2）推荐适当的运动计划；

（3）讨论增加或限制运动与疾病康复的相关性；

（4）帮助患者建立适当的运动计划；

（5）提供可参考的社区卫生资源。

9. 生活方式的调整　目的：使患者为了预防疾病、促进健康及康复，努力建立有利健康的生活方式，改进生理和精神状态。指导内容包括：

（1）回顾患者在饮食、运动、安全和损伤预防方面的生活方式的调整，避免有高危因素的生活行为；

（2）强调生活方式在疾病预防、治疗中的重要作用；

（3）社区可以提供患者改变生活方式的资源。

10. 疾病预防　目的：使患者了解健康的生活行为能降低疾病及并发症的发生和发展。指导内容包括：

（1）列出疾病发生、发展和传播的危险因素；

（2）识别预防疾病发生、发展和传播的行为；

（3）帮助患者建立疾病预防的计划。

11. 家用医疗设备 目的：使患者掌握家庭医疗设备的使用与保养方法。指导内容包括：

（1）讨论家庭医疗设备使用的适应证和益处；

（2）讨论家庭医疗设备的类型和使用特点；

（3）演示设备使用和保养的方法；

（4）讨论设备故障特征和简单修复方法；

（5）强调设备安全使用的重要性和方法；

（6）讨论一次性用品的正确使用和处理方法。

12. 家庭管理 目的：使患者了解疾病过程的家庭管理，以及制订和实施管理计划。指导内容包括：

（1）讨论家庭管理计划和计划的实施方法；

（2）解释按家庭计划管理的重要性。

13. 安全 目的：使患者了解损伤预防的原则和维护环境安全的措施。指导内容包括：

（1）讨论饮酒、药物滥用、跌伤、扭伤、烫伤等家庭安全危害；

（2）帮助家庭成员识别安全危险因素、损伤预防手段和安全改进方法；

（3）讨论不同疾病和年龄采取损伤预防的措施；

（4）识别社区促进安全和损伤预防的资源、紧急应对渠道，如110、中毒控制、社区警务室等。

14. 复诊或回访 目的：使患者了解复诊与回访的重要性和确定复诊日程。指导内容包括：

（1）讨论复诊或回访的重要性；

（2）讨论复诊或回访的程序；

（3）强调复诊预约的意义。

15. 患者信息的获取 目的：使患者及时获取与疾病相关的信息。指导内容包括：

（1）提供患者疾病相关的信息；

（2）与患者讨论疾病所需的信息资料；

（3）向患者提供信息获取场所的资料。

（二）单病种健康教育框架

该健康教育框架以美国2000年护理评价标准和分类系统为依据，经过临床研究与应用研制而成。适用于腹部手术患者，内容包括疾病概述、手术前检查、手术前准备、手术前环境及时间、手术后镇痛方法、手术后功能康复方法、手术后进食等。

二维码6-8
健康教育
核心框架

1. 疾病概述 简单介绍疾病定义、疾病的解剖位、发病因素、症状和体征、治疗方法。

2. 手术前检查 简单描述心电图、胸部X线、超声波检查、三大常规、肝肾功能、生化检查。

3. 手术前准备 简单描述手术方法、麻醉方法、手术前用药（如镇静药、麻醉药等），详细介绍备血目的、血的来源、个人卫生准备（包括皮肤、胃肠道的准备）、禁食目的与要求、贵重物品保管（如饰物、假牙等）、术后特殊卧位与床上大小便训练。

4. **手术前环境及时间** 详细介绍手术小组成员、手术时间及等待地点、手术准备室环境、手术室环境、手术恢复室环境、手术所需时间及术后麻醉清醒所需的时间。

5. **手术后镇痛方法** 概要描述疼痛程度及持续时间、药物镇痛方法(如麻醉镇痛包、止痛药物的使用方法),详细介绍非药物镇痛方法,如加压法、放松疗法等。

6. **手术后进食** 进食时间及方式、膳食调理过程。

7. **手术后功能康复方法** 详细介绍有效咳嗽、咳痰方法,早期床上活动及下床活动方法,术后功能锻炼方法及进程、自我照顾,如饮食及生活起居护理、伤口护理等。

三、标准健康教育计划与个体健康教育计划

1. **标准健康教育计划** 标准(standard)健康教育计划是临床护理专家根据疾病的共性特点而制订的教育计划,指导护士有效地开展教育活动,避免因缺乏教育知识而盲目施教。

2. **个体健康教育计划** 个体(individual)健康教育计划是指根据患者个体的不同制订的健康教育计划,它是建立在标准护理健康教育计划基础上的,即标准健康教育计划是事先制订的共性化健康教育计划,个体健康教育计划是护士通过评估患者后,根据标准健康教育计划适当增减后的个性化健康教育计划。制订个体健康教育计划最主要的目的是根据个体的不同,提供个性化的教育。

第六节　患者健康教育计划的实施

一、实施概述

实施(implementation)是按照计划去实现目标、获得效果的过程,也是促进患者康复、预防疾病和保持健康的必要手段。为了保证健康教育计划的完成,提高患者的学习效果,实施中须遵循以下原则:

1. **有明确的实施目标** 实施必须按计划目标进行,目标是计划实施和效果评价的依据。

2. **建立融洽的护患关系** 良好的护患关系是实施计划的前提,它可以为患者提供一个轻松自如的学习环境。

3. **注意信息的双向沟通** 计划的实施需要患者的参与,护士要给他们一定的空间和时间,让他们有机会提问,护士尽量给以满意的答复。

4. **使用适宜的教育辅助材料** 教学过程中适当使用辅助材料或自制教具,以增强患者的参与性与教学效果的直观性和趣味性。

5. **适当组织患者集体学习** 集体学习不仅可以节省时间,同时还可以利用群体动力,提高健康教育效果。

二、实施的准备

（一）实施前护士的准备

为使健康教育计划有效实施并获得成功,实施前护士对教育内容、教学设备等内容应做好充分的准备,以便达到预期实施的目标。实施前准备包括以下几方面:

1. 阅读护理病历或记录　了解患者以往曾接受过的教育内容、学习情况及进程,在原教学的基础上设计一个更能够唤起患者学习兴趣的开场白,避免不必要的重复内容。

2. 明确教育内容　护士在进行教育前,必须对教育内容十分清楚,并掌握教育内容的知识点和技能。例如,高血压饮食指导,护士应清楚哪些饮食属于高胆固醇,否则患者提问时护士回答不上来,会使患者失去对护士的信任感。

3. 考虑教育的重点　每项教育内容均包含重要和非重要的内容,护士在进行教育时要强化重点教育的内容。例如,高血压饮食教育中,每日盐的控制是教育的重点,因此,护士在教育中应特别强调及强化盐的控制量及量的识别。

4. 选择教学工具　可以采用现成的文字教具,如教育手册、保健书、药物说明书等;非文字教具,如录像带、录音磁带等;实物教具,如注射用具、血糖及尿糖测定用具、伤口换药用具等。在教具缺乏的情况下,护士应思考发掘身边可用实物或器具来替代教具,例如:喉癌患者造瘘口护理的指导,可以利用可乐瓶和吸管替代教具,即在可乐瓶颈部剪一小口替代造瘘口,吸管替代气管套管,用形象的教育方法指导患者进行套管清洁和护理操作,帮助患者对教育知识的理解。

5. 时机的选择　并不是所有的健康教育内容都可以随时向患者进行传授。选择适当的教育时机是健康促进教育成功的条件。为此,护士要特别注意观察患者接受教育的能力,特别是心理适应能力,只有当患者的心理做好接受教育的准备时,教育效果才能顺利达到。

同时应根据时间管理和不同年龄阶段的学习原则,合理设计教育时间。

6. 提供良好的学习环境　良好的学习环境和轻松的学习气氛将提高患者的学习积极性,促进患者对学习内容的接受,可以选择比较随意、轻松、有利交流和讨论的环境,如健康教育室、护理示教室或者环境相对安静的病房。

（二）实施前患者的准备

充分的准备是实施健康教育计划的保证。实施计划时必须考虑患者身心是否做好接受教育的准备,是否具备学习的能力,以便有针对性地实施教育计划,并取得预期的效果。护士在实施计划前需要做好以下内容的评估:

1. 生理上的准备　实施前应对患者生理进行评估,确定患者是否具有接受教育的能力。例如,患者是否存在疼痛、呼吸困难、恶心、呕吐等生理上的问题,当这些问题存在时,应考虑调整实施的时间。

2. 认识上的准备　实施前应评估患者是否考虑到健康教育对自己十分重要,他们是否有意愿参与学习活动。例如,对有 20 年吸烟史的肺源性心脏病患者进行戒烟指导,但是患者没有意识到戒烟的重要作用,他可能没有兴趣参与学习。当遇见这种情况时,护士应首先做好患者态度上的转变工作,然后再进行戒烟指导。

3. 情感上的准备　实施前评估者心理适应度是否在最佳状态,是否愿意接受健康教育知识,是否希望通过学习来改变不良行为。例如,初次诊断为肝炎患者,当他的心理状态处于怀疑期时,患者不愿意接受相关的教育。

4. 家属的准备　实施前评估家属及朋友在情感和认识上是否有准备,他们是否有时间参与学习。例如,一位脑卒中偏瘫患者,需要家属协助肢体功能的恢复,在进行教育时,需要评估一下家属是否有时间参加学习,是否认识到帮助患者肢体康复是其应尽的责任等。

二维码 6-9
实施形式

三、实施时间管理

健康教育计划的实施需要护士根据实施的不同阶段对时间进行有效的安排和使用,以最小的资源投入获得最大的效益,做到事半功倍,提高工作效率。

(一) 实施阶段

1. 准备阶段　每一次正式的健康教育都要做好充分的准备,包括知识、技能、教案、教具以及时间、环境等;还应事先告之患者,使患者做好身心准备。例如,护士有充分的知识准备,能够给予患者正确、满意的回答,可以提高患者对护士的信任感,提高其学习兴趣。

2. 开始阶段　健康教育的"开场白"对于整个教育过程的进行十分重要。健康教育开始时应向患者讲清这次教育的目的、意义及所需要的时间,让患者轻松、自然地接受教育内容。有效的"开场白"一般要从关心患者开始,如果需要患者配合,在健康教育开始阶段也应向患者说明,以便患者有所准备。

3. 重点阶段　每次健康教育活动都应该有重点部分,即通过该次活动要达到或实现的教育目标。这一目标在开始阶段就要向患者说明,在进行过程中要注意强调,在讲完重点内容后,要通过提问、观察,了解患者是否掌握教育知识,如不然,还应重复讲解或演示,以达到教学目的。

4. 总结阶段　每次健康教育结束前,都应该有所总结。总结既要包括本次教育的重点,还应评价患者对知识的掌握程度,向患者和家属对本次教育活动的配合表示感谢。

5. 反馈阶段　一次健康教育活动的结束,并不意味着健康教育过程的完成,教育活动结束后应通过不同的渠道反馈和评价教育效果,使教育真正达到建立患者健康行为的效果。

(二) 时间管理

1. 遵循美国管理学家莱金(Lakein)的 ABC 时间管理法,即 A:最优先,必须完成的事(最重要、最迫切、后果影响很大);B:较为重要,需要完成的事(重要、一般迫切、后果影响一般);C:为不重要,可暂时搁置的事。对健康教育计划做出妥善安排,对必须进行的教育内容,要在规定时间内完成。例如,术前教育应在术前 24 小时之前完成,术后指导应根据患者康复的要求分阶段进行。

2. 抓住与患者交往的每一时刻　护士每天约用 60% 的时间与患者交往,责任护士应该清楚了解所管辖患者的健康教育诊断和计划。在与患者交往时,随机根据内容进行教育,有效地利用时间。例如,护士在为患者注射胰岛素时,可以对患者进行胰岛素抽取、胰岛素注射方法的指导,帮助患者循序渐进地掌握胰岛素注射的方法,有效利用护理操作时的时间。

3. 利用家属探视时间 在患者疾病预防、康复和治疗中需要家属的参与,接受相关知识的教育,有利患者的治疗和康复。例如,脑卒中偏瘫患者的肢体功能恢复,应教会患者必要的自理技能,并指导患者家属学会如何帮助患者的肢体功能恢复的知识。护士可以将这些健康教育安排在家属探视的时间内进行,让患者共同参与健康教育的学习。

4. 有效利用教育资源 护士在进行健康教育时尽可能寻找可利用的教学资源,如健康教育小册子、图表宣传册、音像资料、教学模具等。在进行健康教育前,可以先让患者阅读书面资料或看一些录像资料,以增加对教育内容的感性认识。例如,使用心脏解剖图,帮助患者了解心脏的供血及发生心肌梗死的原因以及控制的方法。

5. 利用健康教育团队资源 健康教育工作是一项团队工作,因此,应依靠其他医技人员共同进行健康教育活动,有效地利用多方资源。例如,让营养师与患者讨论饮食计划,让理疗师指导患者正确使用拐杖。

6. 及时评价 教育过程中经常评估患者对教育内容的理解和掌握情况,适时对教育内容和教育方法进行调整,如果患者反复表现出拒绝护士的健康教育,可暂时放弃,评估原因,寻找积极的对策,提高患者的学习兴趣。

7. 及时记录 对已经进行过的教育内容,应及时进行记录,以免工作的重复性,造成时间的浪费,同时记录可以起到法律效应。

二维码 6-10
实施时间
管理

第七节 患者健康教育的评价

一、评价概述

评价(evaluation)是患者健康教育程序的最后阶段,是将教育结果与预期目标进行比较,对教育活动做出客观判断的过程。评价的目的是测定患者达到学习目标的程度,以便修订原有的计划,改进教育工作。评价贯穿于健康教育活动的始终,是健康教育程序不可缺少的重要环节。

(一) 评价目的

1. 确定健康教育计划的先进性与合理性 对于任何一项健康教育计划,都要考虑它是否符合患者的需要,在某一时间实施是否合理,教育的内容是否具有先进性。

2. 确定预期目标的达成度 通过评价,才能确定健康教育计划的预期目标达到的程度,判断出预期目标是部分实现、完全实现还是没有实现。

3. 确保教育质量 评价贯穿于健康教育过程的始终,通过不断监测教育活动的过程,以建立和维护教育质量的保证体系。

4. 提出进一步的计划设想 健康教育计划并非一次就能完全达到预期目标,而是需要在不断的评价过程中,对教育计划进行重审,修订完善后才能最终达到预期目标。因此,评价可以帮助调整和修订计划。

(二) 目标评价分类

1. 目标完全实现 指教育结果与教育计划中的预期目标一致,达到理想的教育效果,使预期设定的目标完全实现。例如,对于呼吸系统疾病的患者,有效地戒烟是一个重要的健康教育目标。经过教学活动,患者充分认识到了吸烟的危害,在规定时间内戒烟,达到教育目标的完全实现。

2. 目标部分实现 指教育目标只是部分实现。在短期内完全实现许多健康教育目标并非易事,也许患者只能在认识上有些改变,但行为上并不实践,或只在一定程度上有所改变。这种健康教育效果说明教育目标只是部分实现。例如,进行健康教育后,患者吸烟的习惯并没有完全改变,但在认识上已经有了提高,也采取了一些行动减少了吸烟量。这种认识和行为的部分改变也是健康教育所取得的成果。实际上,部分目标实现是健康教育比较常见的教学效果,这不仅是因为健康教育过程的复杂性,也是由于患者健康观念和生活习惯的牢固性。对目标部分实现的结果,要进行进一步的评估,找出存在的问题,制订进一步的计划,以便目标完全实现。

3. 目标未能实现 指实施健康教育计划后,患者在行为和态度上没有取得任何效果。若未能实现目标,既不要一味埋怨患者,也不要轻易否定自己,要通过一段时间细心的观察,找出问题的根源并加以解决。

二、评价的种类

1. 形成评价 指为健康教育计划的设计和实施提供信息的过程。它的目的是使健康教育计划更符合患者的实际情况,使计划更科学、更完善,具有最大的成功机会,在计划实施过程中及时纠正偏差,保障计划的成功。因此,形成评价主要针对健康教育程序中的评估、诊断、计划过程,其部分职能将延续至计划实施的早期阶段。

2. 过程评价 指对实施阶段过程中的评价,即起始于健康教育计划实施开始之时,并贯穿于计划执行的全过程。在计划执行阶段,过程评价可以有效地保证和促进计划的成功。因此,过程评价是健康教育计划评价的重要部分。

3. 效果评价 指健康教育计划实施后,患者对所传授的知识和技能,以及行为改变的情况做出准确的判断过程。与健康教育结局评价相比,知识和技能的掌握,以及行为的变化会较早发生,故又将效果评价称为近期或中期效果评价。

4. 结局评价 指实施健康教育后,对患者健康状况乃至生活质量发生变化的判断。对于不同的健康问题,从接受知识到行为改变,最终出现健康状况变化,所需要的时间长短不一。故结局评价也称为远期效果评价,它是效果评价的延续。

5. 总结评价 指形成评价、过程评价、效果评价、结局评价的综合,以及对各方面资料做出总结性的概括。总结评价可全面反映健康教育程序的成败,对计划完成情况以及成本效益等做出总的判断,以总结经验教训,为今后的健康教育决策提供准确的科学数据。

三、评价的内容

1. 学习需要评价 评价患者的学习需要是否得到满足,有无内容的遗漏,或者患者有多种需要时,护士由于时间的限制只考虑对病情有较大帮助的需要,而忽略了解患者疑虑的需要,导致无法取得患者的信任,降低了患者的参与感等。

2. 教育诊断评价 教育诊断决定了教育的内容和范围。评价包括:① 教育诊断是否真正符合患者的学习需求;② 诊断是否有明确的目标性;③ 诊断排序是否合理。

3. 教学方法评价　教学方法是否恰当直接影响到计划的成效。评价内容包括：① 教学的时机与场合是否恰当；② 教育者是否称职；③ 教学材料是否适宜、准确和通俗；④ 教学方法是否得当；⑤ 教学进度与患者的学习兴趣如何。

4. 计划目标评价　目标是健康教育效果的标尺。评价内容包括：① 目标是否具体、可行；② 目标是否包含学习的三个领域；③ 目标是否可观察、可测量；④ 目标是否有时间顺序。

5. 知识行为评价　患者健康教育的最终目的是让患者做到知、信、行。因此，评价的重点应是患者对知识的掌握程度、态度改变与否和行为的取向。知识是产生行为改变的必要条件，了解患者对知识的掌握程度，可以帮助预测其行为转变的可能性。态度是行为转变的前提，判断患者对健康和疾病的态度，可以帮助其行为发生本质转变。行为转变是健康教育要达到的预期效果，对行为进行评价有助于提高患者健康教育的效果。

6. 教育质量评价　教育质量评价重在普及和效果。因此，质量评价的重点应放在患者健康教育普及率与合格率的监测上。普及率即实际接受教育的人数占应接受教育人数的比率，合格率为抽样检查的教育合格人数占抽样人数的比率。患者健康教育效果还可以从并发症减少、住院时间缩短、治疗效果和经济效益提高等方面进行评价。

四、评价的方法

1. 观察法　主要用于对患者行为及操作技能的评价，重点评价通过教育患者是否产生健康行为。此法常用于观察患者的非语言交流信息所表现情感方面的学习目标是否达到，即评价患者的态度和行为。

（1）直接观察法：利用护理人员的感觉来观察患者。患者的健康行为可分为外显健康行为和内在行为。外显健康行为有遵医嘱服药、遵守医院制度、主动配合治疗、有良好的卫生习惯等。内在行为可表述为情绪愉快、关系和谐、人格统一、适应环境、健康投资等。

（2）间接观察法：借助可供参考的资料进行观察。这些资料包括录像、患者家属的描述和病历记录等。

2. 直接提问法　主要用于对患者知识掌握程度和情感方面的测评。直接提问的对象可以是患者或家属。直接提问应使用开放式提问方式，让患者尽量地描述，以了解其对知识的掌握程度。尽量少用封闭式提问方法。对家属的提问可以帮助提问人员判断患者对健康教育内容的理解程度和家属对患者的支持程度。

3. 书面测验法　用问卷或表格的形式对患者进行知识、技能和教育质量的测评，得出患者对健康教育的知晓率、技能掌握率和健康教育覆盖率。

（1）知识测评：即用标准问卷表进行测评。护士可以根据教育计划的要求，将患者必须掌握的知识或应知应会的内容设计成测试问卷，确定评分标准。测试完毕，由护士进行评分，分析教育效果，改进教育工作。

（2）技能测评：患者掌握健康技能是一个复杂、连续的过程，它需要在护士的指导下，通过重复多次的操作练习，才能达到熟练掌握的标准。在对患者进行技能训练时，采用训练记录和书面评分法可以掌握患者学习的进度。

（3）质量测评：根据健康教育质量控制要求，建立健康教育普及率和合格率的达标标准，并用书面评分法确定抽检人数、抽检项目、抽检方法和评分标准，并据此对抽检护士或科

二维码 6-11
健康教育评价

室进行质量评定。

（4）表格式评价：为便于随时评价患者健康教育效果，可将健康教育计划的有关部分列成表格。护士完成教育内容后，在表格评价栏目上直接打勾，评价患者对知识和技能掌握的程度。护士长可不定期地抽查护士的健康教育质量（表6-9、表6-10）。

表6-9　腹部手术患者健康教育评价（健康知识部分）

科别：　　　　床号：　　　　姓名：　　　　文化程度：　　　年　　　月

分　类	评价项目	教育时间	效果评价			护士签名
			掌握	了解	未掌握	
疾病知识	疾病名称、发病因素、症状、治疗方法					
手术前检查	① 心电图、胸部X线、超声波检查					
	② 三大常规、肝肾功能、生化检查					
手术前准备	① 手术方法、麻醉方法					
	② 手术前用药（如镇静药、麻醉药等）					
	③ 备血目的、血的来源					
	④ 个人卫生准备（包括皮肤、胃肠道的准备）					
	⑤ 禁食目的与要求					
	⑥ 贵重物品保管（如饰物、假牙等）					
	⑦ 术后特殊卧位与床上大小便训练					
手术环境及时间	① 手术小组成员					
	② 手术时间及等待地点					
	③ 手术准备室、手术室、手术恢复室环境					
	④ 手术所需时间及术后麻醉清醒的时间					
术后镇痛方法	① 疼痛程度及持续时间					
	② 药物镇痛方法（如麻醉镇痛包、止痛药物的使用方法）					
	③ 非药物镇痛方法（如加压法、放松疗法等）					
术后功能恢复方法	① 有效咳嗽、咳痰方法					
	② 早期床上活动及下床活动方法					
	③ 术后功能锻炼方法及进程					
	④ 自我照顾（如饮食及生活起居、伤口护理等）					
术后进食	① 进食时间及方式					
	② 膳食调理过程					
其他						

表6-10 腹部手术患者健康教育评价(健康信念、健康行为部分)

分 类	评价项目	教育时间	效果评价			护士签名
			积极	比较积极	不积极	
健康信息	① 能表达自我感受					
	② 对手术及治疗的信心					
	③ 对家属的依赖					
	④ 对医护人员的依赖					
	⑤ 寻求术后康复信息的意愿					
	⑥ 寻求术后康复知识的意愿					
	⑦ 接受各种术后康复锻炼的意愿					
	⑧ 对出院后社区医疗服务的信任感					
健康行为	① 参与制订术后康复计划					
	② 寻求术后活动方式(如早期下床、功能锻炼)					
	③ 寻求控制疼痛的方法					
	④ 伤口自我监护					
	⑤ 定时有效咳嗽					
	⑥ 主动早期活动(床上、下床活动)					
	⑦ 洗漱与保持口腔卫生					
	⑧ 沐浴、更衣及上厕所(病情稳定情况下)					
	⑨ 配合药物治疗计划					
	⑩ 合理选择手术后营养食品的摄入					
	⑪ 康复与功能锻炼					
其他						

课堂训练三 患者健康教育程序实践

一、实践目的

通过对患者案例资料的学习与讨论,了解学生对患者健康教育程序掌握的程度,使学生初步学会运用健康教育程序进行评估、诊断、目标、计划、实施、评价,分析问题以及撰写患者健康教育计划。

二、实践内容

1. 阅读与分析案例资料
2. 小组讨论
3. 撰写患者健康教育计划以及实施、评价的方法

三、实践时间安排

实习共 6 学时,具体安排如下:
1. 案例资料阅读与分析
2. 小组讨论 } 共 2 学时
3. 撰写患者健康教育计划书,2 学时(利用课外时间)
4. 每组选出代表汇报交流与师生讲评,2 学时

四、案例资料

据许多年轻爸爸妈妈反映,家中多了个生命,使家里多了几份生机,但也多了许多烦恼,特别是如何为宝宝提供一个健康和舒适的环境更是家长们要面临的一大难题。他们发现,冬天给宝宝洗澡时宝宝容易感冒,也不知道该怎么给宝宝洗澡,医院不对外提供此类服务,专门洗澡的地方又不好找,即使有这类场所,价格又较贵。

(一)案例

马女士,28 岁,初产,产一 4000g 男孩,自然生产后回病房。BP 130/70mmHg,P 84 次/min,心律齐,排尿好,宫底脐上两指,恶露正常,乳房条件好,待明日出院。有强烈学习婴幼儿护理知识的欲望。

(二)讨论思考题

1. 你认为需要对她进行哪些生理、心理、社会、精神、文化方面情况的评估?
2. 主要健康教育诊断(包括原因依据)有哪些?
3. 你准备采取的健康教育措施和活动有哪些?

(三)患者健康教育计划的撰写内容及格式

以下提供健康教育计划的撰写内容、书写格式,作为编写计划的框架。

1. 摘要:用简洁扼要的文字概括计划的整个内容,包括计划的设计、实施方法、预期结果,字数在 200 字左右。
2. 引言:明确陈述计划的目的和有关理论基础,概括提出计划的有关知识。
3. 学习评估:主要包括学习的需要、心理适应度、学习意愿、学习能力、学习方法。
4. 教育诊断:列出教育诊断项目和排序。
5. 确定教育目标:包括长期目标、短期目标。
6. 制订教育计划:包括教育内容、教学方法选择、时间安排。
7. 实施:包括实施的准备、实施阶段与时间管理、促进实施的策略。
8. 评价:包括评价内容、评价方法。

案例学习

王先生,工程师,67岁。因直肠癌行直肠癌根治术,并于腹壁进行肠造瘘术,最多时一天要换6至7个造口袋,频繁地更换造口袋会导致造瘘口及周围的皮肤感染。患者一下子不能适应改变的排便方式,自己又不会进行造瘘口的护理,表现出担忧、无奈和痛苦。

一、健康教育评估

护士通过资料的收集、整理、分析,得出以下结果:

1. 学习需求　患者对如何进行造瘘口自我护理有很强的学习欲望。

2. 学习能力　患者的思维和接受能力强,平时爱好看书。

3. 心理适应度　患者对疾病的发展及预后有充分的认识,处在心理适应期。

4. 社会关系　妻子健在,家庭和睦,有2个子女均在国外工作,经济状况良好,单位领导和同事对他比较关心。

5. 生理因素　视力、听力、记忆力良好,造瘘口处有皮肤感染,食欲低下,乏力明显等。

二、健康教育诊断

1. 知识缺乏　缺少造瘘口饮食调理知识;缺少直肠癌根治术后造口袋更换的护理知识。

2. 寻求健康行为　适应造瘘口后的生活方式,提高生活质量。

三、患者健康教育目标

1. 教育目标　帮助患者掌握对造瘘口的自身护理,保持良好的心情,尽快适应新的生活方式,建立新的健康生活习惯。

2. 学习目标

(1) 3天内,陈述造口后的饮食种类、生活方式调整的方法、造口袋更换步骤。

(2) 1周内,演示造口袋的更换,列出造口患者的适宜食物。

(3) 出院后主动进行造口袋的更换,积极建立造口后新的生活方式。

四、健康教育计划

1. 确定教育诊断的优先次序,分阶段执行教育计划　根据诊断,依次提供以下计划:

(1) 指导直肠癌根治术后造瘘口的护理方法,预防造口感染。

(2) 提供造瘘口后饮食调理的方法知识。

(3) 指导造瘘口后生活方式调整的方法。

2. 教学方法的选择　采用语言教育法、文字教育法、实践教育法和影像教育综合方法。

(1) 让患者阅读资料或观看光碟。

(2) 护理人员讲解(针对患者对阅读资料不理解时)。

(3) 护理人员演示更换造口袋的方法。

(4) 向患者推荐学习资料的获取途径,如有关疾病康复知识的书籍、杂志等。

3. 时间计划　患者在出院前掌握上述教育内容。

五、计划实施

1. 实施时间安排　造瘘口护理是一个复杂的过程,指导内容多,可从以下两方面考虑:

(1) 穿插在护士更换造口袋操作过程中。

（2）安排在下午家属探视的时间。

2. 实施准备

（1）地点：① 病房示教室或健康教育室；② 病房，必要时将窗帘拉起，保持相对安静。

（2）教具：方纱、棉签、造口袋一套、皮肤保护粉、饮食图片等。

（3）指导内容：进行针对性的教育。根据健康教育诊断可以提供以下具体的教育内容：

1）造瘘口部位护理：包括造瘘口部位护理的物品准备、造瘘口皮肤观察方法、皮肤清洁方法、皮肤消毒方法等。

2）造口袋的护理：包括造口袋更换时间、造口袋的选择、造口袋的剪裁方法等。

3）造瘘口与饮食调整：包括造瘘口后食物品种的选择、识别容易引起腹泻的食物、饮食简易治疗方法等。

4）造瘘口与日常生活方式调整：包括工作时应注意的事项，适宜的运动方式，洗澡、衣着、旅游、怀孕等日常生活要点。

六、评价

1. 目标的达成　通过一系列的造瘘口健康教育，完全达到预期目标，使患者能正确使用和更换造口袋，进行造瘘口护理，认识造瘘口后的饮食方式。

2. 评价方法　采用观察法和提问法进行评价。

3. 教育效果　采用形成评价、过程评价，使教育过程顺利进行，达到最终的知识接受、行为改变、态度建立，保持良好的心理状态。使患者基本能胜任自己的社会和家庭角色，激发患者治疗、生存和学习的信心，提高了生活质量。

本章小结

　　患者健康教育程序由六个步骤结合而成，即健康教育评估、健康教育诊断、健康教育目标、健康教育计划、健康教育计划实施、健康教育评价。构成患者健康教育程序的六个步骤是以患者为中心，具有顺序性、系统性、循环性和交互关联性的特点，它形成了一个可以组织临床护理健康教育活动的基本框架。

　　评估是健康教育程序的第一步，是有计划、有目的、有系统地收集患者学习需求的相关资料，包括学习需求、学习能力、心理状况、社会文化背景、学习态度、健康信念、生理状况等，通过分析资料，提供健康教育诊断的依据。

　　健康教育诊断是健康教育程序的重要步骤，是护士通过系统评估和分析后，对患者的学习需求做出判断的过程，它明确了护士健康教育的内容范围和患者学习需要的内容。

　　健康教育目标是为健康教育计划提供具体的、量化的工作指标，它是评价健康教育效果、检查健康教育工作质量的标尺。健康教育目标分为长期目标和短期目标。根据布鲁姆的教学目标分类法，目标应从认知领域、技能领域、情感领域三方面考虑，在制定时还应考虑目标的具体性、可行性和可测量性。

　　健康教育计划是为达到健康教育目标而设计的活动方案，它的目的是对患者教育工作、教育内容和教育方法做出规定。患者教育计划应包含学习目标、教育内容、教育方法的选择和教育效果评价四部分。

　　健康教育计划的实施重点是帮助护士解决"护士怎么教"和"患者怎么学"的问题,包括实施前的准备、实施的时间管理、教育资料及教具的利用,以激发患者的学习兴趣,有效实施健康教育计划。实施后应做好记录,这种记录与护理记录具有同样的意义和法律效力。

　　健康教育评价是对教育目标达成度和教育活动做出客观判断的过程。它主要包括评价教育目标是否实现和重审健康教育计划。评价种类主要有形成评价、过程评价、效果评价、结局评价、总结评价。评价方法包括观察法、提问法、测验法。

【思考题】

1. 患者健康教育程序与护理程序有何差异及相同点?
2. 评估患者心理适应度对开展健康教育有何意义?
3. 如何确定优先的健康教育诊断?
4. 实施健康教育计划时,应考虑做哪些前期准备工作?
5. 如何实施患者健康教育评价?

【选择题】

1. 患者,男性,46岁,诊断为病毒性心肌炎,需要对患者进行疾病知识、活动等健康指导。患者心理处于哪期进行健康教育效果最佳　　　　　　　　　　　　　　　　(　　)

   A. 适应期　　　　　　　　　　B. 怀疑期

   C. 调整期　　　　　　　　　　D. 成功期

   E. 转变期

2. 患者,女性,46岁,1周前无意中发现左颈部一肿块,如蚕豆大小,偶有晨起时手指麻木感,无双下肢麻木、抽搐,诊断为甲状旁腺肿瘤,住院治疗。护士应对其进行健康指导。患者健康教育程序的第二个步骤主要内容是　　　　　　　　　　(　　)

   A. 教育计划　　　　　　　　　B. 精神状况

   C. 教育诊断　　　　　　　　　D. 智能评估

   E. 计划实施

3. 患者,女性,22岁,乏力、面色苍白1月,近3天来有低热,体温在38℃左右,遂于当地医院就诊,诊断为急性白血病。护士对其进行健康指导。患者健康教育计划应包括

   　　　　　　　　　　　　　　　　　　　　　　　　　　　　　　　　(　　)

   A. 教育目标、内容、方法、评价

   B. 教育内容、目标、方法、评价

   C. 教育方法、目标、内容、评价

   D. 教育评价、诊断、目标、方法

   E. 教育诊断、目标、内容、评价

4. 患者,女性,42岁,诊断为胆囊癌,行手术。为做好手术前准备,需要对患者进行手术

前的健康指导。护士在实施健康教育计划前应做好的准备工作包括 （ ）

    A. 选择教具   B. 计划时间

    C. 查看记录   D. 掌握指导内容

    E. 以上均是

5. 患者，男性，50岁，阑尾切除术后5天，伤口红肿，触之有波动感，穿刺抽到脓液。对患者进行伤口自我管理方法及重要性的健康指导，通过教育使患者知道重要性及管理方法，这种认识和行为的改变在目标评价分类中属于 （ ）

    A. 目标完全实现   B. 目标部分实现

    C. 目标未能实现   D. 目标需要调整

    E. 重审需要调整

6. 患者，男性，40岁，阑尾穿孔腹膜炎手术后第7天，体温39℃，伤口有红肿，大便次数增多，混有黏液，伴有里急后重，需要对患者进行康复指导，在进行健康教育时需要进行评估，在生理评估时特别要注意评估的内容是 （ ）

    A. 视力、听力   B. 心理状态

    C. 肢体活动   D. 呼吸频率

    E. 治疗情况

7. 患者，女性，36岁，诊断为胆囊炎，行胆囊切除术，术后腹部切口完全裂开，给予紧急处理，护士对其进行紧急处理后进行康复指导，根据优先排序原则首先需要提供的教育应根据 （ ）

    A. 家属需要   B. 护士需要

    C. 患者需要   D. 社会需要

    E. 生理需要

8. 患者，男性，52岁，诊断为急性心肌梗死，需要对患者进行休息、活动、饮食等床边的健康指导，在评价健康教育效果时常用的方法是 （ ）

    A. 调查法   B. 记录法

    C. 提问法   D. 检查法

    E. 测量法

9. 张先生，患有高血压，护士小李在对其进行教育评估后开始健康教育诊断，以下哪项诊断描述是正确的 （ ）

    A. 知识缺乏   B. 知识缺乏：与疾病有关

    C. 知识缺乏：与高血压有关   D. 知识缺乏：头痛

    E. 知识缺乏：与高血压饮食、药物使用方法有关

10. 大学生小张因长期饮食不规律，最终导致慢性胃炎，治疗结束后，护士准备对其进行健康教育。以下属于健康教育的核心框架的是 （ ）

    A. 疾病概述   B. 疾病临床过程

    C. 并发症   D. 饮食与营养

    E. 以上都是

参考文献

[1] 包家明. 护理健康教育与健康促进[M]. 北京：人民卫生出版社，2014.

[2] Janice A. 护理健康促进[M]. 王培玉，主译. 北京：北京大学出版社，2006.

[3] 黄津芳，刘玉莹. 护理健康教育学[M]. 2 版. 北京：科学技术文献出版社，2008.

[4] Marion J. Nursing Outcomes Classification[M]. St Louis：Mosby，2000.

[5] 包家明，霍杰. 护理健康教育学概论[M]. 北京：中国科学技术出版社，2003.

参考网址

[1] http://www.med66.com 医学教育网

[2] http://jy.zhhlzzs.com/CN/volumn/home.shtml 中华护理教育

[3] http://www.cahep.com 中国健康促进与教育协会

（包家明）

二维码 6-12
第六章教学 PPT

二维码 6-13
第六章在线测试

第七章　医院护理健康促进与健康教育

随着医学模式的转变和医院服务功能的拓展,医院已成为健康促进与健康教育的重要场所。以医院为中心,结合医院的特定环境和功能,向患者及其家属和广大社区群众开展健康促进与健康教育,是提高人民群众健康意识和自我保健能力,防治疾病,提高医疗质量的重要策略,也是现代医学发展的必然趋势。医院护理健康促进与健康教育也是护理人员的重要职能,医院护理健康促进与健康教育的开展是护理专业发展的必然趋势,是密切护患关系的桥梁和纽带。通过本章学习可以了解医院护理健康促进与健康教育的任务和组织网络的建立及制度、计划的制订。对于医院护理健康促进与健康教育实施的基本形式、方法、内容的学习十分重要,有益于实际应用。

第一节　医院护理健康促进与健康教育概述

一、概　念

医院健康教育(hospital health education)泛指各级各类医疗卫生机构和人员在临床实践过程中伴随医疗保健活动而实施的健康教育。

随着社会经济的发展和人民群众对医疗保健需求的不断增长,为加强医院的预防职能,促进临床医疗服务与社区卫生保健相结合,已成为医院发展的必然趋势。医院健康教育的对象、范围与内容随之得以极大地拓展,即从院内到社区,从患者到社区人群、医院职工,从三级预防到人的生命全过程，从医学知识传播到心理社会影响因素和行为的干预。总之，广义的医院健康教育是以健康为中心，以医疗保健机构为基础，为改善患者及其家属、社区成员和医院职工的健康相关行为所进行的有组织、有计划、有目的的教育活动。医护人员是实施健康教育的主体。医院护理健康教育是医院健康教育的重要组成部分。

医院健康促进（hospital health promotion）是促进患者或群体行为和生活方式的综合体。至 20 世纪 90 年代，在国际范围内，医院健康教育进入了促进的时代。1991 年，在 WHO 事务会议上，健康促进医院的概念被写入《布达佩斯宣言》。医院健康促进旨在促进医院的结构及功能实现由以疾病为中心向以健康为中心的转变；通过与患者、患者家属和社区共同采取行动，创造有利健康的医院环境，促进和维护健康。健康促进的基本特征是健康教育加社会支持达到行为和环境的改变。

二、意义和任务

（一）医学模式转变及现代护理学发展的必然趋势

医学模式的转变，医学社会化，促进医疗服务模式由过去单一的医疗型向促进健康、提高生命质量的医疗—预防—保健型转化。医疗服务的发展趋向：从单纯治疗服务扩大到防治结合的综合服务；从单纯生理服务扩大到心理、生理、社会的全面服务；从单纯技术服务扩大到社会性服务；从院内服务扩大到院外服务；从仅为患者个人服务扩大到为健康人群服务。健康促进与健康教育已成为医院工作不可缺少的内容。健康促进与健康教育在这些变革中起着积极的促进和先导作用。

（二）护理服务的组成部分及行之有效的治疗手段

作为医疗服务的组成部分，医院健康教育贯穿于三级预防，是提高患者和社区群众健康意识和自我保健能力，改善从医行为和提高医疗质量的重要手段。

1. 通过护理健康教育可提高患者对医护人员的信任感和依从性　信任是护患关系的重要内容，也是患者形成健康信念，产生从医行为的必要前提。从医行为又称遵医行为，是指依从医嘱，为防治疾病而采取的行动，如饮食疗法、定期复查、遵医嘱服药。

通过积极的健康教育，使患者及其家属建立对医护人员的信任，遵从医嘱，主动配合治疗，可促进康复，提高医疗质量。

2. 满足患者心理需求　通过健康教育，可促进患者的心理康复，从而满足患者心理需求，逐步消除患者及家属的不良心理反应，帮助他们建立战胜疾病的信心和学会自我心理保健的方法。

3. 护理健康教育本身也是一种治疗方法　许多疾病与不良生活方式和卫生行为习惯密切相关。例如，吸烟、酗酒、缺乏锻炼、高脂饮食、高钠盐饮食是高血压等心脑血管疾病的重要危险因素。降低这些疾病的患病率和死亡率，除药物治疗外，必须采取坚持饮食控制、恰当的运动等非药物方法。护理健康教育是指导患者及其家属学习和掌握有关知识和技能，提高自我保健能力的有效易行的非药物治疗手段。

（三）促进医院精神文明建设及密切护患关系的纽带

医院护患关系的融洽十分重要，它不仅直接影响患者及其家属的心理状态，而且对疾病的防治效果也产生直接影响。医院是医治疾病的场所，同时也是精神文明建设的重要窗口和阵地。护理健康教育的开展有助于护理人员强化服务意识，规范服务语言、服务行为。在向患者和群众进行健康知识传播的同时,也带给他们关爱和温暖,增强患者对护理人员的信赖感和安全感,密切护患关系,促进相互理解和谅解,提高人们对医院的满意度,从而创造温馨和谐的医院环境,促进医院文化建设。

(四)改善医院经营管理的有效途径

健康教育可以促进医院医德医风建设和医疗质量的提高,同时也向社会宣传了医院的新技术、新设备、新项目、新风尚及医院文化,从而扩大了医院的影响和声誉,增强了医院在医疗市场的竞争力,可有效地提高医疗保健服务的社会效益和经济效益。

三、患者健康教育在护理服务中的作用

患者健康教育作为护理服务的重要组成部分,已纳入现代护理规程。整体护理的实施推动了我国的护理事业在理论和实践上的变革。护理模式由传统的以疾病为中心的功能制护理模式向以患者为中心的、以护理程序为核心的整体护理模式转变。患者健康教育在整体护理中发挥着重要的作用,主要体现在以下几方面:

(一)患者健康教育是整体护理的重要内容

整体护理(holistic care)的指导思想是"以患者为中心",体现在护理工作以满足患者的健康需求为导向,通过护理服务来解决患者的健康问题。同时它还表现为充分尊重患者的权利,并鼓励患者参与治疗与康复过程。可以通过护士耐心细致的健康教育过程,把有关疾病防治的知识和方法传授给患者及其陪护人员。没有健康教育的整体护理是不完整的,因此,健康教育更加充实和提高整体护理的内涵。

(二)患者健康教育程序是护理程序的组成部分

患者健康教育程序(the process of patient health education)是在整体护理中实施患者健康教育的活动过程。它遵循健康教育计划设计、实施和评价的原则,是实施患者教育的一种思维方法和工作方法,是教育走向科学化、系统化的一个标志。临床护理实践中,患者教育程序贯穿于护理程序,两者同步且相互关联、协调一致。

(三)患者健康教育是加强护患沟通的桥梁

患者健康教育(patient health education)是整体护理中的重要内容,护士在实施健康教育过程中必须经常深入病房,这样才能促进护患之间的交流和沟通。护理健康教育犹如在护士与患者之间搭建了一座连接的桥梁。在健康教育整体护理活动中,护士用丰富的知识满足患者的健康信息需求,赢得患者及其家属的信任和理解,提高了患者对护理工作的满意度,护士的自身价值也从中得到了体现。

第二节　医院健康促进与健康教育的组织

一、建立组织网络体系

近年来,我国各地在开展医院健康教育工作中,形成了较为系统的组织管理模式。医院对外加强与社区、地方政府的合作,努力成为社区健康服务中心、工作场所和学校健康促进的枢纽。医院对内组建由分管院长挂帅,相关职能部门共同参与的医院健康促进委员会,建

立健全在分管院长领导下,以健康教育职能科室为具体协调指导组织,以各科室和医护人员为基础的三级健康教育网络。

（一）院级健康教育领导小组

院级健康教育领导小组是医院健康教育工作的领导与决策中心,一般由分管院长任主任,健康教育职能科室和医务科、护理部等各相关业务部门的负责人参加。其主要职能是领导、规划、组织、协调全院的健康教育工作,具体工作任务包括:

1. 定期召开会议　领导小组每季度或半年召开小组成员会议,研究、部署全院的健康教育工作,并负责健康教育工作计划的审定和年度经费预算的审批。

2. 项目的决策　负责医院重大或专题健康教育项目的决策,以及上级卫生主管部门开展的健康教育活动的组织与实施。

3. 召开联席会或协调会　定期召开有关健康教育工作的联席会或协调会,协调健康教育职能科室与临床业务科室的工作,保证健康教育计划的实施和日常健康教育工作的正常运行。

4. 负责全院健康教育工作的检查、评比、总结、表彰等　医院健康教育领导小组这一组织形式,将医院健康教育工作纳入了工作的议事日程,进入了宏观管理的轨道,有利于医院健康促进与健康教育工作的开展。

（二）健康教育职能科室

为了保证健康教育工作的经常化、制度化和规范化,在综合医院和专科医院建立了独立的健康教育科（室）,也可以将健康教育工作列入社区保健部或预防保健科的工作范畴,设专职和兼职人员分管健康教育工作。医院健康教育职能科室是医院健康教育领导小组的常设机构,其主要职能是具体负责全院日常的健康教育工作,在医院健康教育领导小组的领导下,负责以下工作:

1. 根据医院健康教育领导小组的工作计划,制订本部门年度和阶段性工作计划,并参与组织、实施。

2. 负责本院各科室以及社区健康教育工作的业务指导,参与全院健康教育工作的检查、评比和组织协调。

3. 负责对本院医护人员进行健康教育业务培训和考核。

4. 负责购置、保管健康教育器材、设备,并充分利用健康教育器材、设备开展健康教育工作;负责健康教育材料的编印、制作和发放。

5. 负责本院健康教育活动的开展,并做好记录和工作总结;负责健康教育资料和档案的整理和保存。

6. 与所属地区健康教育机构加强联系,争取业务技术指导与合作;负责本院健康教育的调查研究和效果评价,不断提高本单位健康教育工作的水平和质量。

7. 负责对社区预防保健人员的健康教育培训,指导本院所属社区的健康教育工作。

医院健康教育科配备一定数量的专业技术人员,以保证医院健康教育工作的顺利开展。

从事医院健康教育的工作人员应符合以下条件:

1. 热爱健康教育工作,有工作热情。

2. 具备一定的临床医学和预防知识。

3. 接受过健康教育专业培训。

4. 具有一定的组织协调能力和社会活动能力。

（三）医院健康教育工作网络

医院健康教育面对的服务对象面广量大，教育内容十分广泛，因此仅仅依靠少数专职健康教育人员是不够的，需要建立必要的工作网络，把健康教育纳入每个科室的工作范畴，使医护人员成为健康教育的主体。科室健康教育由护士长或科主任负责，组成一个小组，其中安排1～2位热心和有专长的医护人员参加，他们主要兼职健康教员，是医院健康教育的骨干，使医院形成较为完善的健康教育网络体系。科室健康教育的主要任务有：

1. 根据全院健康教育计划和规范要求，按时完成本科室所承担的健康教育任务。

2. 认真组织本科室医护人员进行健康教育培训。

3. 根据本科室专科疾病特点和服务内容，组织医护人员开展多种形式的健康教育活动。

4. 结合本科室专科疾病开展健康教育调查研究和干预的效果评价，有条件的科室应开展相关科研。

二维码 7-1
医院健康
教育意义
及体系

二、制定管理制度

为了保证医院健康教育的稳步发展，医院制定切实可行的规章制度和工作规范，如建立健康教育岗位责任制，这一制度明确医院每一个工作岗位的健康教育职责。医院建立了健康教育操作规程，明确每一项操作的流程，使医护人员遵循操作流程开展工作。医院还制订了各专科健康教育指导规范，医院健康教育考核、奖励办法，并建立健康教育工作档案等，保证医院健康教育工作的规范化、制度化、科学化。主要制度有：

（一）建立与目标管理相配套的各科室、各岗位责任制

如《预防保健科工作职责》《健康教育部工作职责》《健康教育专职人员职责》《各病区兼职健康教育员职责》。

（二）建立健全健康教育操作规程及制度

如《门诊健康教育工作制度》《入院教育制度》《出院前教育制度》《工休会制度》《母乳喂养健康教育流程》《手术后患者健康教育规程》《孕妇产前健康教育制度》《控烟教育制度》《健康教育咨询工作制度》《电化教育工作制度》《信息服务（图书、报刊阅览）守则》《健康教育讲座制度》等。这些操作规程和制度的建立可以使医务人员在实施健康教育时规范且有章可循。

（三）建立健康教育工作档案制度

通过对门诊、住院患者及社区居民的调查，建立住院患者、门诊患者、社区群众的健康教育需求档案，有利于对服务对象开展动态的观察和服务。各项健康教育活动，如电话教育、讲座、咨询、宣传栏、派发宣传处方、一对一宣教等逐一进行登记、统计、归档。这些资料既有利于总结经验，又为健康教育的考核评价提供了原始资料。

（四）建立医院健康教育考核考评制度

医院健康教育领导小组每年对各科室进行1～2次考核，并将考核结果作为医院年终护士考核和先进科室评选的一项重要指标。对工作表现出色的科室、个人进行表彰和奖励。

以下是某地区医院健康教育工作制度：

1. 医院岗位人员健康教育工作责任制

（1）导医员：解答患者就诊疑问，做好患者就诊指导工作，向患者或其家属发放相关健康教育宣传资料。

（2）门诊护士：引导患者按照就医程序正确就诊，解答患者的各种疑问，向患者或其家属发放相关健康教育宣传资料，引导患者观看医院健康教育视频。

（3）门诊医生：对患者进行口头健康教育，为患者开出相应的健康教育处方。

（4）病区医生：为住院患者有针对性地制订健康教育计划，在查房时，针对不同的患者开展多种形式的健康教育，并实施行为干预。

（5）责任护士：责任护士在主管医生的指导下，针对不同患者做好相应的入院、住院、出院健康教育，并实施行为干预。

（6）医技岗位人员：向患者做好检验检查中应注意的事项等健康教育工作。

（7）药剂岗位人员：向患者或家属做好服药注意事项等健康教育工作。

（8）其他岗位医务人员：根据自身岗位特点，及时有效地开展相关健康教育工作。

2. 医院职工健康教育培训考核制度

（1）将健康教育培训纳入继续医学教育管理，医院应定期分批组织各科室健康教育骨干参加市级、省级或国家级健康教育专业培训。

（2）医务人员每年必须至少参加一次由本院举办的健康教育专业理论培训讲座，系统学习健康教育及相关学科的基本理论和方法，以提高自身健康教育专业水平。

（3）医院组织的岗前培训内容必须包括健康教育理论与技能。

（4）医院应在培训时对被培训对象进行健康教育理论与技能掌握情况的测试。

3. 健康教育宣传资料管理制度

（1）各科按要求编写常见病的健康教育资料，健康教育科统一审核。

（2）健康教育资料由健康教育科统一印制。

（3）健康教育资料由健康教育科统一存放，各科室到健康教育科领取相关健康教育宣传资料。

（4）各科室做好发放记录，由健康教育科负责全院健康教育资料发放汇总工作。首次就诊的慢性病患者，医师必须向其发放健康教育处方，健康教育处方有发放医师的签名，病历上要有记载。在候诊区、输液区、住院病区设置健康教育资料架，放置健康教育小册子、折页、报刊、图书等供患者及其家属取阅，住院患者至少有1份健康教育资料。

4. 健康教育工作信息管理制度

（1）按健康促进与健康教育规范化管理要求，严格按档案分类标准收集整理归档。

（2）医院应按要求收集、汇总各科室的健康教育工作信息，及时向市或区健康教育机构上报健康教育计划、总结，宣传日活动报表，季度、年度报表，突发性公共卫生事件工作报表等。

（3）健康教育宣传资料按统一规定的格式，缩小分类入档，以年度装订成册保存。

5. 医院控制吸烟工作制度

医院按照市无烟医院标准，结合医院实际，制定医院控烟制度，做好医院控烟工作。

6. 工作例会制度

医院每季度由主管领导主持召开一次健康促进与健康教育工作例会,总结上季度的健康促进与健康教育工作,通报存在的问题,提出整改意见,发出整改通知,安排落实下一步工作。

三、制订工作计划

计划可以对组织的管理活动起直接指导作用。为保证满足患者、职工和社区群众的健康需求,医院应统筹考虑,制订合适的健康促进计划。医院健康促进计划应有正确的理论基础和政策依据,相应的制度保证,以及明确的目标、策略和评价指标。健康促进计划的设计、执行和评价是医院健康促进的重要内容,也是评价医院健康促进的重要指标之一。因此,医院每项健康促进与健康教育活动无论周期长短都必须有科学的、周密的计划,并要认真科学地制订和层层落实。医院护理健康促进与健康教育计划由护理部负责制订,原则是:应与医院总目标一致、应具有前瞻性、体现整体性和护理工作特点。

第三节　医院护理健康促进与健康教育的实施

一、实施的基本形式

患者健康促进与健康教育必须与医疗护理服务的特点相适应。根据门诊和住院患者及其家属的不同需求,在诊疗护理过程中有针对性地加以实施。根据健康教育实施场所不同,患者健康促进与健康教育可大致分为门诊教育、住院教育和随访教育三部分。

(一) 门诊教育

门诊教育(outpatient education)是指针对患者在门诊诊疗过程中实施的健康教育活动。门诊患者就诊的特点是:人数较多,流动性大,人群复杂,病情不同,要求各异。因此,门诊教育一方面要针对门诊就医过程的主要环节,另一方面要针对患者的共性问题,并侧重于普及性问题实施教育活动。

1. 候诊教育　是指在患者候诊期间,针对该科常见病和就诊注意事项所进行的健康教育。候诊教育主要以文字和电视传媒形式进行,如设置宣传栏、黑板报、宣传标语牌,发放卫生科普手册,广播电视宣传等。候诊教育能够使患者在短时间内了解一些健康知识和就诊教育。还可以有针对性地发放常见病的健康教育处方。

2. 随诊教育　随诊教育是指医护人员在诊疗过程中,根据患者病情及相关情况对患者进行的简短的讲解和指导。随诊教育也可采取发放健康教育处方的形式,健康教育处方的内容应考虑针对性。

3. 健康教育处方　健康教育处方是以医嘱形式提供的健康教育文字材料。针对某种疾病的特点,对患者进行防治知识、用药及生活方式方面的指导。健康教育处方是辅助口头教育的一种好形式,方便患者阅读和保存,它是指导患者进行自我保健及家庭护理的一种有效的辅助手段。健康教育处方适用于门诊患者、住院患者的出院指导及社区健康教育。

4. 门诊咨询教育　是医护人员针对门诊患者及其家属提出的有关疾病与健康问题进行解答的一种健康教育。咨询是一种针对性很强的对话教育形式,要求咨询人员具有较高的专业水平。

5. 门诊专题讲座　是医院针对各专科疾病在门诊进行的健康教育。可以将患有同种疾病的患者或需接受相同保健服务的人集合起来,进行有关疾病的专题讲座。这是一种较为灵活便捷、有实效的健康教育方式。

6. 门诊短期培训班　是医院根据到门诊就诊的慢性病患者的需要实施的健康教育活动。如有针对哮喘患者举办的"哮喘之家",针对糖尿病患者举办的"糖尿病联谊会"等。为慢性病患者提供接受健康教育指导的固定场所,开展行为指导或技能培训,并有计划地结合门诊治疗实施健康教育。这是一种新型的医院健康教育形式,特点是:针对性强,教育面广,效果好,尤其是对慢性病患者的干预能趋于长效管理。

(二) 住院教育

住院教育(inpatient education)是指患者在住院治疗期间接受的健康教育。根据患者住院时间长与医护人员接触较多这一特点,有计划、有目的、有组织地安排健康教育活动十分重要。住院患者一般病情较重或较复杂,其心理变化也较大,希望得到健康教育的心情迫切,因而需要健康教育更具有及时性、针对性和指导性。住院教育包括入院教育、病房教育和出院教育几方面。

1. 入院教育　指患者在入院时由医护人员向其及其家属进行的宣传教育。首先,由责任护士向患者及家属介绍住院有关规章制度及服务内容,并向患者和家属进行必要的安慰。其次,主管或值班医生在首次接诊患者时,要向患者及家属说明病情、检查安排、初步诊断和治疗方案。入院教育旨在使患者尽快熟悉住院环境,稳定情绪,遵守住院制度,积极配合治疗。入院教育应该体现医护人员的人文关怀,给患者留下好的第一印象,为住院健康教育打下基础。

2. 病房教育　是对患者在住院期间进行的经常性的健康教育工作,是住院教育的重点。将健康教育引入临床治疗范畴,不仅充实了病房教育的形式和内容,而且创新了临床治疗、科研新途径。医护人员可以结合临床实际情况,按系统、病种,通过综合影响因素分析,确定健康教育重点。针对患者及家属的个体需求,开展多种形式的教育,尤其是有针对性、体现个性化教育的形式,并且注重强化教育后的行为干预,使健康教育达到预期成效。

病房教育中不可忽视的形式,就是在整体护理过程中实施健康教育。整体护理这一新的护理模式以满足患者的需要为目标,以解决患者的健康问题为导向,要求护理人员运用护理程序,根据患者的病情、心理和社会状况,对患者进行包括心理护理和健康教育在内的整体护理。健康教育是整体护理的重要内容,而针对患者的健康教育程序也是护理程序的重要组成部分。

3. 出院教育　是在患者出院前以交谈及结合健康教育处方的形式,向患者及其家属交代住院治疗的情况,如疾病现状、预后、继续用药注意事项和定期复查要求等,同时进行生活方式和家庭护理方面的具体健康指导,使患者在出院时进一步了解出院后该如何继续巩固治疗、预防复发和定期检查。出院指导尤其是对慢性疾病患者增强其治疗的依从性有着积极意义。

(三) 随访教育

随访教育(follow-up education)又称出院后教育,是住院教育的延伸和拓展,也是医院开展社区卫生服务的一项内容。其主要教育对象是有复发倾向,

二维码 7-2
医院健康
教育形式

需长期接受健康指导的慢性疾病患者。随访教育是个较长期连续的跟踪过程,主要是主治医生或护士通过与患者书信往来、定期家访、电话咨询、家庭病床等方式,针对患者需求调整治疗方案,给予相应的保健指导和教育,有助于病情好转,促进康复。

二、实施的方法

医院护理健康促进与健康教育的方法较多。通过对这些方法的实施使护理健康教育达到预期的目的。不同的实施方式具有不同的教育效果。结合患者需要,选择有针对性的健康教育方法是非常重要的,它为患者提供最佳的教育手段。患者健康教育是一个有计划进行的过程,一般要经过发现问题→分析问题→确定目标→制订计划→具体实施→评价反馈→分析问题。评价结果再次反映到分析问题、制定目标中去,修改后再实施指导,完成循环过程。无论采用哪种患者教育方法,都应遵循这一工作过程。

(一) 个别指导

个别指导(individual guidance)是护士根据对患者及其家属已有知识的评估,通过谈话、提问和咨询等面对面交流的方式,解决个体化问题的过程。个别指导这种方式使患者受益最大,适用于医院健康教育,也适用于社区、学校等不同场所的健康教育。在患者健康教育中,个别指导是最常用且有效的一种教育方法。护士在个别指导中发挥着重要作用。

1. 用交谈方式进行个别指导

(1) 充分评估个体情况:谈话前护士应对谈话对象的情况有充分了解,首先要收集资料,对患者的基本情况及所患疾病和治疗护理方案的相关知识充分掌握,使谈话有针对性,并能正确回答患者可能提出的问题。

(2) 要按计划进行谈话:按照为患者制订的教育计划和教学目标,根据不同实施阶段的教育内容进行谈话,并预测谈话所需要的时间,以便对其有较准确的把握。

(3) 掌握提问技巧:在谈话中,提问的目的在于获取信息,建立良好护患关系,以便相互了解和沟通。谈话过程一般是先采用封闭式提问,了解患者的一般情况,后采用开放式提问,使谈话内容逐步深入。

(4) 鼓励对方积极参与谈话:谈话是双向交流的过程,要避免一言堂。护士要积极鼓励患者及其家属参与,并认真坦诚地回答问题,要给患者思考及提出自己的看法留有充分的时间。

(5) 结束谈话的方式要恰当:结束交谈前,要诚恳地征求对方对本次交谈的意见,应再次重复本次交谈的重点,自我评估本次指导的目标是否达到,积极鼓励和肯定教育对象的表现,使其树立信心,并形成和谐的氛围,为下一次交流打下良好的基础。

2. 用咨询方法进行个别指导

咨询(counseling)有询问、商议、建议、忠告和给人以帮助等含义。在护理健康教育中,咨询指护士对患者、家属及其他人提出的有关疾病护理、保健及生活中的各种问题进行解答,帮助其做出健康行为决策,以增进身心健康的过程。咨询是一种双向交流形式,护士通过回答患者或家属的询问,用咨询方法进行个别指导,既可以向教育对象传递健康知识,又可以进一步密切护患关系。运用咨询方法进行个别指导的原则有:

(1) 回答询问要有针对性:护士要细心听取询问的问题,在了解患者基本状况的基础上,对患者的问题给予明确的回答。例如,患者问:"我怎么会得糖尿病病?"护士在回答患者的问题前,要询问一下患者发病的具体情况,是否有家族史等,然后对患者患病的可能原因做出回答。不能肯定的问题也要交代清楚。

(2)回答咨询问题要恰当:在面对疑难和严重疾病问题时,护士既要说明疾病的危险性,又要鼓励患者树立战胜疾病的信心,并告知疾病的个体差异性,讲解积极的配合治疗和良好的心理状态有利于疾病的康复,向患者介绍一些同病种患者积极生活和康复的实例。

(3)咨询场所选择要合适:健康咨询场所安排较随意,可以是病房、门诊、家庭、办公室等处,对一般问题的问答不必回避他人。对涉及个人隐私及性生活等问题的咨询,应选择合适的场所,可安排单独房间进行,注意私密性。

(4)咨询谈话技巧要掌握好:护士必须熟练运用倾听、提问、反馈、非语言技巧等,创造良好的交流氛围。对一时答复不了的问题要如实相告,并说明可以得到满意答复的途径。

(二)团体指导

团体指导(groups guidance)是以小群体为对象开展护理健康教育的一种方法。相互依赖和情感支持,是人的基本社会需要。对患者来说,尤其需要这种依赖和参与,以了解信息、交流经验、相互帮助、获得信心和行为动力。常用的团体指导形式包括小组活动、专题讲座、病友联谊会等,它们已被广泛地应用在医院健康教育工作中。

1. 小组活动形式的团体指导　在健康教育工作中,小组活动是一种非正规的参与性学习过程。小组活动具有合作与民主气氛,整个过程就是教育者和教育对象之间的互动过程,效果较好。以小组为单位开展护理健康教育是一种积极有效的形式。小组护理健康教育中,护士是小组活动的组织者。

2. 专题讲座形式的团体指导　专题讲座形式适用于门诊患者的团体指导和社区群体的健康教育。它具有内容系统、时间固定、参与活动人数较多、易于开展等特点。这种形式的讲座对护士的语言表达能力和组织能力要求较高。

(三)演示与练习

演示与练习是进行操作技能训练的一种教学方法。操作技能是指运用知识和经验执行一定活动的能力和技巧。例如,指导患者家属学习如何测量血压,如何注射胰岛素等。技能的形成要经历定向(通过观察、理解形成印象)、模仿、熟练操作等环节,学习技能离不开反复观察、练习和具体操作。演示与练习法是提高教育对象的自我护理和家庭护理能力的基本方法。

演示又称示范,是护士配合授课内容,把实物、模型、标本等直观教具展示给教育对象,或给教育对象做示范性实验。练习则是在演示的基础上,指导教育对象按照要求和操作步骤,实践操作的过程。演示与练习突出了健康教育的实践性和实用性,为教育对象提供了学习和巩固知识及提高技能的机会。

(四)网络教育

网络教育是利用医院网站、微博、微信进行教育。这种形式生动直观、方便易行,也可以互动,教育效果良好。

三、实施的内容

护理健康教育的领域十分广泛,对于医院患者的护理健康教育,其内容可包括以下方面:

（一）入院教育

入院教育是住院患者健康教育的基础内容，包括病室人员、环境、工作与休息时间、住院规则等内容的介绍。入院教育的目的是使住院患者积极调整心理状态，尽快适应医院环境，配合治疗，促进康复。

（二）心理指导

所有住院患者都或多或少存在心理健康问题，护理健康教育的首要任务就是要帮助患者克服这些问题，安心住院治疗。

（三）饮食指导

合理适当的饮食将有助于疾病的康复，如高血压患者宜用低盐饮食，糖尿病患者宜用无糖饮食，发烧患者宜多饮水等。饮食指导要注意培养患者的饮食习惯。

（四）作息指导

对有活动能力的患者，都应鼓励其做适当的活动和休息；对需要卧床的患者，也应指导其做力所能及的床上锻炼，并注意调整卧床休息与睡眠的关系，避免日间睡眠过多造成夜间失眠。

（五）用药指导

应告诫患者认真遵循医嘱，按时服药。同时，应有策略地讲清一些药物可能出现的副作用，要求发生严重药物反应时，及时与医生和护士联系。

（六）特殊指导

对临床特殊治疗及护理的患者，都应做好相应的教育指导。例如，对于要进行手术治疗的患者，应做好术前和术后指导；对于清醒状态进行手术的患者，还要做好术中指导；对于放、化疗患者，应做好心脏、皮肤保护等相应指导；对于传染病患者，做好消毒隔离指导等。

（七）行为指导

护士指导患者掌握一定的自我护理或促进健康的行为方法，是护理健康教育的重要内容。例如，教给糖尿病患者自我胰岛素注射方法，教给肺部疾病患者腹式呼吸方法，教给高血压患者意念控制血压的方法等。

（八）出院指导

患者住院基本恢复健康后，在出院前，护士应给予指导，目的是巩固住院治疗及健康教育效果，进一步恢复健康。出院指导尤其应注意预防疾病再次发生的指导。例如，对冠心病心绞痛患者，要特别交代引起再次发生心绞痛的各种可能因素，加强预防措施。

（九）健康行为干预

1. 矫正因个人的不良心理反应引发的行为　如对因悲观、绝望心理导致拒绝治疗；产生自杀动机的癌症和晚期患者进行心理咨询和疏导。

2. 矫正个人不良的行为习惯和生活方式，以降低疾病或意外伤害的危险因素　如针对胃溃疡的膳食指导，戒烟酒及合理规律进餐等。

3. 指导教育对象学习和掌握新的技能，建立健康行为模式　如教新生儿母亲学会如何进行母乳喂养。

4. 实施从医行为指导，增强患者对医嘱的依从性　例如，与高血压防治相关的从医行为包括定期测量血压；发现病情变化及时就医；遵医嘱坚持药物和非药物治疗。

第四节　医院护理健康促进与健康教育实施的质量控制

质量控制是一种有目的的管理行为。控制工作是为实现目标服务的。实施健康促进与健康教育计划必须进行质量控制。通过运用过程评估和即时效应评估等手段和方法对实施过程进行监测和评估,了解和评估实施的过程及实施效果,发现和解决实施过程中出现的问题,及时调整实施策略,控制实施质量,以保证计划的顺利实施,达到预期的效果。

一、质量控制的内容

(一)进程的监测

实施工作的进程是反映实施质量的一个方面。实施工作的负责人必须十分清楚计划的活动是否按照实施时间表上的预定时间进行,是否延误。大型的健康促进与健康教育计划,应该设分项目负责人,并依照实施工作管理要求,按时汇报实施工作的进展情况,建立例会制度,通过召开会议来收集信息,了解工作进程状况、困难和问题。有条件的医院可通过计算机信息系统进行监测,确保实施工作能够按照预定计划进行。

(二)内容的监测

计划的实施是将计划中的各项活动付诸实现,针对活动内容进行监测,主要是检查实际开展的活动在内容上、数量上是否按计划进行,另外还包括准备工作做得如何,内容是否符合要求,有哪些人员和部门参加等情况。

(三)状况的监测

对项目活动开展的状况进行监测,主要是对实施人员工作状况、目标人群参与状况和相关部门配合状况三方面进行监测。

1. 对实施人员工作状况的监测　主要是了解实施人员是否按计划进入岗位,是否按要求接受了培训,是否掌握了知识与技能。

2. 对目标人群参与状况的监测　主要是了解目标人群的参与率以及目标人群对项目活动的态度。

3. 对相关部门配合状况的监测　主要是了解相关的各个部门是否能够配合行动,支持实施活动,以及为实施活动提供帮助的情况。

(四)对人群知信行及有关危险因素的监测

健康教育干预的主要目的在于提高人群在保护健康、预防危害方面的知信行水平,减少危险因素尤其是行为危险因素。对人群知信行水平及危险因素进行监测,使活动更具有针对性和有效性。

(五)经费的监测

应严格监测活动经费开支,以便控制预算和及时调整预算,保证计划顺利实施。

二、质量控制的方法

实施医院护理健康促进与健康教育的质量控制的基本方法是采用前馈控制、同期控制和反馈控制,称为控制的三级机构理论。

1. 前馈控制　又称预先控制,实施健康促进与健康教育所开展的活动应有完整的计划,在活动之前就对结果进行认真的分析、研究、预测,并采取必要的防范措施,防止产生偏差,达到事先控制。

2. 同期控制　又称过程控制,是管理人员对正在进行的具体工作的过程进行恰当及时的指导、监督和纠正。这是在健康促进与健康教育工作计划或活动过程中进行的控制。

3. 反馈控制　又称后馈控制,主要分析健康促进与健康教育工作完成情况及执行结果,纠正偏差。

具体的做法如下:

(一) 认真制订和审核计划

认真制订和审核实施健康促进与健康教育的工作计划、活动计划。要分析计划的目标要求和具体做法是否合理正确;研究实施计划的工作路线是否切实可行;制订执行中可能遇到的问题和困难的应对预案。

(二) 真实记录并撰写报告

项目计划的实施应按规定,从一开始就要求各分项目和各部门的负责人必须切实做好实施记录(实施日记),即时记录下实施工作中的重要信息,包括活动地点、时间、参加人员、现场情况、经费使用、参与人员的表现及对活动的意见等。实施记录可以反映实施过程、实施内容、实施方法、实施的现场情况。

建立报告制度有利于领导和实施负责人了解实施情况,监控实施质量。记录是报告的基础,也是报告的依据。口头报告只能临时采用,原则上以记录为准。

(三) 现场考察和参与方法

为了监测实施过程和控制实施质量,主管人员或监督小组人员应该对实施活动现场进行考察,并且亲自参与实施活动。在考察和参与中了解实施工作情况,能及时发现问题,解决问题。通过考察和参与掌握第一手资料,使指导实施工作得心应手,信息可靠。现场考察和参与实施活动应有计划地进行,列入实施时间表。监测活动的形式可以由监测人员集体进行,也可以单独进行。应做好监测记录,以便反馈和评价。

(四) 调查方法

在监测实施过程和控制实施质量时,调查是一种常用的方法。调查方法可以分为定量调查和定性调查。定量调查一般用于基线调查和效果评价,实施过程中的监测使用不多。定性调查则常用于实施过程中的质量监测。还可以采用专题小组讨论、访谈、观察等定性调查方法获取信息,发现问题。

(五) 审计方法

主要用于财务方面的监测。大型项目经费开支情况必须做好分项目审计、阶段性审计和总体审计。审计的目的是监测经费的管理和使用情况。审计的结果可以用来指导经费的管理、分配和调整。

案 例 学 习

某医院健康教育领导小组对各科第三季度健康教育工作进行考核、总结。

一、健康教育考核组织

由医院健康教育领导小组组长(分管医院健康教育的副院长)、医院健康教育科科长及医务处、护理部、门诊部、预防保健科各一名负责人组成。

二、考核内容、标准

各科室第三季度健康教育开展情况,包括落实计划、职工培训、健康教育专栏、健康教育档案、健康教育形式、内容及效果。具体参见医院健康教育工作考核表(表7-1)。

表7-1　医院健康教育工作考核表

科室_____　　　　　　　　　　　　　　　　　　　　　　　　　　得分_____

考核项目	分值 (总分100)	考核内容及标准	考核情况	得分
健康教育计划落实	10分	本季度计划完成≥95%,各项工作完成情况有记录		
职工培训	20分	医、护、工等人员均经过一次培训。培训内容符合要求;查签到本、课件。考核2名医护人员对所学知识的掌握情况		
健康教育专栏	20分	每月一期完成情况。要求:内容新颖、与专科疾病知识相关、图文并茂、通俗易懂、定期更换		
健康教育档案	10分	档案由专人负责,保存良好。记录要求做到:及时、准确、完整		
健康教育形式、内容、效果	40分	根据所在科室性质采用门诊教育、住院教育、随访教育等形式。教育内容恰当,符合本专科患者需求。效果良好。通过查看活动记录、询问患者和发放调查表反映情况		

考核人_____　　　日期_____

三、健康教育考核结果

1. 考核总体情况:本次考核满分100分。30个科室纳入考核,健康教育工作考核达标的科室24个(≥90分),未达标的科室6个。

2. 健康教育考核中存在的问题

(1)患者健康教育

1)内容针对性不强的科室:普通外科2区、呼吸科、脑外科、儿科、妇科。

2)形式单一的科室:心脏科、产科、中医科、门诊。

3)调查表反映患者对教育内容不容易懂:20%科室存在此现象。

（2）健康教育专栏

1）未按时更换的科室：急诊科、传染科、消化科、普通外科3区、肾科、骨科、老年科。

2）未图文并茂的科室：肿瘤科、风湿科。

（3）健康教育档案

1）无专人负责的科室：胸外科、血液科。

2）记录不符合要求的科室：门诊内科、内分泌科。

3）电子版存档未完善的科室：老年科、眼科、口腔科。

（4）职工培训

各科均完成了培训，但部分科室疏忽了对外院来进修医护人员的培训。

四、总结与改进

本次考核结果反映大多数科室对第三季度医院健康工作完成较好。考核结果将纳入科室综合目标考核，并在全院通报。需要改进的方面主要是对患者的健康教育，健康教育管理科要帮助存在问题的科室认真分析原因，并落实改进措施。针对健康教育管理问题，举办一期健康教育网络成员（兼职健康教员）学习班。进一步统一要求和规范，参观考核达标且工作有特色的科室。如在患者健康教育方面，健康教育内容针对性强、形式多样，能体现个性化教育。健康教育工作规范、成绩突出的（得分前五名）科室将在医院总结大会上表扬。未达标的6个科室限期整改，并组织复查。

本 章 小 结

医院护理健康促进与健康教育是医学模式转变及现代护理学发展的必然趋势，是整体护理的重要内容，已纳入现代护理规程中。它通过完善的三级组织网络开展工作，网络组织包括：院级健康教育领导小组，主要职能是领导、规划、组织、协调全院的健康教育工作；健康教育职能科室，主要职能是具体负责全院日常的健康教育工作；医院健康教育工作网络，由专、兼职健康教员组成，主要职能是负责科室健康教育工作。组织制定相应的医院健康教育制度，主要制度有：岗位职责、各部门健康教育制度、健康教育工作档案制度、健康教育考核考评制度。

医院护理健康促进与健康教育必须通过具体的形式、方法和内容进行实施，才能达到良好效果。实施的基本形式有：门诊教育，包括候诊教育、健康教育处方、门诊咨询教育、门诊专题讲座等；住院教育，包括入院教育、病房教育、出院教育；以及随访教育。实施的方法有：个别指导，包括用交谈方式进行个别指导、用咨询方法进行个别指导；团体指导，包括小组活动形式的团体指导、专题讲座形式的团体指导；以及演示与练习、网络教育。实施的内容有入院教育、心理指导、饮食指导、作息指导、用药指导、健康行为干预等。

医院护理健康促进与健康教育实施必须进行质量控制，才能达到持续质量改进。质量控制的内容包括进程的监测、状况的监测、对人群知信行及有关危险因素的监测、经费的监测等。质量控制方法采用前馈控制、同期控制和反馈控制；制订和审核计划、完善记录与报告、运用现场考察和参与方法、调查方法、审计方法。

【思考题】

1. 简述医院健康促进与健康教育的基本特征。
2. 医院护理健康教育的方式有哪些?
3. 医院健康教育的制度包括哪些?
4. 怎样运用交谈方式进行个别指导?
5. 实施方式中小组活动形式与主题讲座形式的差异有哪些?

【选择题】

1. 近年来,医院健康教育的范围已极大地拓展,主要是　　　　　　　　　( )
   A. 从医院到社区　　　　　　　　B. 从成年到幼儿
   C. 从学校到机关单位　　　　　　D. 内科病房到手术室
   E. 以上均是

2. 医院候诊教育,能够使患者在短时间内了解一些健康知识和就诊注意事项。候诊教
   育的主要形式有　　　　　　　　　　　　　　　　　　　　　　　　　　( )
   A. 发放卫生科普手册　　　　　　B. 利用广播、电视
   C. 健康教育宣传栏　　　　　　　D. 发放健康教育处方
   E. 以上均是

3. 某县级医院为进一步加强健康教育工作,决定建立院级健康教育领导小组,由分管
   院长任组长,健康教育职能科室和医务科、护理部等各相关业务部门的负责人参加。
   其主要职能应该是　　　　　　　　　　　　　　　　　　　　　　　　( )
   A. 负责领导、规划、组织、协调全院的健康教育工作
   B. 将医院健康教育纳入医院工作的议事日程和宏观管理轨道
   C. 建立健全医院健康教育工作制度
   D. 将健康教育纳入年终检查评比的内容之中
   E. 以上均是

4. 某市级医院为了保证医院健康教育的稳步发展,健康教育专业委员会制定了切实可
   行的规章制度,这是保证医院健康教育工作制度化的重要举措。应该建立的主要
   制度有　　　　　　　　　　　　　　　　　　　　　　　　　　　　　( )
   A. 与目标管理相配套的各科室、各岗位责任制
   B. 健全健康教育操作规程及制度
   C. 健康教育工作档案制度
   D. 医院健康教育考核考评制度
   E. 以上均是

5. 呼吸科病房责任护士小王,通过对所负责的一名老年慢性阻塞性肺疾病患者的相关
   知识的评估,决定采用个别指导方式对其进行健康教育。她的做法是　　　( )
   A. 充分评估患者基本情况及疾病知识掌握情况
   B. 在谈话中体现针对性和按计划进行

C. 掌握提问技巧

D. 鼓励对方积极参与谈话

E. 以上均是

6. 下列实施健康教育的方法,不正确的是　　　　　　　　　　　　　　　（　　）

A. 同一种患者应采取相同的学习方法

B. 根据不同患者选择不同方法

C. 可以通过重复、复述、总结的方法强化学习

D. 主要靠发挥患者的主观能动性学习

E. 以上均是

7. 一患者缺乏疾病自我管理的知识,就诊时提出许多问题,医生建议他去教育者咨询处。作为一名教育者,你可以采用什么交谈方式进行个别指导　　　　　　（　　）

A. 鼓励患者积极参与谈话　　　　　　B. 直接进入主题进行指导

C. 全程采用开放式提问　　　　　　　D. 将疾病的全过程进行解读

E. 以上均是

8. 一位 76 岁男性高血压患者来院复诊,医生发现调整降压药两周其血压仍然较高,经询问发现其未按要求服用,即请护士给予用药指导,护士应该怎样进行指导　（　　）

A. 告知按时服药的重要性　　　　　　B. 帮助分析先前服药中的问题

C. 教会正确服药的方法　　　　　　　D. 联系家属给予督促帮助

E. 以上均是

9. 某医院老年医学科护士,在对住院患者实施护理健康教育时,采用了演示与练习方式,下列关于该方式的表述正确的是　　　　　　　　　　　　　　　（　　）

A. 把实物、模型、标本等直观教具展示给患者

B. 给患者做示范性实验

C. 指导患者按照要求和操作步骤进行练习

D. 根据老年患者特点进行个性化指导

E. 以上均是

10. 护理健康教育的领域十分广泛,对于医院患者护理健康教育,其主要内容包括

（　　）

A. 心理指导　　　　　　　　　　　　B. 用药指导

C. 饮食指导　　　　　　　　　　　　D. 行为指导

E. 以上均是

参考文献

[1] 包家明. 护理健康教育与健康促进[M]. 北京:人民卫生出版社,2014.

[2] 马郑萍. 实用护理健康教育手册[M]. 兰州:甘肃民族出版社,2010.

[3] 米光明,王彦. 护理健康教育学[M]. 北京:人民军医出版社,2007.

[4] 黄津芳,刘玉莹. 护理健康教育学[M]. 2 版. 北京:科学技术文献出版社,2012.

[5] 何国平,王秀华. 健康评估[M]. 长沙:中南大学出版社,2011.

参考网址

　　[1] http://health.nj12320.org　南京市健康教育网

　　[2] http://www.jshealth.com/jkjys　江苏健康教育

（张镇静）

二维码 7-3

医院健康教育工作手册

二维码 7-4

医院健康教育制度

二维码 7-5

第七章教学 PPT

二维码 7-6

第七章在线测试

第八章　社区护理健康促进与健康教育

【学习目标】完成本章学习后,学生应能够:

识记: 1. 简述社区与社区健康的基本概念。

2. 说明社区健康促进组织网络。

3. 指出社区人群实施护理健康促进与健康教育的基本内容和方法。

理解: 1. 设计社区健康促进计划。

2. 描述社区人群实施护理健康促进与健康教育的形式和效果评价。

3. 陈述从哪些方面创造社区健康促进的环境。

运用: 1. 用社区健康促进组织网络和环境对社区人群实施健康促进与健康教育。

2. 制订社区人群开展健康促进与健康教育的策略。

社区健康促进与健康教育是提高社区人群自我保健意识和健康水平的重要举措之一。随着医学模式与健康概念的转变,护士不仅要为已患疾病的人提供治疗康复和护理,还需要为健康人群提供预防保健护理知识。这对进一步完善社区卫生服务功能,促进社区健康教育的开展,倡导健康生活方式,防治社区常见疾病具有十分重要的意义。本章从社区健康促进与健康教育的计划制订、重点人群、方法选择、生活方式指导等方面,介绍了开展社区健康促进与健康教育的各个方面的问题,并从实用的角度,介绍了各地开展社区健康促进与健康教育的成功案例,为社区健康促进与健康教育工作的规范化管理、科学实施和深入开展提供必要的指导。

第一节　社区护理健康促进与健康教育概述

一、社区与社区健康

(一) 社区的定义

社区(community)一词源于拉丁文,于 20 世纪 30 年代由我国著名社会学家费孝通先生引入我国。费孝通先生将社区定义为:社区是若干社会群体(家族、氏族)或社会组织(机关、团体)聚集在某一地域里所形成的一个生活上相互关联的大集体。社区是构成社会的基本单位,是宏观社会的一个缩影。社区由一定数量的、具有某些共性的人群组成,他们的共性可包括:共同的地理环境、生活服务设施、文化背景、生活方式、生活制度及管理机构等。在我国,城市社区一般指街道、居委会;农村社区一般指乡镇、村。社区人口一般在 2 万左右。也就是说,社区是以地区界限划分的社会团体,是指人们共同生活的一定区域。

(二)社区的基本构成要素

1. 人群　人是社会生活的主体,一定数量、素质、密度的人口是社会生活的必要前提。人口结构分为生物的,如性别、年龄、种族,社区的如阶级、职业、文化、水平、宗教等。人口结构反映社区内部的人口关系,不同的人口关系表现出不同的社区面貌,如不同性别、年龄结构的人的社会心理和生活方式的特点会不同;性别比例不平衡会给社区的婚姻、家庭生活带来不同的影响;城市社区中的工业区、大学区、商业区,人们间的相互关系、生活方式、文化习俗也会不同。

2. 地域　生态体系包括地势、资源、气候、动植物等,这是社区不可缺乏的基本要素。一个社区的生态系统,往往能够决定这个社区的性质和发展前途,地处要冲、交通方便的地方往往发展成为城市。

3. 生产关系　生产关系是构成社区最重要的要素。社区内的生产有国有经济、集体经济、私营经济和个体经济等。

4. 生活服务设施　社区设施可以满足社区生活的需要,而生活需要也是多方面的,因而要求社区有各种相应的设施,包括房屋、供水、供电、交通、邮电、医疗机构、学校和娱乐场所等。

5. 文化背景及生活方式　个人的行为、生活方式、家庭背景、家庭经济等对社区人群的健康都产生很大的影响。

6. 生活制度及管理机构　社区的规模可大可小,最常见的分类是分城市和农村社区两大类。随着我国经济的发展、科学的进步,乡镇企业遍及各地,目前有人提出第三社区即集镇社区,它介于城乡社区之间,具有一些独特的方面,应引起人们的注意。社区管理机构和运行机制主要有村委会、居委会、乡(镇)政府、街道办事处等。

人群和地域是构成社区的最基本要素,在此基础之上,生活服务设施、文化背景、生活方式、生活制度及管理机构是社区人群相互联系的纽带。

(三)社区的特点

1. 社区的第一个历史形式是原始的氏族社会,它是血缘群体与地缘群体的历史统一,是一个大的血缘家庭和氏族单独建立的社会生存方式;社区的第二个历史形式是传统共同体或村庄,它的主体是地缘群体,是一家族和家族依附土地共同建立的社区生存方式;社区的第三个历史形式是现代共同体或城镇,它的主体仍然是一些家庭和他们的成员,他们不依赖土地,而是依赖社会化组织如工厂、店等共同生存。

2. 社区具有共同的文化习俗与生活方式　同一社区的人们具有基本相同的职业、经济水平及由此产生的认同意识。由于自然条件和社会历史的原因,使得一定社区的人们具有共同的文化习俗和生活方式。

3. 我国城市社区的特点

(1)人口聚集:这是各国城市社区的共性,而作为发展中国家的中国,该特点更加突出。发展中国家的城乡差距大,主要一个特征就是城市的人口密度远大于农村。过高的人口密度是传染性疾病暴发流行的人口学因素。

(2)文化汇集:城市是文化的熔炉,其文化的复杂性和多样性远大于农村地区,城市社会的活动复杂性使得受教育成为城里人的基本生存需要。

(3)经济发达:城市经济发展的直接受益人是城市居民,它给居民带来生活水平的提高,也会带来一定的负面作用,如营养膳食结构问题、过洁造成的抵抗力下降问题、城市大气和水源污染等问题。

(4)资源集中:城市社区的社会经济发展和人口集中,引导各类服务资源的相对集中,其中包括服务业、餐饮业、医院等。

(5)设施便利:农村的设施是平面的,而城市的设施是立体的,城市社区的交通和服务条件要优于农村地区。对许多服务来讲,这种便利(可及性)使得资源的使用效率更加重要。

(6)多层次需求:城市社区并不是仅存在高需求,而是多种需求层次并存。这是由人群的复杂性和需求的多样性决定的。

(7)节奏快:节奏反映了城市经济发展的速度,而这种速度又会给社区人群带来紧张和压力,促发高血压、心脑血管疾病、忧郁、精神卫生等健康问题。

(四)社区的功能

1. 生产和发展　这是社区发展的两个基本因素,生产和发展功能包括人口的生育和社会物质财富的生产两个方面。

2. 贯彻国家政策法令、保持社会安宁的功能　只有每个社区稳定安宁了,国家才能长治久安。

3. 改善社区服务体系和环境的功能　如修建学校、商场、医院、道路、邮局、文化娱乐场所及改善环境、治理环境污染等。

4. 互助互爱,获得归属感和认同感的功能　社区人群共同生活在一定的区域,在特定的环境中可以形成共同的特征,人们在这里通过互助互爱和一系列的相互作用使自己的许多日常需要得到满足,可以获得一种归属感和认同感,这种认同感是同一社区人群共同的心理特征,具有牢固的、内聚的相互作用。

综上所述,我们从社区的定义、构成要素、特点和功能可以这样概括地说:社区是一个"微观社会",是社会的缩影,是组成社会的基本单位。

(五)社区健康

社区健康(community health)是指以社区为范围,以家庭为单位,以居民为对象,促进建立健康信念、培养健康意识,使居民广泛参与改变不良生活方式,改善社区卫生状况,提高群体健康水平。搞好社区健康促进的关键就是要把健康促进纳入社区政府的议事日程,因为只有加强政府的领导,才能有利于卫生事业的发展,有利于协调社区各部门的合作,有利于开拓社区资源,有利于有效地动员群众的积极参与,有利于推动健康促进工作的开展,有利于将健康促进工作纳入卫生经济发展规划中,有利于促进社区精神文明建设。目前,开展"社区健康促进"工作主要有三种模式:一种是以卫生部门为主体,在社区开展某项目规划,其支撑点是项目经费,但一旦项目结束,将很难继续开展工作;另一种是争取社区领导的支持,但具体实施仍以卫生部门为主体,领导处于消极、被动的地位,这种模式缺乏长远目标,属于短期行为;第三种模式是以社区领导为主体,把健康问题纳入政府的议事日程,形成"政府搭台、多方唱戏"的局面。

二、社区护理健康促进与健康教育的概念

(一)健康教育

1954 年,WHO 在健康教育专家委员会报告中提出"健康教育(health education)与一般教育一样关系到人们知识、态度和行为的改变。一般说来，健康教育致力于引导人们养成有益于健康的行为，使之达到最佳的状态"。1981 年，WHO 健康教育处主任慕沃勒菲（A. Moarefi）博士提出的定义是："健康教育帮助并鼓励人们有达到健康状态的愿望；知道怎样做可以达到这样的目的，每个人都尽力做好自身或集体应做的事；并知道在必要时如何寻求适当的帮助。"1983 年，第 36 届 WHO 大会重申了这个定义，其特点在于"着眼行为，强调自觉"，并从新的健康观和医学模式出发，号召人们不仅要防止疾病侵害，而且要增进健康，获得完满的健康幸福生活，达到 WHO 提出的目标并推动健康教育由宣传型转向教育型。社区护理的核心是预防疾病，促进和维护社区人群的健康。社区护士所承担的角色更侧重于人群健康的沟通者、教育者和社区健康倡导者。

（二）社区健康教育

社区健康教育（community health education）是指以社区为单位，以社区人群为教育对象，以促进居民健康为目标，有组织、有计划、有评价的健康教育活动。其目的是发动和引导社区人群树立健康意识，关心自身、家庭和社区的健康问题，积极参与社区健康教育活动，养成良好的卫生行为和生活方式，以提高自我保健能力和群体健康水平。社区护理健康教育的对象是辖区内常住居民和社区所辖各企事业单位、学校、商业及其他服务行业的职业人群。社区护理健康教育的重点人群是妇女、儿童、青少年、老年人、残疾人和服务行业从业人员。

（三）社区健康促进

社区健康促进（community health promotion）是指以社区为单位，在社区政府的领导下，通过不断地改善自然环境，创造良好社会环境，并不断地丰富社区资源，以促使社区居民生活功能和发挥他们健康的最大潜力形成相互帮助、相互支持的社区健康促进网络。社区健康促进的战略目标是激励全社区居民关心自己的健康问题，积极参与营造可持续发展的生态环境和全社区健康促进规划的制订、执行和评价，全面提高社区居民生活质量和文明素质，实现世界卫生组织提出的"21 世纪人人享有卫生保健"的宏伟目标。

三、社区护理健康促进与健康教育的意义和任务

（一）社区健康促进与健康教育的意义

《中共中央、国务院关于卫生改革与发展的决定》中明确指出："健康教育是公民素质教育的重要内容，要十分重视教育"。健康教育的实质是一种干预，它使人们在面临促进健康、疾病预防、治疗、康复等各个层次的健康问题时，有能力作出决策。社区健康促进是激励全社区居民积极参与和管理决定他们生活和健康的问题，在营造健康的环境、健康的社会和健康的人群中不断提高社区居民的道德品质和文化素养。社区健康促进与健康教育的意义主要体现在以下几方面：

1. 是实现初级卫生保健的开路先锋。
2. 是卫生保健事业发展的必然趋势。
3. 是一项低投入、高产出、高效率的保健措施。
4. 是提高广大群众自我保健意识的重要渠道。

1978 年国际初级卫生保健会议发表的《阿拉木图宣言》确立初级卫生保健是实现人人享有卫生保健的根本性途径，并将健康教育列为初级卫生保健八项工作任务之首。发展以初级卫生保健为基础的社区卫生服务，是我国卫生服务体系改革的重大决策。社区卫生服

务以社区为范围,以家庭为单位,以社区人群为服务范围,以社区健康为目标,实施以预防为主,预防、治疗、保健、康复、健康促进一体化的服务。社区健康教育是社区卫生服务的有机组成部分。国内外研究表明,健康促进与健康教育是一项低投入、高产出、高效益的保健对策,开展以社区为基础的健康教育,提高社区群众的健康意识和自我保健能力,提倡健康文明的生活方式,是预防和控制诸如高血压、糖尿病、冠心病等与生活方式有关疾病的有效措施。自我保健是指人们为维护和增进健康,为预防、发现和治疗疾病,自己采取的卫生行为以及作出与健康有关的决定。自我保健是实现人人享有卫生保健这一宏伟目标的基石。然而,自我保健不能自发产生,只有通过健康促进与健康教育才能提高人们的保健意识和自我保健的能力。加强健康教育,普及卫生知识,提高社区群众的卫生文化水平,提倡健康文明的生活方式,是社区健康教育的使命,也符合我国社会主义精神文明建设的要求。因此,健康教育是公民素质教育的重要组成部分。

(二)社区健康促进与健康教育的任务

开展社区健康促进与健康教育工作,首先应进行调查研究,以掌握健康教育的有关资料与情况,为制订工作规划、计划、对策提供科学依据,做到有的放矢。组织实施社区健康教育活动,是社区健康教育组织的基本任务。社区健康促进与健康教育的任务主要有:

1. 主动争取和有效促使领导及决策层观念的转变,支持并制订健康促进的政策。
2. 促进个人、家庭和社区预防疾病,增强促进健康、提高生活质量的责任感。
3. 创造有益于健康的外部环境。
4. 积极推动医疗部门向提供健康服务的方面发展。
5. 在全民开展健康教育,提倡文明、健康、科学的生活方式,提高全民族的健康素质和科学文化水平。

第二节　社区护理健康促进与健康教育的组织

社区健康促进与健康教育应成为社区卫生服务中的先导性工作。做好社区健康促进应综合使用健康促进的五项要素,即制订能促进健康的公共政策、创造支持的环境、加强社区的行动、发展个人的技能和调整保健服务方向。总结我国这几年开展城市社区健康促进与健康教育的经验,有以下几点。

一、组织形式与方法

(一)发展社区卫生服务中的健康教育

积极发展社区卫生服务是面向 21 世纪改革我国城市卫生服务体系的重大决策。社区护士是社区卫生服务的提供者,也是社区健康教育的实施者。社区卫生服务中的健康教育主要通过如下途径:

1. 建立和完善的个人、家庭健康档案,包括医疗保健记录、双向转诊记录、健康教育培训记录等。
2. 进行社区主要疾病高危人群检测及健康教育。
3. 建立驻社区单位(学校、工厂、机关等)定向健康教育服务。

4. 开展家庭病床健康教育。

（二）结合城市爱国卫生运动和创建国家卫生城市开展健康教育

城市居民健康教育的普及率、自我保健水平和公共卫生道德水平的提高，是衡量城市爱国卫生工作和创建国家卫生城市的重要指标。根据城市爱国卫生和环卫工作的任务和重点，调整、部署健康教育的内容，使两者有机结合在一起，互相促进，以充分发挥其在促进城市卫生文明建设、增进社区居民健康方面的协同作用。

（三）利用各种传播渠道，普及医学科学知识

1. 积极争取当地报社、电台、电视台等新闻单位的支持和配合，充分利用报纸、广播及闭路电视等开辟健康教育专栏节目和公益广告，向群众普及医学科学知识。

2. 建立固定的宣传阵地 如卫生宣传橱窗、卫生宣传栏，结合社区中心卫生工作和季节性疾病防治，定期更换宣传内容。

3. 组织文化 教育部门开展健康教育和全民健身运动，如组织中小学生开展周末街头宣传活动；组织电影院、文化宫、俱乐部的文化娱乐场所放映卫生科普电影或录像片；组织居民积极参加各种文化和健身活动。

4. 利用街道老年活动室、文化活动站开展健康教育活动与培训。

（四）开展"卫生科普一条街"活动

组织发动城市商业区的各行各业，根据行业特点，开展健康教育活动。例如，创建无烟商场，布置卫生宣传橱窗，结合商品介绍宣传卫生保健知识。

（五）建立健康教育示范小区

抓好典型、以点带面是普遍应用的一种有效的工作方法。建立健康教育示范小区具有典型示范、指导全局的重要作用和意义。健康教育示范小区的组织实施如下：

1. 建立社区健康教育领导小组或社区健康促进委员会，将健康教育考评纳入目标管理。

2. 建立健全社区健康教育网络，培训骨干人员，宣传与动员群众。

3. 创建文明卫生的社区环境，提供健康教育设施、场所、健康教育材料，营造健康教育氛围。

4. 完善社区健康教育管理制度，以行政、组织、社区规范、评比奖惩等措施保证社区健康教育工作的落实。

5. 提供相应的社区卫生服务，包括建立家庭健康档案、重点人群监测、社区常见病普查普治、社区健康咨询等。

6. 评估社区需求，制订并实施社区健康促进与健康教育计划，评价健康教育效果。

（六）地段医院的体制和功能改革

随着社区卫生服务的开展和深入，现有的地段医院正逐步改建为社区卫生服务中心。改建后的社区卫生服务中心在体制和功能上尤其应适应健康促进与健康教育工作的开展。

二、社区组织网络体系的建设

社区护理健康教育的组织实施是在社区的组织协调下，运用健康教育的理论和方法解决社区群众健康问题的实践过程。其基本策略是组织和协调社区群众，开发和利用社区资源，通过制订和实施社区健康教育规划，帮助社区群众普及卫生知识，树立健康意识，建立健康行为和生活方式，改善社区卫生状况，提高社区群众健康水平。社区护理健康教育的组

织要素包括:

(一) 社区领导重视

城市街道办事处和农村乡镇政府是当地健康教育的领导和协调机构,它们对健康教育工作的重视和支持程度是当地健康教育工作能否顺利开展和获得成效的关键。社区的健康问题不可能由卫生部门单独解决,必须在当地政府的领导下,社区各有关部门共同对社区群众的健康承担责任才能完成。社区领导应该把社区卫生工作,包括健康教育工作列入重要工作日程,制订政策,协调力量,组织实施,考核评价。

(二) 组织网络健全

社区健康教育的对象不仅包括社区居民,而且涉及社区的医院、工厂、商店、机关等各行各业的工作人员。因此,必须建立起结构完整、功能协调、运转有序的社区健康教育工作网络。当前我国社区健康教育的组织网络尚无统一模式,但都应遵循如下原则:

1. 双轨管理 即开展社区护理健康教育,一靠各级政府和卫生行政部门的领导协调,二靠各级健康教育机构的业务指导。两条渠道,对口管理。区(县)健康教育所(中心)在市卫生局主管部门的领导和市健康教育所的组织指导下,负责全区(县)社区健康教育工作的规划、指导、监督和评价,是承上启下连接"双轨"的中心。

2. 条块结合 一是以医疗保健(健康教育)机构为主体,以专兼职健康教育专业人员为骨干,形成社区健康教育纵向网络;二是社区内各单位协同参加,形成社区主管领导牵头,由教育、卫生、财政、环保、群众团体及各单位领导等共同组成的社区健康教育横向网络。街道办事处(乡镇)健康教育领导小组和居(村)委会社区保健(初保工作)站是条块结合的两个融汇点。

3. 一网多用 即充分利用城乡三级医疗卫生保健网,将社区健康教育有机地融入初级卫生保健体系。此体系将为社区健康促进与健康教育奠定坚实的组织基础。

(三) 有各级专业机构的业务指导

医疗卫生专业人员应该是社区卫生服务建立和发展的倡导者之一,也应该是社区卫生计划、实施和评价的基本技术力量。专业人员的参与程度和在其中扮演的角色还与医学界对社区卫生服务的认识程度有关。目前看来,我国对医务人员从事社区服务的激励机制尚不健全,有相当多地方的医生不愿意到社区工作。因此,需要进一步加强两条渠道,对口管理,逐级负责,交互融会。

(四) 资源保证

开展社区健康教育必须有稳定的物力、财力和人力等资源做保证。除积极筹集资金,争取外援性技术、人力、材料及设施外,还应以社区发展为动力,立足于依靠自身的力量,发掘社区内部的资源。与社区健康教育直接相关的社区资源包括:人力资源,如自愿参与健康教育行动的积极分子,志愿为社区提供服务的医护人员、教师及其他技术人员;财力资源,如企事业单位、社会团体及个体劳动者的资助;物力资源,如开办健康教育学校所需的活动场所,教学设施及教材;信息资源,如社区居民对社区健康教育计划的建议、决策及活动实施后的信息反馈。

(五) 制订社区健康教育工作规划

健康教育的核心是帮助人们树立健康意识,养成良好的行为和生活方式。因此,传统意义上的卫生宣教是无法完成其使命的,真正意义的健康教育必须进行科学的计划设计。社区健康教育计划的设计应根据当地的需求、现有卫生服务的资源、各种健康影响因素、社区力量及群众参与的可能性等来制订。在设计时,要注意防止不顾当地的实际情况照搬照套,把规划设计得过于"洋化",不进行科学设计或凭经验而行等倾向。

(六) 多种策略综合应用

社区居民的健康和生活质量受到环境因素、行为因素、生物因素和卫生保健服务因素的影响。同时社区居民又存在着性别、年龄、职业、文化程度、生活习惯、健康状况等多方面的差异。因此,社区健康教育必须采取多部门联合作战,多层次干预和多种干预手段并用的综合性策略和方法。

(七) 部门协调、沟通和合作

卫生保健系统(health care system)是卫生服务的提供系统,而卫生领域(health sector)包括促进、保护和维护健康的相关部门。在卫生保健系统内部存在着功能协调问题,卫生工作不是单纯一个部门的工作,需要许多部门间的协调和合作。在卫生服务和社区健康促进与健康教育的过程中,也存在许多部门间协调和合作的问题。社区卫生服务需要工商、教育、传媒、交通、能源等部门加强合作,建立伙伴关系,共同努力来保障人民健康。根据各时期社区卫生服务的工作重点,在政府协调和统筹安排下通过部门间协商,明确共同目标,加强合作,共享专长、技能和资源,提高效率和效益。

(八) 社区、家庭和个人参与

社区是健康促进和社区卫生服务的基本场所。这种参与性决定了我们必须在社区进行动员工作,让社区、家庭和个人从被动到主动,从旁观到介入,从观察到行动,积极地作为一分子融入到健康相关活动中。无论是老年保健,还是儿童保健、妇女保健,家庭的影响对健康促进与健康教育的实施均是十分重要的。

三、社区健康教育的原则

1. 科学性　健康教育要立足于科学,教学内容要有科学依据,观点必须正确。科学发展日新月异,健康教育者不注意知识更新,就可能宣传过时的技术、观念和药物等。宣传内容要严谨、正确,论证有据。

2. 群众性　健康教育是以健康为中心,以社区人群为对象的全民性教育。健康教育的内容应能为社区人群所理解和掌握,教育内容要通俗易懂、深入浅出,且符合社区人群对健康知识的需求。教育方法要能使社区群众喜闻乐见,易于接受。

3. 艺术性　为使健康教育取得较大社会效益,健康教育需具有一定的艺术感染力,根据不同对象的心理特点、兴趣爱好和自我保健要求,组织直观形象教育和视听电化教育等,通过对内容进行艺术加工,提高群众接受教育的兴趣。

4. 针对性　健康教育的内容必须有针对性,针对主要疾病的危害及其有关行为。针对不同年龄、性别、职业、文化程度、心理状态,对卫生保健需求的教育对象分别进行有针对性的健康教育。如学校健康教育以合理营养、良好卫生习惯养成、戒烟、预防意外伤害、青少年性发育与健康为主;孕妇则以围产期保健和科学育儿等教育为主;成年人以各种慢性疾病的致病因素教育为主。

5. 实用性　健康教育是一门应用科学,在其实施过程中要贯彻技术的实用性和可行性,发挥实际效益。依据社区需求评估,制定健康教育目标,综合考虑群众的经济水平,提出切实可行的措施。

第三节 社区护理健康促进与健康教育的计划与实施

一、项目计划设计

计划在整个健康促进与健康教育活动中起着决定其工作目标、内容、方法和步骤及其发展方向的作用。社区健康教育项目计划,是指在全面部署社区健康教育整体规划的基础上,针对社区重点人群中需优先解决的健康问题科学制订的项目计划。因此,应遵循以下原则:

1. 参与的原则 强调社区干部和群众积极参与项目的制订及其全过程,这是保证项目成功的一个重要原则。

2. 明确目标 每一项社区健康教育计划的设计都必须有明确的目的和目标,所要达到的目标必须是明确的和可以测量的。

3. 从实际出发 要根据社区人力、财力、物力因地制宜地制订计划,而不是从主观愿望出发。在制订规划前必须对社区做周密细致的深入调查研究,项目的确立不仅针对人群的健康问题,还包括社会问题、群众的思想、习俗、传统观念、兴趣、文化水平、经济状况,以及工作中可能遇到的困难和障碍等。

4. 重点要突出 计划的重点必须突出,切忌面面俱到、包罗万象。否则,势必造成目标含混不清,干预分散,有限的资源不能集中使用,而使计划难以奏效,同时也难以进行效果评价。

5. 要留有余地 在制订项目计划时,要尽可能预见到实施过程中可能遇到的或发生的情况,留有余地,并事先预定应变对策,以确保计划的顺利实施。

二、项目计划设计程序

社区健康促进与健康教育项目计划设计的程序参照国外成功模式,结合我国健康教育实际,可归纳为以下 7 个步骤:① 社区需求评估;② 确定优先项目;③ 制定目标和指标;④ 确定教育(干预)策略;⑤ 安排项目活动日程;⑥ 制订监测与评价方案;⑦ 项目经费预算。

1. 社区需求评估 在制订健康教育规划时,首先考虑社区需要解决什么问题? 哪些问题可以通过健康教育干预得到解决? 目前应优先解决的健康问题是什么? 因此,必须做好社区需求评估,为计划的制订提供必要的资料、数据与依据。社区需求评估包括社会诊断与流行病学调查,具体有以下几种方法:

(1) 召开座谈会:通过邀请当地卫生行政部门、爱国卫生机构、预防保健机构、社区管理机构的领导、专家、技术人员以及群众代表等参加座谈讨论,集中大多数人的意见和基层群众的要求,分析、研究、确定社区的主要健康问题。

(2) 分析文献资料:从当地卫生部门、统计部门公布的信息资料、专题报告或发表的调查研究文献中获取有关社区人群健康状况、健康危险因素等方面的资料,分析研究,找出社区存在的主要健康问题。

(3) 流行病学调查:发现哪些是社区最严重、最主要的健康问题和需要优先解决的健康问题,并分析哪些行为因素和环境因素是引起这些健康问题的危险因素以及其中影响最大的因素是什么,特别是行为危险因素在社区人群中的分布情况,哪一类人群受影响最大等,为制订干预策略提供科学依据。

2. 确定优先项目　目的在于真实地反映社区存在的群众最关心的健康问题,以及反映各种特殊人群存在的特殊健康问题,决定最重要、最有效的、所用的人力、资金最少而能达到最高效益的项目。确定优先的原则是:

(1) 重要性:主要看疾病或健康问题的频度和危害程度,通过分析社区人群中发病率、病残率、死亡率以及因疾病或健康问题造成的经济负担、社会负担、康复成本、经济损失等来确定其重要性。

(2) 有效性:主要看疾病或健康问题是否能够通过健康教育手段得以解决。干预实施后,是否会收到明显的效果和社会效益。

(3) 可行性:主要分析社会以及政策对疾病或健康问题干预的支持力度和有利条件,包括领导的支持、社会有关部门的配合;人力、物力、技术支援的条件,特别是经济资源的支持;以及健康教育是否会得到社区人群、尤其是干预对象的支持和赞同。

3. 确定规划目标　当项目确定后,就要针对项目计划干预的内容,确定干预人群、范围、计划所要达到的目标以及为实现目标要求而制订的各项指标。

(1) 制定目标:目标是健康教育计划活动的总方向,即在执行计划后,预期要达到的理想结果。目标一般是比较宏观、笼统、长远的,它只是给整个计划提供一个总体上的要求或努力方向。例如,通过本项目计划的实施,使社区内吸烟人数减少,吸烟率降低,与吸烟有关的慢性病发病率得到控制。

(2) 制定指标:指标即具体的目标,是目标要达到的具体结果,要求是明确的、具体的、可测量的而又必须达到的指标。指标包括 5 个要素,即对谁? 什么变化? 多长时间? 变化程度多大? 如何测量这种变化? 一项健康教育计划通常包括三方面的指标,即教育指标、行为指标和健康指标。

1) 教育指标:是指为实现行为改变所应具备的知识、态度、信念和技巧等。它是反映健康教育计划近期干预效果的指标。例如,实施围产期保健健康教育计划 1 年后,知识方面:100％的孕妇能说出产前检查的好处;信念方面:100％的孕妇相信她们能够用母乳喂养自己的孩子;技能方面:100％的产妇能够掌握母乳喂养的技巧。

2) 行为指标:是指健康教育计划实施后,干预对象行为变化的指标,也是反映计划中期效果的指标。例如,实施母乳喂养健康教育计划 2 年后,使社区 90％的产妇实现母乳喂养。

3) 健康指标:是指通过健康教育计划的实施,反映干预对象健康状况改善情况的指标。由于干预对象的健康状况改变往往是一个较长的时期,所以健康指标反映的通常为远期效果,包括发病率的降低、健康水平和生活质量、平均期望寿命的提高等。例如,执行控烟健康教育计划 3 年后,使社区内 35 周岁以上的居民高血压患病率由目前的 12.65％下降至 8％以下。

4. 确定教育(干预)策略　在确定目标后,应确定达到目标的方式、方法和途径,即干预策略。教育(干预)策略主要包括以下几项内容:

(1) 确定教育方法:健康教育干预是通过卫生知识传播、保健方法和技术的应用指导等来实现的。因此,按干预手段和目的的不同,可将教育方法分为信息传播类、行为干预类和社区组织方法三大类。不论采用哪一种方法,都必须以如下原则作评价:是否容易为受教育者所接受? 方法是否简便? 效率与效果如何? 是否经济?

(2) 确定教育内容:计划中的教育内容,应针对目标人群的知识水平、接受能力、项目的目的和要求来确定,教育内容要有科学性、针对性、通俗性和实用性。

(3) 确定教育材料:社区健康教育活动的教育材料主要有视听材料和印刷材料两大类。可购买出版发行物,也可自行编印。不论选择哪一种教材,其内容设计都必须符合教育(干预)内容的要求。

(4) 组织与培训:确定组织网络和执行人员,搞好培训,是执行计划的组织保证。组织网络以健康教育专业人员为主体,吸收政府各部门、基层组织、各级医药卫生部门、大众传播部门、学校等参加,组成具有多层次、多部门、多渠道的网络,确保计划目标的实现。

5. 项目计划的实施(安排项目活动日程) 健康教育项目计划实施大致分为四个阶段:

(1) 调研与计划设计阶段:包括基线调查、确定教育对象、制订教育目标、设计监测和评价方案等。

(2) 准备阶段:包括确定教育内容、选择教育方法、制作教育材料、建立教育网络、培训教育执行人员、准备材料等。

(3) 执行阶段:包括争取领导和社会支持,各种传播、教育(干预)手段的运用,对活动过程进行监测和评价等。

(4) 总结阶段:包括收集、整理、分析资料和数据,撰写活动执行情况和项目总结报告,找出存在的问题和不足,提出今后改进的意见。

6. 制定监测与评价方案 在项目的设计阶段就要考虑评价问题。对监测与评价的活动、指标、方法、工具、时间、监测与评价负责人等作出明确的规定。

7. 项目经费预算 根据项目的活动,分别测算出每项活动的开支类别即所需费用,然后汇总,列出整个项目的预算。

三、项目的基本内容

社区护理健康教育是社区健康教育和社区卫生工作的重要组成部分,其实施地点包括城镇社区和农村社区两大块,其基本内容概括如下:

(一) 城镇社区护理健康教育

1. 社区常见疾病防治的宣传教育

(1) 慢性非传染性疾病的社区防治:慢性非传染性疾病(以下简称"慢病"),如高血压、冠心病、脑血管病、癌症、糖尿病等,已成为我国城市居民重要的致死、致残原因,严重威胁人们的健康与生命。健康教育的主要内容有:① 提倡健康的生活方式,控制行为危险因素;② 普及慢病防治知识,提高自我保健能力;③ 增强从医行为,提高对社区卫生服务的利用。如定期体检,积极参加健康咨询、疾病普查普治,遵医嘱坚持药物和非药物治疗等,做慢病社区三级预防的积极参与者和接受者。

(2) 传染病的防范:由于国际交往的快速增加、城市过分拥挤、缺乏安全的饮用水、处理和加工食品方式的变化、社会人群中思想观念和生活方式的多元化,以及滥用抗生素而出现抗药性等诸多因素,造成新出现或重新出现的传染病,如艾滋病及 HIV 感染者、性病、乙型肝炎、戊型肝炎、结核病等已构成对居民健康的极大威胁,应加强对其传染源、传播途径及防治方法的宣传教育。

（3）加强安全教育:防止意外伤害,意外伤亡。如交通事故、劳动损伤、溺水、自杀等,是当前造成青年人死亡和病残最常见的原因。教育居民在日常生活和工作中,提高自我防护意识,加强青少年的安全防护措施,防止意外事故的发生。

2. 家庭健康教育

（1）家庭饮食卫生与营养:家庭饮食卫生与营养包括膳食的合理搭配,食物的合理烹调,定时定量饮食,炊具、食具的简易消毒方法,碘盐的保管与食用,夏季食品的简易冷藏和贮存方法,暴饮暴食、偏食、酗酒对健康的影响,以及常见食物中毒的预防知识等。

（2）家庭急救与护理:家庭急救知识应包括烧伤、烫伤、触电、跌伤等意外事故的简易急救方法和处理原则,人工呼吸操作方法,家庭中常用药物的保存与使用方法,以及血压计、体温表的使用方法等。

（3）居室环境卫生知识:居室环境卫生知识包括居室环境的卫生要求、居室的合理布局、居室装修的卫生问题、居室采光照明的卫生要求及对健康的影响,冬季取暖应注意的问题,如预防煤气中毒、减少煤烟污染等。

（4）生殖健康教育:生殖健康教育包括计划生育、优生优育优教、妇幼保健、性生活知识等。

（5）家庭心理卫生教育:家庭生活周期是家庭心理卫生教育最基本的理论框架。家庭的发展经过创立期、生育期、学龄期、创业期、空巢期等不同阶段,每一阶段有其特定的角色和责任,如果家庭成员不适应或处理不当,便会产生相应的健康问题。根据家庭发展阶段与问题,适时提供咨询和指导,协助家庭成员正确解决面临的问题。例如,独生子女教育,正确对待与处理夫妻之间、婆媳之间、父母与子女之间关系,保持良好的人际关系,和睦的家庭氛围,防治和消除社会心理紧张刺激,促进家庭心理健康。

3. 创建健康城市（国家卫生城市）的宣传　中国目前已有 3 亿多城市居民。为了使城市拥有健康的人群,健康的环境,从而促进经济和社会的发展,中国自 1990 年起开展创建全国卫生城市和国家卫生城市检查评比活动。由于卫生城市是由 90％以上的卫生单位和 90％以上的卫生家庭组成,所以只有增强社区的凝聚力,提高全民的健康意识,动员每一个人、每一个家庭和单位共同参与,才能移风易俗,改变城市卫生面貌。因而,社区健康促进与健康教育是城市创卫工作的重要内容和基本途径。

（二）农村社区护理健康教育

1. 农村常见疾病防治的宣传教育

（1）传染病及寄生虫病防治知识:为预防传染病的发生和流行,必须采取消灭传染源、切断传播途径、保护易感人群的措施。针对传染病发生和流行的三个环节,健康教育应包括以下内容:计划免疫、法定传染病的疫情报告、各种传染病的隔离知识、消毒知识、杀虫灭鼠知识、药物防治及家庭护理知识、社会与卫生公德教育。

（2）慢性非传染性疾病防治知识:这方面知识应包括高血压、心脑血管疾病、癌症、呼吸系统疾病等各种常见病的致病因素、防治知识、早期症状、及时就医与合理用药以及家庭护理常识。

二维码 8-1
社区健康
教育

（3）地方病防治知识：地方病是由自然地理环境或生活条件因素所致，以地域性发病为特点的一类疾病，通常包括碘缺乏病、地方性氟中毒、克山病和大骨节病等。地方病是目前严重危害我国农村居民，特别是贫困地区人群的重要疾病。普及地方病的防治知识是落实综合性防治措施的重要内容。

（4）与农业劳动相关的疾病防治知识：包括常用农药的种类、保管方法，预防农药中毒的措施、急性农药中毒的临床表现及群众自救、互救知识；农田中暑、稻田性皮炎、农民肺等的病因、危害、预防措施、早期症状及发病后的治疗和家庭护理的知识。

（5）防止意外伤害：目前农村发生意外伤害事件日趋增多，其主要原因有三：① 农村用电及机械化程度提高了，但农民缺乏相应的安全防护意识和措施；② 乡镇企业增多，有的管理不善，有些设备落后，操作简单粗糙；③ 随着城乡交通事业的发展，农村机动车事故呈上升趋势。健康教育应着重于提高农村居民尤其是农村青年的安全防护意识，普及有关农村常见意外伤害的原因、预防及救护方面的知识。

2. 农村爱国卫生与环境保护　通过广泛的宣传教育和社会动员，让广大农民充分认识到爱国卫生、环境保护、农业致富和可持续发展的密切关系，培养爱国卫生和环境保护的意识和习惯，促进农村两个文明建设的健康发展。

四、项目计划的实施

社区健康教育项目计划的实施，应按照计划设计的要求，有序而有效地组织实施社区干预等活动，以保证计划目标的实现。在落实执行计划中，应重点做好五项工作：制订实施计划表、建立实施组织、实施质量控制、培训工作人员、配备材料设备。

1. 制订实施计划表　为了使项目活动有步骤地落实，在计划执行之前，应该制订项目各项工作的时间表，明确规定工作内容、要求、实施时间、地点、负责人、经费预算等内容。如在执行计划中有特殊要求，也应在时间表内列出或说明。

2. 建立实施组织　实施组织通常包括项目领导小组与项目技术小组，项目领导小组由与项目执行直接有关的部门领导和项目计划的业务主持负责人组成。

3. 实施质量控制　质量控制主要是对实施过程进行监测和评估来完成。

（1）质量控制的内容：包括对计划工作的进度、计划活动内容、计划活动情况进行监测；对目标人群的知、信、行及有关行为危险因素变化情况进行监测；对活动经费使用情况进行监测。

（2）质量控制的方法：包括记录与报告方法、现场考察与参与方法、审计方法、调查方法等。

4. 培训执行人员　培训的目的是使项目执行人员全面了解计划执行的目的、意义，掌握计划活动的内容、方法和要求，学习项目工作相关的专业知识和技术，提高工作水平与技能，并激发他们的工作热情。培训的原则是：时间要短，内容要精，针对性要强，要重视技能训练和参与式教学。

5. 配备材料与设备　按照计划的各项活动要求选择订购或自制教材。

五、实施的形式与方法

社区健康教育应根据不同人群、时间、地点、文化程度等选择不同的形式和方法，达到健康教育的目的。

1. 口头教育　口头教育是促进社区健康教育的最基本形式,主要方法有演讲、专题讲座、座谈会、咨询、家访、广播等。

(1)演讲、专题讲座:由专业人员就某专题进行知识传授,是开展社区健康教育工作常用的一种传播形式,属公众传播范畴。如针对糖尿病患者的饮食治疗、消化性溃疡患者最常见健康问题与护理指导、心律失常患者家庭用药指导与护理、慢性支气管炎患者的自我保健等。专题知识讲授能较系统地传递有关健康的信息,帮助学习者对一般健康知识或有关疾病的防治措施有一个基本的了解,优点是简便易行,受众面广,信息传递直接、迅速,易影响人们的观念,从而形成一种严格的思维;同时,由于是有目的、有组织、有计划、经过认真准备而进行的传播,因此论证严密、条理清晰,具有较强的说服力。主讲者利于组织导向,热情的演说易于感染听众。局限性是演讲者须具备较广博的专业知识、娴熟的语言表达能力以及控制场面的能力等,而且听众一般较被动,使反馈受到限制。

(2)座谈会:针对学习对象有共同的学习需求或存在相似的健康问题而组织的,以小组式群体沟通的形式进行有关健康信息的沟通,如孕妇学习班、婴幼儿合理喂养、青少年性健康教育等。由于受教育者置身于群体中,受群体意识、群体规范、群体压力、群体支持的影响而更容易摒弃旧观念,接受新观念,形成良好的社会方式与行为。座谈会的优点是为全体成员的参与提供了机会,可相互学习,取长补短,相互帮助,相互促进,最后达到共同提高、解决问题的目的。局限性在于较费时,有时不易控制局面,易形成一言堂的局面。

(3)个别交谈:针对受教育者的具体情况,以面对面的方式传播健康教育知识,针对患者或学习对象的特殊性、带个性的问题,发展其健康技能,说服其改变不健康的行为习惯。个别交谈的优点是准备时间少,交谈内容具有针对性、个体化和人性化,易于双向交流;局限性是要求交谈者必须具备有关的主题知识和交流技巧。

(4)健康咨询:是一种个别指导方式,由健康教育或社区护士为人们解答生活中的各种健康问题,帮助个人避免或消除心理、生活、行为及社会各种非健康因素的影响,以促进身心健康。咨询方式可以是面对面解释,也可通过电话进行远距离交谈。健康咨询的优点是方便快捷;局限性是个别指导效率较低,咨询人员须具备较全面的健康知识和较强的语言表达能力。

2. 文字宣传教育　文字宣传教育是将健康知识通过阅读向社区人群宣传教育,促进卫生行为的养成和实行。主要方法有印刷资料和宣传橱窗。

(1)印刷资料:有卫生传单、卫生标语、卫生教育手册、卫生健康书籍、科普读物等,是将一般的健康教育内容用大众化语言进行陈述、解释,并印刷成册的文字资料。其优点是传播面广,内容详细,便于保持和反复阅读,作用持久;局限性是学习效果反馈受到制约。

(2)宣传橱窗:是将较多的健康教育信息筛选浓缩成精练的科普短文公示于众,便于阅读的一种健康知识教育形式。制作时要求文字简练、通俗易懂、重点突出、便于记忆。若图文并茂,则效果更好。其优点是易于制作,更换方便,利于及时提供最新健康信息,费用不高;局限性在于低文化程度人群不易于阅读。

3. 形象化教育　形象化教育是利用实物、标本、模型、美术图画、摄影照片等形象化教育方式,将生活现实中的卫生科学知识准确地表现出来。

(1)实物、标本、照片、图画:为学习者提供静止的视觉感官刺激,与文字说明互为补充。

其优点是具有灵活性,可满足不同健康教育内容的具体需要,真实性强,感染力大,群众爱看;局限性是效果反馈不及时,对问题的分析不够深入和全面。

(2)演示:是一种详细展示某一具体行为操作过程或操作步骤的教学方法,也是具体操作技能培训不可缺少的方式之一。如正确母乳喂养的姿势、医院外心肺复苏的基本步骤和方法、婴儿人工喂养代乳品的配制等。其优点是学习者有较真实的感受和体会教学内容的内在联系,形象的演示更容易保持记忆与理解,演示具有灵活性,可重复演示。

4. 电化教育 电化教育是利用现代化设备器材的声、光、音乐、语言和文字等进行健康教育,主要方法有电影、电视、幻灯、录像、多媒体等。

(1)电影、电视:通过形象化的视听刺激进行信息和知识传递,为学习者提供活动的画面,生动有趣,贴近生活,使健康教育更加丰富多彩,便于学习者接受。

(2)录像、光盘等电子教材:除具备以上特点外还可以作为远程教学手段,将普及型健康信息向更广的区域传递,扩大健康教育对社会人群的影响。也可使专家的讲授普及化,对提高健康教育的社会效益和经济效益有积极的作用。优点:影响面大,传递健康教育信息效益较高。局限性:传递的信息难以达到个体化,初期制作需要投入较多经费。

(3)APP:随着智能手机和 iPAD 等移动终端设备的普及,人们逐渐习惯了使用 APP 客户端上网的方式,因此通过 APP 进行健康教育也是符合社会潮流的一种比较便捷的方式。应用手机移动终端软件,可以为居民提供多方位、个性化、持续性的健康普教服务,并且不受地域的影响,只要有网络,都可以享受到同样的健康宣教。局限性:使用者需掌握智能手机的使用技巧,可能不适用于部分老年群体。

5. 案例教育 案例教育是将具有特殊代表性的事例提供给学员,根据相关内容进行讨论,总结案例的健康问题所在,提出解决问题的办法,选择解决问题的方案,达到教育目的。优点是使学习者掌握主动分析和解决问题的能力;局限性是在案例的选择与适宜性方面有一定的难度。

第四节 社区护理健康促进与健康教育的质量评价与控制

一、质量评价指标

(一)社区护理健康教育评价指标

健康教育指标是指通过健康教育计划的实施,反映干预对象健康状况改善情况的指标。由于干预对象的健康状况改变往往是一个较长的时期,所以健康指标反映的通常为远期效果,包括发病率的降低、健康水平和生活质量、平均期望寿命的提高等。

1. 卫生知识均分 $=\dfrac{\text{受调查者知识得分之和}}{\text{受调查者的总人数}}$

2. 卫生知识合格率 $=\dfrac{\text{卫生知识达到合格标准人数}}{\text{受调查者的总人数}}\times100\%$

3. 卫生知识知晓率(正确率) $=\dfrac{\text{知晓(能正确回答)某卫生知识的人数}}{\text{受调查者的总人数}}\times100\%$

4. 信念流行率 $= \dfrac{有某种信念的人数}{受调查者的总人数} \times 100\%$

5. 行为流行率 $= \dfrac{有特定行为的人数}{受调查者的总人数} \times 100\%$

6. 行为改变率 $= \dfrac{在一定时期内某行为发生改变的人数}{观察期开始时该行为的人数} \times 100\%$

（二）社区健康促进的评价指标

由于社区健康促进涉及面广，评价的指标也复杂，除了评估项目规划的效果有特定的要求之外，归纳起来有以下主要指标：

1. 人口统计学指标　包括年龄构成、性别、文化、职业等；
2. 自然环境质量　包括污染指标、基础设施的质量、住房质量、供水和环境美化程度；
3. 经济状况　包括收入水平、失业率；
4. 社会环境质量　包括社会心理紧张水平、社会服务质量、文化水平和居民素质；
5. 人身安全；
6. 教育水平与质量；
7. 社区政府组织结构；
8. 社区群众参与程度；
9. 各部门间的协调与合作水平；
10. 健康的公共政策情况和社会支持程度；
11. 行为指标：如饮食习惯、居民锻炼情况、吸烟率、酗酒率及吸食违禁药品情况；
12. 社区健康服务质量；
13. 传统的健康指标，如发病率、患病率、死亡率、致残率等；
14. 人人享有卫生保健的程度。

二、效果评价方法

根据评价的内容、指标、研究方法的特点，评价被分为五类：形成评价、过程评价、效应评价、结果评价、总结评价。其中效应评价、结果评价及总结评价属效果评价内容。

（一）效应评价

效应评价是评估实施社区健康教育计划导致的目标人群健康相关行为及其影响因素的变化。健康教育计划的效应评价称为近期和中期效果评价。

1. 效应评价内容

（1）倾向因素：目标人群的卫生保健知识、健康价值观对健康相关行为或疾病的态度，对自身易感性疾病潜在威胁的信念等。

（2）促进因素：卫生服务机构或实行健康行为资源的可及性。

（3）强化因素：目标人群再采纳健康行为时获得的社会支持，家属、朋友的看法及采纳行为后自身的感受。

（4）健康相关行为：干预前后目标人群的健康相关行为是否发生改变，改变量多少，各种变化在人群中的分布如何。

（二）结果评价

结果评价着眼于评价实施健康教育项目导致的人群健康状况及生活质量的变化。不同的健康问题,从行为改变到出现健康状况的变化所需时间的长短不同,但均在行为改变之后才能观察到健康状况的改变,故结果评价又称后期效果评价。

1. 结果评价的内容　健康状况:① 生理指标:如身高、体重、体质指数、血压、血红蛋白、血糖、血脂等。② 心理指标:如智力、人格、忧郁程度、情绪等。③ 疾病与死亡指标:如发病率、患病率、死亡率、婴儿死亡率、平均期望寿命、减寿年数(用于反映超前死亡而导致的寿命损失水平)等。结果评价应注意教育的前后比较。

2. 生活质量

(1) 生活质量指数(physical quality life index,PQLI):该指数由婴儿死亡率指数、1岁预期寿命指数、识字率指数组成,公式如下:

$$PQLI = (i_m + e + i)/3$$

式中:i_m——婴儿死亡率指数,即(229−婴儿死亡率)/2.22;

e——1岁预期寿命指数,即(1岁平均预期寿命−38)/0.39;

i——识字率,指15岁及以上人口中的识字者的百分比。识字率大于80%,为高生活质量人群;识字率在60%~80%,为中生活质量人群;识字率小于60%,为低生活质量人群。生活自理能力,包括穿衣、室内活动、大小便控制、洗澡、修饰、吃饭、上厕所等内容,主要用于老年人和慢性病患者功能的评估。

(2) 生活质量量表(LSI):常用于测定主观生活质量,以反映人们客观环境的心理感受。例如,对家庭、居住环境、工作、经济、健康状况等方面的主观满意程度。

(3) 社会健康状况指标:主要包括两个方面,即社会适应性和社会支持。

常用的测量社会健康状况的量表还有社会关系量表(SRS)、社会支持问卷(SSQ)和Katz适应量表等。

3. 效益　效益指健康教育改变人群健康状况带来的远期社会效益和经济效益,指标是社会质量。如劳动生产力、福利、环境的改善、长寿、人们的精神面貌、降低卫生保健成本等。

(三)总结评价

总结评价是综合效应评价、结果评价以及对各方面资料做出总结性的概括。通过总结评价,对各项计划完成情况、成本—效益等作出总的判断,总结经验教训,全面反映计划的成败,为今后的计划决策提供更准确的科学依据。

三、质量控制的影响因素

1. 时间因素　时间因素可影响评估结果的真实性,健康教育工作不可能立即见成效,如健康状况的改善、平均寿命的提高都不可能在短时间内得到证实。

2. 测试或观察因素

(1) 暗示效应;

(2) 健康教育成员的成熟性;

(3) 评定错误;

(4) 测量对象(目标人群)成熟性。

3. 回归因素　指由于偶然原因,被检测者的某特征过高或过低,以后测量中可能回复到原有水平的现象。

4. 选择因素　评价研究中,确定干预对象的同时,设立对照组人群,以克服某些影响评价结果真实性的因素。

5. 失访 指在目标项目实施中或评价阶段，目标人群由于各种原因不能被干预或评价。当目标人群失访比例较高(超过 10%)，会导致评价结果出现偏倚。

四、成本效益分析和成本效果分析

成本效益与成本效果分析方法的原理是健康教育工作的开展必然要耗费一定量的人力、物力、财力资源。健康教育投资就是在健康教育活动中所耗费的一切经济资源的总称。成本效益分析(cost-benefit analysis)的基本思想就是通过比较项目的总成本和总效益(以货币值表示)来确定投入一定(单位)成本的产出。然而，卫生领域中的很多效益难以转化为货币值，如疼痛减轻、满意度增加等。为此，使用成本效果分析(cost-effectiveness analysis)，即成本以货币值体现，效益改用效果指标表示，如行为改变率、发病率等，确定单位成本取得的效果。

(一) 成本

成本(cost)即开展一项计划所投入的资源，包括人力、物力、财力的投入，并以货币值表示。出于不同的目的，可以将成本进行不同方式的分类。

1. 直接成本 直接成本指在为某特定人群提供服务时直接消耗的资源。一项健康教育项目的直接成本应包括：① 所有全职工作人员的工资、津贴、专家咨询费、讲课费、调查人员劳务费；② 设备、材料费、计算机、放像机、健康教育材料等；③ 交通、通信费用、电话、邮件、传真等；④ 日常消耗品、纸张、文具、复印资料等。

2. 间接成本 间接成本指与项目有关，但又未直接应用于项目的那部分成本。如目标人群为参与项目而付出的时间、交通费用；用于克服某些副作用而花费的成本。

3. 无形成本 无形成本是影响直接成本和间接成本的重要因素，可塑性较大。

(二) 效益与效果

1. 效益 效益(benefit)指开展某项健康教育计划所得到的利益或节省的开支金额。从全社会利益的角度出发，效益可分为：

(1) 直接效益(direct benefit)：指实行了某项健康教育计划后所节省的费用，如高血压社区综合防治项目实施后节省的用于高血压患者治疗的费用。

(2) 间接效益(indirect benefit)：指实行健康教育项目后减少的其他方面的经济损失。如控烟计划实施后减少的与吸烟有关的火灾造成的损失。

(3) 额外效益(extra benefit)：指在计划以外所得到的利益，如预防氟中毒而实行的改水项目同时也减少了肠道传染病的发生。但一般进行成本效益分析时不考虑这部分效益。

(4) 无形效益(intangible benefit)：健康教育项目实施后所带来的人群精神面貌的改善，家庭生活的幸福等。

2. 效果 效果(effectiveness)指实行某计划后产生的实际结果，无须以货币值表示，常采用直接的客观指标来衡量，如知识提高率、行为转变率、发病率、死亡率等。使用这些指标，只能进行同一项目不同方案之间的比较，无法进行项目间的比较，因为不同的疾病即使发病率或死亡率相同，其对人群健康状况的影响也是不一样的，为此专家建议以质量调整生命年(quality adjusted life years，QALY)作为指标来进行跨病种的比较。

(三) 货币的时间价值

在任何一项投资项目中,一个不能忽视的问题是时间对货币值的影响,因此我们不能直接比较不同年份的货币值,在比较之前必须折算未来货币值的现值,然后进行比较。这种折算现值的过程称为贴现。

(四) 分析意义

成本效益(效果)分析的意义为:

(1) 在项目计划阶段进行方案可行性评价或选择出单位成本效益(效果)最大的方案。

(2) 在项目评价阶段,评价项目单位成本的实际效益(效果)。

(五) 分析步骤

1. **熟悉项目计划**　在分析有关数据之前,要全面了解项目背景,明确计划目标及具体内容。

2. **确定成本与效益(效果)**

(1) 计算总成本;

(2) 计算总效益(效果)。

3. **贴现**　将发生在不同时间的成本、效益贴现,求出各年成本与各年效益的现值。

4. **计算分析**

(1) 成本效益分析:计算贴现值(NPV),计算效益成本比(BCR)。效益成本比即为总效益的现值与总成本的现值之比。

(2) 成本效果分析:计算净成本(net cost),净成本 ＝ 总成本－计划结余资金。

(3) 计算成本效果比:成本效果比 ＝ 净成本／质量调整生命年。

5. **敏感性分析**

敏感性分析(sensitivity analysis)指在进行计划可行性分析和方案优选时,有些关键数据并不是十分确定,如贴现率、发病率等,多数情况下需根据文献和计划当时的情况进行估计,其值就有可能与计划实施时的实际情况有所不同。当这些不确定数字发生较大幅度变化,项目的成本、效益关系变化不大时,我们认为项目具有较好的稳定性,较低的敏感性,这样的项目可以比较放心地决策。反之,若项目的敏感性高,需审慎考虑决策方向。

案 例 学 习

周先生,王先生,童大爷,李奶奶等 15 名退休干部,大专以上文化,湖南省常德市人,平均年龄 67 岁,平均体重 75kg,现住市区一高档小区内,小区内设有社区医疗点。15 名老人中患有高血压心脏病的 10 人,糖尿病患者 3 人,脑出血后康复期 2 人。这些患者身体状况良好,病情稳定,性格开朗,乐观向上,积极锻炼,家庭幸福。社区医疗服务站定期为小区患者进行身体检查和健康教育,效果良好,患者满意度高。

一、本小区实施健康促进与健康教育的基本形式

对本小区 15 名退休干部实施项目计划的主要形式从以下两方面进行:

1. **语言方式教育**　在小区内定期进行演讲、报告、咨询等口头语言教育和报刊、书籍、宣传册等文字语言教育,激发他们积极参与的热情和自我保健意识。根据不同的疾病制订详细的健康教育册、宣传画等,方便小区老人的业余生活。

2. 电化教育 采用电视、录像等教育方式,提供高血压、糖尿病、脑出血等疾病的治疗、康复、护理、健康指导。

二、本小区进行健康促进与健康教育常用的教育方法

本小区的患病老人有 15 人,采用群体教育法,每周 2～3 次集中进行小组讨论会和专题讲座的方式进行健康教育。指导者围绕疾病中心议题展开讨论,让学习者之间互学互帮,加深理解,讲座中间可以穿插通俗易懂、生动简明的文字材料进行健康教育。

三、本小区健康促进与健康教育的基本内容和效果评价

(一)高血压病的健康促进与健康教育

原发性高血压的控制要采用预防与治疗相结合的方法,重在预防,采用药物与非药物治疗综合性手段。目前,国内原发性高血压的综合防治对策采用以社区为范围的健康促进模式,预防高危人群和一般人群进入原发性高血压的行列,已患高血压病的患者减缓进入晚期或并发症阶段,采取二级预防措施,尽可能提高其健康水平。根据该小区人群特点主要内容为:

1. 高血压筛检

(1) 定期普查:对周先生等 15 名退休干部人群定期进行普查。

(2) 高血压危象人群筛检:对 10 名已患高血压人群作为筛检的重点对象,预防疾病的进一步演变,达到事半功倍的效果。凡具有下列一项危险因素者,均可定为高危对象:① 曾有脑血管意外、心脏受损、心绞痛、肾脏受损者;② 超过标准体重 20% 者;③ 血压 $>140/90mmHg$ 者。

2. 高血压健康教育

健康教育内容:主要针对高血压的危险因素,采用相应的干预措施,包括控制体重与减肥,膳食限盐,限制饮酒与戒烟,合理膳食,增进和保持适量有氧运动,放松与应急处理训练,定期测量血压等。

(二)脑卒中、糖尿病等高危人群的健康干预与健康教育

1. 通过社区诊断,建立健康群体资料库,尤其是健康问题和危险因素基线状况资料。

2. 有针对性地设计危险因素干预措施计划,制作适合公众群体的心脑血管疾病和糖尿病健康教育材料。

3. 通过大众媒体进行广泛的健康倡导,知识传播。

4. 定期评估健康传播效果,推进健康教育资料和工具的建设,完善健康教育手段,尤其提倡合理膳食,科学健身,控制危险因素的策略。更好地建立支持性环境,尤其是政府支持,伙伴关系,社区群众参与和社区资源动员。

根据评价的内容选择不同的效果评价方法。以确定健康教育计划的先进性和合理性;确定达到预期目标的程度及其影响因素;总结健康教育项目的成功与不足之处;向公众介绍健康教育的结果,扩大影响。

本 章 小 结

　　本章节描述社区健康、社区护理健康促进与健康教育的概念和任务;介绍了社区护理健康促进与健康教育的组织形式与方法、组织网络体系的建设、相关的管理制度以及如何创造社区健康促进的环境;重点阐述了社区护理健康促进与健康教育项目计划的制订、项目的基本内容、项目计划的实施和实施的形式与途径;并介绍社区护理健康促进与健康教育的质量评价指标、效果评价方法、质量控制的影响因素和成本效果分析和成本效益分析。

【思考题】

1. 如何建立社区健康促进组织网络体系?
2. 如何设计社区健康教育项目计划?
3. 论述社区人群评估的内容及意义。
4. 论述社区健康教育的重点对象及主要内容。
5. 实施社区健康教育的形式与途径有哪些?

【选择题】

1. 社区卫生服务的单位是　　　　　　　　　　　　　　　　　　　　　（　　）
   A. 家庭　　　　　　　B. 学校　　　　　　　C. 社区卫生服务站
   D. 社区卫生服务中心　E. 社区养老中心
2. 社区康复护理的对象有　　　　　　　　　　　　　　　　　　　　　（　　）
   A. 重点保健人群　　　B. 亚健康人群　　　　C. 高危人群
   D. 慢性病患者　　　　E. 妇女儿童
3. 社区护士制订家庭健康护理计划中错误的做法是　　　　　　　　　（　　）
   A. 有家庭的参与
   B. 计划与家庭成员的价值观念冲突时,以护士的专业意见为准
   C. 设立切合实际的目标
   D. 与其他医务工作者合作,有效利用资源
   E. 有相同健康问题的家庭实施护理援助的方法不尽相同
4. 介绍了影响社区人群健康诸多因素以及进行健康教育计划制订的步骤的健康教育
   模式是　　　　　　　　　　　　　　　　　　　　　　　　　　　　（　　）
   A. 优先模式　　　　　B. 健康信念模式　　　C. 知、信、行模式
   D. 纽曼模式　　　　　E. 适应模式
5. 社区健康促进与健康教育项目计划设计程序不包括　　　　　　　　（　　）
   A. 社区需求评估　　　B. 确定优先项目　　　C. 寻找资金支持
   D. 确定教育策略　　　E. 安排项目活动日程
6. 下列不属于社区健康促进和健康教育项目基本内容的是　　　　　　（　　）
   A. 社区常见疾病防治的宣传教育　　　B. 急救技术的普及教育

C. 家庭健康教育　　　　　　　　　D. 建设健康城市的宣传

E. 农村常见疾病防治的宣传教育

7. 下列不属于社区健康促进与健康教育质量控制的影响因素的是　　　　　（　　）

A. 时间因素　　　　　B. 回归因素　　　　　C. 选择因素

D. 失访　　　　　　E. 经济因素

8. 成功的健康教育的结果是使社区居民发生　　　　　　　　　　　　　（　　）

A. 行为改变　　　　　B. 知识普及　　　　　C. 信息传播

D. 积极参与　　　　　E. 疾病康复

9. 社区健康护理措施中最重要的是　　　　　　　　　　　　　　　　　（　　）

A. 预防和治疗疾病　　　　　　　　B. 消除人群的不良行为，建立健康行为

C. 给予相应的生活照顾和护理　　　　D. 培养良好的卫生习惯

E. 进行居家护理

10. 下列家庭健康护理中，错误的做法是　　　　　　　　　　　　　　（　　）

A. 从家庭的患者中可获得家庭健康的相关资料

B. 对健康问题相同的家庭可以用相同的模式进行护理

C. 护士用专业知识，站在对方的立场明确家庭存在的问题

D. 家属是收集资料中非常重要的提供者

E. 有时邻居也可提供家庭健康的关键资料

参考文献

[1] 何国平，喻坚. 实用社区护理[M]. 北京：人民卫生出版社，2002.

[2] 傅华. 社区预防与保健[M]. 北京：人民卫生出版社，2002.

[3] 刘天鹏. 健康管理师培训教材[M]. 北京：人民军医出版社，2006.

[4] 田向阳. 中国农村健康教育与健康促进策略与模式研究[D]. 上海：复旦大学，2013.

[5] 何国平. 家庭护理与健康[M]. 北京：高等教育出版社，2005.

[6] 包家明. 护理健康教育与健康促进[M]. 北京：人民卫生出版社，2014.

[7] 施榕. 社区预防与保健[M]. 北京：人民卫生出版社，2006.

参考网址

[1] http：//www. chinanurse. com　中国护士网

[2] http：//www. bewell. org. cn　健康大数据网

[3] http：//www. chs. org. cn　中国社区卫生协会

[4] http：//www. cna-cast. org. cn　中华护理学会

（何国平）

二维码 8-2
第八章教学PPT

二维码 8-3
第八章在线测试

第九章 不同生命周期的护理健康促进及健康教育

人类从出生到死亡经历很长的时间,因此为他们提供的健康促进和保健措施的范围也很广。本章将从阐述儿童、青年、中年和老年等不同生命周期的特点开始,对每一阶段的人群从生物、心理、社会、精神等方面提出了健康促进与健康教育的内容,以便能够为他们提供指导性和综合性的健康促进措施。

第一节 儿童健康促进与健康教育

一、儿童生长发育特点

儿童(child)处于不断生长发育的动态变化过程中。为了更好地做好健康促进与健康教育工作,根据小儿生长发育不同阶段的特点,将其分为以下六个时期:

(一)新生儿期

新生儿期(neonatal period)是指自胎儿娩出脐带结扎至生后 28 天。此期小儿脱离母体开始独立生存,体内外环境发生巨大变化,由于其生理调节和适应能力尚不完善,所以发病率(morbidity)和死亡率(mortality)较高。在胎儿期,神经系统的发育领先于其他系统,故出生时即具有对寒冷、疼痛等刺激的反应,嗅觉和味觉发育良好,有灵敏的触觉,生后 3～7 天听觉发育已相当完好。

(二)婴儿期

婴儿期(infant period)是指出生后到 1 周岁。此期是小儿出生后生长发育最迅速的时期,身高在一年中约增加50%,体重约增加2倍,脑发育较快。由于生长发育迅速,对营养素和能量的需求相对较大,但消化吸收功能尚不完善,因此容易发生消化功能紊乱和营养不良。在后半年因经胎盘所获得的被动免疫力逐渐消失,故易患感染性疾病。神经心理发育方面,6个月时能辨认陌生人,明显地表现出对母亲的依恋及分离性焦虑(separation anxiety)情绪;7~8个月时能发出"爸爸""妈妈"等复音,但无意识;10个月时能有意识地叫"爸爸""妈妈"。

(三)幼儿期

幼儿期(toddler's age)是指满1周岁到3周岁。此期生长发育速度稍减慢,由于活动范围增大,接触周围事物增多,故智力发育较快,语言、思维和交往能力增强,从学步到会跑并开始独立行动,但对各种危险的识别能力不足,易发生意外。自身免疫力仍然较低。神经心理发育方面,1~1.5岁能通过视觉、触觉、听觉与体位感的联系,逐渐理解一些日常用品的名称,如"奶瓶""汽车"等,并逐渐从讲简单的句子发展到复杂的句子,能表达心情。语言、动作及心理发育有明显进步。

(四)学龄前期

学龄前期(preschool age)是指满3周岁到6~7周岁。此期生长速度较慢,每年体重约增加2kg,身高约增加7cm,免疫功能增强,智力发育日趋完善,好奇多问,模仿性强,个性开始形成,能有意识地控制自己的情感。防病能力有所增加,但因接触更加广泛,仍易患传染病、免疫性疾病或发生各种意外。

(五)学龄期

学龄期(school age)是指6~7岁到进入青春期之前。此期体格发育平稳增长,除生殖系统外,其他器官的发育到本期末接近成人水平。智力、理解能力、综合能力增强,求知欲望强。感染性疾病发生率较前降低,而近视、龋齿的发病率增高。

(六)青春期

青春期(adolescence)又称少年期,一般女孩从11~12岁到17~18岁,男孩从13~14岁到18~20岁。此期体格发育突然加速,体重、身高增长幅度加大,生殖系统迅速发育,第二性征逐渐明显,女孩出现月经,男孩出现遗精,生长发育个体差异较大。此阶段是从童年向成人过渡的时期,由于神经内分泌的调节功能还不稳定,使其在心理、行为、精神方面也不稳定,易受社会、周围环境的影响,常出现心理、行为、精神方面的问题。

二、婴幼儿健康促进与健康教育

儿童是人的一生中生长发育最重要的阶段,而婴幼儿时期的健康促进与健康教育将对一个人的终身健康产生巨大影响。在对婴幼儿提供健康促进与健康教育时,主要是从营养、排泄、睡眠、活动、免疫接种等方面着手。

(一)营养

成功的婴儿喂养除了使婴儿能正常生长发育外,还应使其在情感上得到满足。婴儿期母乳喂养(breast feeding)是最为重要的健康促进策略。母乳营养丰富,易于消化吸收,蛋白质、脂肪、碳水化合物比例适当,是婴儿最佳食品,研究表明,母乳喂养儿的发病率和死亡率均低于人工喂养儿。只有当母乳不足或母亲不能用母乳喂养婴儿时,才选择部分母乳喂养或人工喂养。牛奶是最常用的代乳品,但由于牛奶中酪蛋白和矿物质含量高,乳糖含量低,易被污染,所以牛奶应经过稀释、加糖和煮沸后,方可喂养小婴儿。如果家庭经济条件许可的话,配方奶粉是优先选择的乳类来源。随着婴儿月龄的增长,对营养素及能量的需要日益增多,任何乳品所含的营养素均不能满足婴儿生长发育的需要。因此,无论选择何种方式喂养,一般6个月以上的婴儿均应及时添加换乳期食品。

当幼儿的消化功能逐渐成熟时,应供给足够的能量和优质蛋白,饮食以肉类、乳类、蔬菜水果、谷类、豆类及其制品五类食物为主。食物应细、软、烂、碎,易于咀嚼。经常变换食物的品种与制作方法,创造良好的进食环境,鼓励并满足幼儿自我进食的欲望,培养良好的进餐习惯和独立进食的能力。饮食以每日3餐,另加2~3次点心或乳品为宜,忌食花生、瓜子等带壳食物。

(二)排泄

新生儿一般出生后24小时内排尿,最初几天因摄入少,每日排尿仅4~5次,以后随着液体摄入的增加,排尿次数增至20~25次/日,1岁时15~16次/日。婴儿肾脏功能不成熟,尤其是浓缩功能较差,排出同量的溶质需比成人多2~3倍的水分,故易发生脱水。因此,预防脱水是婴儿期一个非常重要的健康促进策略,应注意补充足够的水分。

新生儿一般出生后12小时内开始排胎粪,约2~3天内排完。婴儿大便的颜色取决于喂养的方式。母乳喂养儿粪便呈金黄色,糊状,不臭,每日2~4次。人工喂养儿粪便呈淡黄色,较干,有臭味,每日1~2次,添加辅食后粪便接近成人,每日1次。腹泻是小儿常见病,婴幼儿发病率高,主要表现为大便性状改变和大便次数增多。因此,健康教育应包括对看护人进行新生儿粪便性状、腹泻等常识教育。

18~24个月的幼儿开始能够自主控制肛门和尿道括约肌,而且随着认知的发展使他们能够表示便意,因此应对其进行大小便的训练。在训练过程中,应采用赞赏和鼓励的方式,训练失败时不要表示失望或责备幼儿。大便训练常较小便训练先完成,在环境突然变化时,幼儿已经形成的排便习惯可能会改变,但幼儿情绪平稳后,排便习惯会恢复。对看护人提供咨询以判断幼儿的生理发育水平是否已经能够接受大小便训练也是健康教育的策略之一。

(三)睡眠

充足的睡眠是保证婴儿健康的先决条件之一。婴儿所需的睡眠时间个体差异较大,随年龄增长睡眠时间逐渐缩短,清醒时间逐渐延长。新生儿一般每天80%的时间在睡觉,但1岁时每天睡眠时间就减至50%。为保证充足的睡眠,婴儿睡眠方面的主要健康教育策略是培养良好的睡眠习惯。一般1~2个月小婴儿尚未建立昼夜生活节律,胃容量小,可夜间哺乳1~2次,但不应含奶头入睡;3~4个月后逐渐停止夜间哺乳,任其熟睡。婴儿的睡眠环境不需要过分安静,光线可稍暗,睡前应避免过度兴奋,可利用固定的乐曲催眠,不拍、不摇、不抱。各种卧位均可,但通常侧卧位是最安全和最舒适的,侧卧时要注意两侧经常更换,以免面部和头部变形。

幼儿一般每天晚上睡10~12小时,白天小睡1~2次。幼儿睡前常需要有人陪伴,或抱着喜欢的玩具上床,使其有安全感,晚上开着灯也会增加幼儿的安全感。就寝时不要给幼儿阅读紧张的故事或做剧烈的运动,而应该用低沉的声音给他们讲一些有趣的故事以帮助其入眠。

(四)活动

家长应每天带婴儿进行户外活动,呼吸新鲜空气和晒太阳,有条件者可进行空气浴和日光浴,以增强体质和预防佝偻病的发生。经常抚触婴儿、抱着婴儿并让他们玩一些安全的玩具,能为婴儿的身体发育提供足够的活动。

对于幼儿,应根据不同的年龄选择合适的玩具,1~2 岁幼儿宜选择能发展走、跳、投、扔等活动的玩具,如球类、积木、滑滑梯等。2 岁后开始模仿成人的活动,喜欢玩沙土、橡皮泥等,还喜欢奔跑、蹦跳等剧烈运动。成人应引导和帮助幼儿玩耍,鼓励幼儿独立活动,以发展其动作的协调性。幼儿期活动方面的健康促进策略是提供新的、安全的锻炼机会来促进和加强运动技巧。

(五)预防接种

预防接种(preventive vaccination)能降低儿童某些传染病的发病率。国家卫生计生委规定,小儿在 1 岁内必须完成卡介苗、脊髓灰质炎疫苗、百白破混合制剂、麻疹疫苗和乙肝疫苗的接种。此外,小儿还可根据本地疾病的流行情况、家长的意愿选择疫苗进行接种,如流脑疫苗、乙脑疫苗、流感疫苗、腮腺炎疫苗、甲肝疫苗等。鼓励看护人尽可能按照儿童计划免疫程序进行预防接种,是预防儿童传染病的一个非常重要的健康促进与健康教育策略。

二维码 9-1
婴幼儿
健康教育

三、学龄前和学龄儿童健康促进与健康教育

学龄前和学龄期儿童无论生理还是心理方面,都出现了较大的发展,因此,对该阶段儿童实施健康促进显得非常必要。

(一)营养

学龄前和学龄期儿童饮食接近成人,食品制作要多样化,要求膳食营养充分而平衡,并做到粗细、荤素搭配,食谱经常变换,以促进食欲,同时要培养良好的饮食习惯,不挑食、偏食和吃零食。鼓励他们多吃鱼、瘦肉、家禽、蛋奶、豆制品、蔬菜水果等,保证能量和营养素的摄入,以满足生长发育需要。学龄前儿童除三餐外,另加上下午点心;学龄期儿童早餐要保证较高营养价值,提倡课间加餐。

此阶段儿童还应注意避免不良饮食习惯,如暴饮暴食造成肥胖(obesity),肥胖不仅影响小儿的健康,还可成为成人肥胖症、冠心病、高血压、糖尿病等疾病的诱因。避免儿童肥胖的健康促进策略是向家长提供营养方面的相关知识,加强锻炼,不要用食物作为奖赏,并让小儿知道吃饱了就不要再吃了。

(二)排泄

此阶段小儿的排泄习惯大致和成人相同了,大便每日 1~2 次,小便每 3~4 小时一次,但有一些孩子可能会有排泄问题,如遗尿症(enuresis),遗尿症通常发生在 5 岁以上的小儿。对于有遗尿症的小儿,最主要的健康教育策略是防止伤害小儿的自尊和自信,确定遗尿症的原因,一旦器质性的原因被排除,护士应当指导家长建立排尿训练计划,决不可责骂、讽刺和处罚小儿,教育孩子晚餐后控制饮水量,睡前排尿,熟睡后家长应在经常遗尿时间之前叫醒小儿,使其习惯于觉醒时主动排尿,亦可使用婴儿尿湿警报器协助排尿,必要时给予药物治疗。

(三)睡眠

此阶段小儿一般每晚睡 8~10 小时,但学龄前儿童下午常需要午睡,而大多数学龄期儿童白天不打盹,其健康促进策略是帮助孩子形成规律的就寝时间。

(四)活动

学龄前儿童对外界环境的兴趣能使他们获得足够的活动,锻炼活动的最好方法是在无组织、非竞争性的环境中,让孩子不断地尝试,从而学会运动技能。主要的健康促进策略是要保证活动的环境绝对安全。学龄期儿童应每天进行户外活动和体育锻炼,体操、跑步、游泳、球类活动等都是很适合该年龄段小儿体育锻炼的项目,其健康促进与健康教育策略是鼓励小儿参加体育锻炼,以达到增进健康和预防疾病的目的。

四、青春期健康促进与健康教育

青春期是由儿童发育到成人的过渡时期,以生理、性(sexuality)、心理成熟为特征。这种成熟意味着健康促进的责任从健康提供者或家长转移到个体。

(一) 营养

青春期体格生长迅速,需要补充充足的营养,并应注意合理营养、平衡膳食,建议食物多样化、以谷类为主,多吃蔬菜、水果,常吃奶类、豆类、鱼、禽、蛋、瘦肉,少吃肥肉和动物油。青春期儿童的食欲通常十分旺盛,但由于缺乏营养知识以及受成人不良饮食习惯的影响,他们喜欢吃一些营养成分不均衡的流行食品,并常常不吃早餐,从而造成营养不良而影响体格发育。所以,促进青春期儿童全面营养,最重要的健康促进与健康教育策略是教育他们选择营养适当的食物和保持良好的饮食习惯。

(二) 性教育

性教育是青春期健康教育的一个重要内容,包括性生理、性心理和性道德三个方面。

1. 性生理方面　向该阶段青少年介绍生殖器官的结构和功能、第二性征的出现、月经和遗精、妊娠、性传播疾病等知识。月经初潮是女性青春期发育的重要标志,健康促进策略主要是向少女传授有关月经初潮、经期卫生等知识。遗精是男性青春期发育的重要标志,健康促进策略主要是告诉少男遗精是男性青春发育期的正常生理现象。

2. 性心理方面　教育他们不为自己的生殖器官感到害羞,能与异性朋友正常交往,自觉抵制黄色书刊、录像等的不良影响。对青少年的自慰行为如手淫(masturbation)等给予正确引导,避免夸大其对健康的危害,以减少恐惧、苦恼、懊悔等心理。

3. 性道德方面　教育他们要节欲,不过早发生性行为,确保发生性行为时能正确采用避孕措施,并对自己的行为负责。青春期少年性行为以及由此造成的怀孕、流产、儿童抚养及承担做家长的责任是一个严重而复杂的社会问题。最重要的健康促进与健康教育策略是要预防青春期少女怀孕。

(三) 心理卫生

青春期最常见的心理行为问题有出走、自杀、酗酒、吸毒、神经性厌食(nervous anorexia)等。此时最主要的健康促进策略是指导青少年树立健康的行为,通过科学的生活方式,保持健康的体魄和积极向上的心态。研究表明,影响青少年心理健康的因素很多,但最主要的因素是家庭和学习的压力。所以,在进行青春期健康教育时,应该由家庭、学校和社会共同参与,同时给予青少年更多的心理支持。

第二节　青年人健康促进与健康教育

青年的定义在世界各地因政治、经济和社会文化等情况的不同而有较大差异。世界卫生组织(2013 年)将 44 岁以下的人定为青年人;我国青年联合会将年龄在 18~40 岁之间的人定义为青年(youth)。在 20 世纪以前,青年期很少被视为个体发展过程中的一个独特时期。直到 1904 年,美国心理学家 G. S. 霍尔发表他的经典著作《青少年:它的心理学及其与生理学、人类学、社会学、性、犯罪、宗教和教育的关系》之后,青年期才作为个体发展过程中的一个重要阶段得以承认。以青年人的心理为特定研究对象的青年心理学也是在此之后,尤其是在 20 世纪 30 年代之后真正发展起来的。青春期开始的生理和情感变化会一直持续到成年时期的前几年。因此,有关这些变化的知识仍然是健康促进和疾病预防的重点。

一、青年人的生理、心理特点

青年期是个体从不成熟走向成熟的过渡时期。处于这一时期的青年人,无论是生理成熟方面,还是心理发展方面,都具有独特性。

(一)生理方面

青年期是人生历程中生理发育成熟的时期,这主要表现在:

1. 生长发育　青年在 22 岁左右形态生长发育完全成熟。此时骨骼已全部骨化,身高达最大值;第二性征在 19～20 岁彻底完成,四大体态区分明显。

2. 生理功能　进入青年期的人的各项生理功能日渐成熟,包括:

(1)脉搏:随年龄的增长而逐渐减慢,18～19 岁时趋于稳定。

(2)血压:收缩压和舒张压都随年龄的增长而增加。收缩压的稳定时间男女都在 18～19 岁;舒张压的稳定时间却男女各异,男子在 18～19 岁,女子在 15 岁以后。

(3)肺活量:随年龄增长而增大。男性从 12～13 岁开始增长加快,19～20 岁趋于稳定;女性的肺活量也随年龄而增长,但较为平稳,15 岁后增长减慢,18～19 岁后趋向稳定。

3. 身体素质　身体素质包括机体在活动过程中表现出来的力量、耐力、速度、灵敏性和柔韧性等,它们的发展都在青年期进入高峰。据研究,中国青少年身体素质各项指标发展的特点是:男子的发展高峰在 19～22 岁,23 岁后缓慢下降,呈单峰型;女性在 11～14 岁出现发展的第一波峰,14～17 岁趋于停滞甚至有所下降,18 岁后回升,19～25 岁出现发展的第二波峰,呈双峰型。

4. 脑的发育　至童年期以后,脑的形态和功能都已成熟,脑的重量在 20 岁左右停止增长,大脑兴奋过程和抑制过程的平衡在 17～18 岁以前完成,18～25 岁脑细胞的结构和功能剧烈地复杂化。

(二)心理方面

青年期的心理特点,主要表现在以下四个方面:

1. 精神生活空间扩大　青年期突破了少年期局限于学校和家庭的活动范围,扩大到社会的各个方面。青年人开始独立与社会交往,在建立新的人际关系中,社交结构也由简单向复杂化发展,跨越了一个较大的心理跨度,青年离开家庭、跨入社会。同时,开始了以智力生活为重要特征的精神生活。他们在学习和社会实践中了解过去,观察现在,预测未来,无限地扩展视野。

2. 认识能力明显提高　随着实践活动的明显增加,青年的思维活动有了明显的进步,并从逻辑思维向辩证思维过渡,出现了特有的独立批判性和创造性,他们开始用批判的眼光看待周围事物,理想、信念、人生观初步形成。由于自我意识基本成熟,青年的自我评价、自我教育和自我控制以及对别人与社会的评价已达到一定的水平,当然还不成熟和全面,所以还会产生种种复杂的矛盾。

3. **性功能的成熟**　性的问题是生理的、心理的和社会的问题。由于性功能成熟的前倾,出现了很多与此相联系的一系列内心情感体验,但因缺乏必要的性科学知识,对性冲动又缺乏心理上的准备,从而产生好奇心、羞耻心及不安等心理矛盾,随之又会产生对异性的向往和爱慕,这是青年期心理发展的一个重要特点。

4. **情感日益丰富**　青年的情感发展日益丰富,他们的集体主义情感、爱国主义情感、义务感、道德感、美感和理智感都有很大发展,爱情的体验也已出现。但遇事仍易激动,不善于用理智控制感情,表现出情感动荡不定。若受不良思想支配,易导致不轨行为。

二维码 9-2
青年期
生理特点

二、青年人健康促进与健康教育

一般来说,生理功能在 20～25 岁以前就发育完全。因此,在此期间健康促进的策略仍然是通过营养、体育锻炼、休息和心理调适来保持机体健康,但也必须对一般健康问题(如肥胖和压力过大)进行干预。

(一)营养

个体健康是以平衡膳食为基础,青年人都了解这一观点,但仅知道营养平衡的知识并不能影响青年人的饮食习惯。青年人必须有良好的饮食习惯,如饮食一日要三餐,不吃零食,不暴饮暴食,不抽烟,不喝酒或适量饮酒,避免营养过剩造成肥胖。

青年人约有 1/3 超重,肥胖对生活质量的影响是降低灵活性、生理耐受性以及社会、学习和工作能力。平衡营养饮食的健康促进策略在于唤起青年人的社会认同感和自信心。调整饮食是降低体重最常见的健康促进策略。在进行饮食调整时要考虑青年人的宗教、种族、生活方式和经济状况。

(二)体育锻炼

为保持身体健康,必须坚持体育锻炼。在日常生活中,进行有规律的体育锻炼有利于预防冠心病、高血压、肥胖和糖尿病等,此外,体育锻炼还能提高自信心和加强自我满意度等。向青年人提供健康教育时,强调锻炼的短期效果如感觉良好、增强美感比强调锻炼的长期效果更有效,同时,还应告诉青年人过量运动的潜在危险,生理和运动功能达到极限的青年人如果进一步加大运动量和强度则可导致运动过度性损伤,即使普通的运动如跑步、快走、游泳等都可能造成潜在伤害,因此锻炼的类型和强度应以保持身体健康为准,此时健康促进与健康教育的策略是为青年人提供运动类型、强度、速度等方面的知识。

(三)休息

许多青年人都睡眠不足,可能的原因有工作时间长、就寝时间不规律以及压力过大。健康促进与健康教育策略是让青年人认识到他们缺乏睡眠,并鼓励他们白天休息。除了睡眠外,紧张和焦虑也会影响青年人的健康。长期紧张也是导致青年人高血压的重要因素。研究表明,冥想(meditation)对紧张所造成的心理和生理反应特别敏感,而且从紧张中恢复得也比较快,因此冥想是缓解紧张的健康促进策略之一。

(四)心理健康

青年时期心理状态处于不稳定时期,做好心理卫生保健是保护和加强心理健康的重要措施之一。而青年人的身心健康,对学习和工作效率的提高,对恋爱婚姻的成功及家庭的幸

福和美满,都是非常重要的。因此,青年人必须做到以下几点:

1. 树立高尚的情操　青年时期,经过对思维能力的锻炼,知识和经验逐渐丰富,稳定而积极的情绪逐渐形成,事业心和责任感也逐渐建立,独立思考问题的自我意识开始成熟,有能力进行自我评价、自我检查与自我监督的同时,也有能力评价他人的行为。此时如果树立高尚的理想情操,就能对社会、对人生有正确的认识,并且能用科学的方法分析及处理社会上的复杂事物。

2. 正确对待生活压力　随着社会的进步和科学的发展,人们的生活节奏不断加快,心理负担不断加重,学习工作压力不断加大,此时要学会在紧张的学习工作中合理安排休息时间,并参加一些有益的集体活动,培养良好的生活习惯,工作时全力以赴埋头苦干,学习时刻苦钻研不断追求,做到学习、工作与休息相交替。

3. 戒除不良嗜好　吸烟和酗酒是青年人的两大不良嗜好,遇到吸烟酗酒的青年人,护士应该利用一切机会与他们讨论吸烟与酗酒所引起的相关疾病,并建议他们戒烟、戒酒或适量饮酒。只有在反复多次被告知其危害性后,他们才可能试图戒掉。同时还应给他们提供相关的健康教育,教育之后经常随访并不断给他们提供支持就可能帮助其成功地戒除不良嗜好。

二维码 9-3
青年期健康
教育内容

第三节　中年人健康促进与健康教育

人到中年发育已经成熟,中年期充满生机和活力。中年(middle age)是指处于青年和老年之间的年龄阶段,世界卫生组织(WHO)2013 年确定新的年龄分段标准:45～59 岁为中年人。

一、健康促进对中年人的重要性

在人生旅途中,中年是人生创造的高峰时期。中年人既要承担工作和事业上的重担,又要肩负赡养老人、抚育儿女的重任。然而,中年既是有所成就的时期,也是"病机四伏"的阶段,各种生理功能开始减退,中年人的身体从充满活力的青年阶段,开始转向衰退的老年阶段。而中年阶段所采取的健康措施将影响年老后的健康状况,随着年龄的增加,中年人会越来越接受促进健康的生活方式,中年人开始意识到人类老化问题,对保持健康和增进健康都产生了较大的兴趣。中年人的患病原因已经不单纯是生物的,还与家庭、工作和社会都有着密切的关系。

二、中年期:全人的转变期

中年期在生物、心理、社会和环境等方面都会产生明显的改变,而有些改变是受生活方式和儿童期、青年期的健康促进与健康教育活动的影响。虽然中年人的一些健康状况可以直接反映以前所采取的健康方式,但此期的健康教育活动对中年人仍然是十分有益的,对确保未来生活达到最佳状态也是相当重要的。

(一)生物领域

刚刚步入 40 岁的中年人一般健康状况良好,但随着年龄的增长,在生理方面会发生很多变化,如活动能力和新陈代谢的降低导致体重增加,而此期在生殖方面的变化尤为显著,妇女开始进入更年期(climacteric),男性尽管生殖能力还会持续很长时间,但他们的性能力可能会发生改变。当然,慢性病(chronic illness)除了会影响生理改变的速度,而且还会影响中年人的社会心理健康。

1. **女性更年期** 女性在45～55岁的这段时期内,随着卵巢功能的逐渐衰退直至最终丧失而导致绝经,由于月经的停止而出现各种生理和心理的变化,表现为潮热、面部潮红、心悸、头痛、紧张、失眠、易怒等,称之为"更年期综合征"。

2. **男性更年期** 男性虽然改变的速度较女性慢,但改变仍从中年时期就开始。在这段时期男性所出现的生理和心理方面的变化与女性有很多相似之处,如体重增加、情绪波动、性欲减退等。55岁以后男性性功能开始衰退,而且衰退是逐渐进展的,此期男性性功能减退的原因多是生理性的,应对其进行全面的评估。

(二)心理领域

中年期是责任重、操心多的时期,他们除了要承担繁重的工作任务外,还要尽到敬老育幼的责任,此阶段的不良表现是自私自利。如果中年人的经济收入不断增加、社会影响不断扩大,那他们赡养老人、抚育儿女的任务就可能实现,而此时中年人的自我观念和自我实现的意识会加强。与此相反,一些中年人会把这段时期看成是发展机会不断受到限制、获得成功可能性不断减少的时期,他们把中年生活看作是人生的转折点,健康状况开始下降,精神状态也开始下滑。

(三)社会领域

中年人的一些变化是随着家庭责任的改变而变化的,儿童成为成年人之后,他们离开父母独立生活;而父母成为老年人之后,他们的依赖性却逐渐增强。另外,中年人虽然有了稳定的工作和成就感,但在工作中的人际关系极为复杂,不仅要处理好与同事间的关系,也要处理好与上级领导或下属间的关系,这样才不会使自己的心理失去平衡而产生内心的矛盾冲突,给自己带来不利的影响。

(四)环境领域

环境对保持健康和促进健康至关重要。有些环境对健康是有利的,而有些环境则会损害健康,如空气污染、水污染、噪声和紧张的工作环境等。在中国,吸烟对环境造成的污染不容忽视,由于吸烟对呼吸系统和循环系统的危害具有明显的迟滞期,因此吸烟所导致的疾病主要发生在中老年人,更严重的是被动吸烟也会影响健康,如吸烟者的配偶和子女患呼吸系统疾病的概率较高。

二维码 9-4
中年人
生理特点

三、中年人健康促进与健康教育

中年人虽然越来越关注健康和健康促进问题,但因其在社会、家庭都有重要的地位,身心负担较重,男性吸烟、酗酒、在外应酬的机会较多,形成了不良的生活习惯,因此主要的健康促进策略是在这个时期养成健康的生活方式,这对年老后保持机体的功能状态也起到较好的作用。

(一)营养

营养平衡可以促进健康,每日的饮食对健康有很大的影响,进食不当,活动减少,易出现肥胖、糖尿病、高血压、冠心病等疾病。中年人需摄取富含优质蛋白质的食物以维持细胞功能和修补体内的组织,如牛奶、蛋、鱼、禽肉等,多食绿色蔬菜和水果,控制对动物性脂肪的摄取,适当多食植物油,增加钙的摄取量,每日的食盐摄取量应控制在 2～5g。中年人每日摄入的热量为 30～35kcal/kg,三餐分配为早餐 25%～30%、午餐 40%、晚餐 30%～35%。为使食物容易消化吸收,食物必须经过合理的烹调,如大豆制作成豆腐和豆浆,蔬菜先洗后切也可减少维生素 C 的浪费。同时中年人应该在愉快的气氛下用餐,细嚼慢咽,避免过度疲倦时用餐。

(二)体育锻炼

体育锻炼可以帮助中年人保持骨骼力量,预防骨质疏松,增加外周血循环和维持心血管的耐受力。此外,体育锻炼还可以降低癌症的危险性,如锻炼可以增加肠蠕动,从而降低结肠癌的发生。虽然体育锻炼有许多益处,但也应该考虑到锻炼可能会给某些人带来危险,因此在实施锻炼计划之前应进行全面的身体评估,尤其是对肥胖或患有心血管疾病的人。中年人运动应以有氧运动为主,能持之以恒,剧烈运动之前应进行热身运动,运动量应逐渐增加,速度和力量要适宜,避免过度运动,以激烈运动后 10 分钟心跳呼吸可以恢复正常,且不感到疲倦为宜。

(三)休息

休息和睡眠对促进健康极为重要,中年人一般需要每晚 6～8 小时的安静睡眠,但临近退休时,因活动量减少,睡眠时间也减为 5～6 小时。中年人的生活方式和对睡眠的需求已经开始改变,其在睡眠方面的改变表现在晚上经常觉醒、熟睡时间减少、容易受外界干扰影响等。护士可以向他们提供各种各样的认知和行为干预建议,如播放一些轻松的音乐,洗澡,按摩,加强锻炼,减少茶、咖啡等食物的摄入,而依靠安眠药物或酒精来促进睡眠是不可取的。

(四)戒烟

研究表明,戒烟对中年人十分有益,它能降低心血管负荷,降低发生呼吸系统感染和癌症的危险性,还能改善呼吸系统功能和保持肺功能的稳定性。护士应该掌握能够帮助戒烟者戒烟的最有效方法,努力鼓励吸烟者戒烟。为戒烟者提供支持和不断的鼓励,长期进行随访并提供有关烟瘾复发的咨询是成功戒烟所必需的。研究表明,逐渐减少吸烟量,并改变对烟的心理依赖行为对戒烟非常有利。

(五)心理调适

健康的心理是身体健康的保证。中年人由于超负荷工作及家庭负担,特别要注意提高自我心理保健意识。

1. 保持健康的心理情绪　中年期是同龄人社会地位升迁、经济收入悬殊较大的年龄阶段。面对同龄人成为上司或时代骄子,应以坦然豁达的心理面对这一切;正确认识到别人的长处及机遇,避免产生虚荣、嫉妒、自卑的心理。

2. 建立良好的社会支持　在遇到压力和困难时,要积极争取朋友、同事、家人的帮助和支持。在任何时候,你的朋友、配偶、父母、子女、兄弟姐妹都是你能获得力量的人。具有良好的社会支持体系,是中年人缓解心理压力最简单也是较有效的方法。

3. 安排合适的业余生活　健康的业余爱好,可以保持愉悦的心情。合理安排自己的业余生活,积极参加适合自己的文化娱乐活动,如听音乐、练书法、绘画等。中年人还要学会放松技巧,如深呼吸、静坐等,及时进行自我心理调节。

（六）预防疾病

中年人是青年向老年的过渡时期,健康状态在下降。随着岁月的推移,衰老的迹象已开始出现,也易受到各种疾病的袭击,应定期体检,及时就医,对疾病应有正确的认识,一旦患病也无须过分担忧、恐惧。中年人应注意更年期保健,做好慢性病和癌症的预防和筛查(screening)工作,护士应该努力为慢性病或癌症患者提供健康促进与健康教育的方法。

第四节 老年人健康促进与健康教育

一、老年人口学特征和发展

由于生命的周期是一个渐变的过程,中年到老年的分界线往往是很模糊的。不同的文化圈对于老年人有着不同的定义,国际上划定的老龄界限也不统一。世界卫生组织于 2013 年确定新的年龄分段:60 岁至 74 岁为年轻老年人,75 岁至 89 岁为老年人,90 岁以上为长寿老人。国家卫生和计划生育委员会(卫生部)规定 60 岁以上为老年人,北美和多数欧洲国家则以 65 岁为界,超过此界限者定为老年人。老年人是一特殊群体,了解老年人口学特征有利于建立对老年人群的总体印象。

人口老龄化是当今世界面临的重大问题。目前,世界上所有发达国家都已经进入老龄社会。1999 年,中国也进入了老龄社会,是较早进入老龄社会的发展中国家之一,目前也是世界上老年人口最多的国家,占全球老年人口总量的 1/5,占亚洲老年人口的 1/2。

1. 老年人口规模巨大　中国的老年人越来越多,所占人口比例也越来越高,2011 年我国老年人口比重达 13.7%。2012 年 10 月 23 日,全国老龄委办公室发布消息称,未来 20 年我国老年人口进入快速增长期,到 2050 年老年人口将达到全国人口的 1/3。

2. 老龄化发展迅速　65 岁以上老年人占总人口的比例从 7% 提升到 14%,发达国家大多用了 45 年以上的时间,中国只用 27 年就完成了这个历程,并且在今后一个很长的时期内都保持着很高的递增速度。

3. 地区发展不平衡　中国人口老龄化发展具有明显的由东向西的区域梯度特征,东部明显快于西部。以最早进入人口老年型行列的上海(1979 年)和最迟进入人口老年型行列的宁夏(2012 年)比较,时间跨度长达 33 年。

4. 城乡倒置显著　发达国家人口老龄化的历程表明,城市人口老龄化水平一般高于农村,但中国的情况则不同。目前,农村的老龄化水平高于城镇 1.24%,这种城乡倒置的状况将一直持续到 2040 年。这是中国人口老龄化不同于发达国家的重要特征之一。

5. 性别差异明显　目前,老年人口中女性比男性多出 464 万人。2049 年将达到峰值,多出 2645 万人。21 世纪下半叶,多出的女性老年人口基本稳定在 1700 万~1900 万人。

6. 高龄化趋势明显　过去说"人活 70 古来稀",现在说"活到 70 不稀奇"。我国高龄老年人口以每年 5.4% 的速度增长,高龄人口已从 1990 年的 800 万增长到 2000 年的 1100 万,到 2020 年将达到 2780 万。

7. 老龄化超前于现代化　发达国家是在基本实现现代化的条件下进入老龄社会的,属于"先富后老"或"富老同步",而中国则是在尚未实现现代化,经济尚不发达的情况下提前进入老龄社会的,属于"未富先老"。

二、老年人的生理、心理特点

老年人受到遗传、环境、饮食、健康及各种因素的影响,老化程度及严重程度因人而异,个体差异较大,但仍然有自然规律可循,而且是可以预期的。

(一) 生理方面

老年人的各种器官逐渐丧失其正常功能,身体各器官系统逐渐地失去其自我更新的能力,即为老化。衰老最明显的变化是外形的改变,主要有身高缩短、毛发发白、牙齿松动、皮肤干燥无弹性、出现皱纹和色素沉着等;此外,感知的变化表现为感觉不灵,听力、视力、味觉和知觉等均存在不同程度的减弱,反应迟钝,记忆力和学习能力减退。

(二) 心理方面

1. 情绪改变 有的老人退居二线后产生失落感,表现为沉默寡言、闷闷不乐、苦闷压抑,或急躁易怒、感情易冲动、好发脾气;有的老人由于接触社会和同事的机会减少,表现为好静懒动、情感淡漠,产生"与世隔绝"的感觉;有的老人退休后,子女又不在身旁,易产生孤独感;还有些老人常担心患病,整日惴惴不安,易产生恐惧心理。

2. 性格改变 有的老人显得啰唆,说话多重复,遇事好唠叨,过于小心谨慎,唯恐出错;有的老人变得不修边幅,生活懒散,不注意个人卫生;有的老人变得幼稚,喜欢与孩子们在一起,贪吃零食,即常说的"老小孩";有的老人变得自私、贪婪,好占小便宜。

三、老年人健康促进与健康教育

(一) 营养

由于老年人的生理特点,对营养与饮食有特殊的需求,通过对老年人饮食营养方面的教育和照顾,可以防止老年人的过早衰老,减少疾病,保持良好的体力和精力。

老年人基础代谢低,所需能量也应相应减少,但蛋白质对老年人营养尤为重要,应给予老年人优质蛋白,以大豆、奶类、鱼类、瘦肉和蛋类作为主要来源。此外,还应给老年人较多含钙和维生素丰富的新鲜蔬菜和水果,以延缓衰老、维持老年人健康。在烹调方面,食物加工应切碎煮烂,尽量少食油炸、过甜和过于油腻的食物。

合理营养可以减轻常见病对老年人的影响,改善老年患者的生活质量。老年人的常见病有骨质疏松、肥胖、高血压、心脏病和癌症等。良好饮食不仅可以减少这些疾病的危险性,而且可以控制症状。合理的营养能提高生活质量,使老年人独立完成基本日常活动。因此,护士将营养分析列入老年人整体评估是非常必要的,通过营养分析,就会发现老年人缺乏的食物,从而给他们提出相应的建议。

(二) 睡眠

由于年龄和其他因素的影响,老年人会出现各种各样的睡眠障碍(dyssomnia),如入睡难、易醒、熟睡时间少、卧床时间虽长但不能入睡。促进老年人健康睡眠的措施主要有:让他们放松,克服焦虑等心理;建立稳定的睡眠时间;坚持日常锻炼;晚上不喝酒、咖啡等饮料,睡前喝杯牛奶;保证睡眠环境少刺激。充足的睡眠对于促进老年人健康至关重要。

(三）体育锻炼

规律性的、持之以恒的体育锻炼能增强身体各器官的功能,尤以心、肺、脑、肌肉和骨骼最明显,对老年人保持健康非常重要,还可充实老年人生活,使其心情舒畅、精神饱满,有利于积极、乐观向上的心态的形成。因此,体育锻炼是老年人健康长寿的重要途径。

老年人体育锻炼应遵循轻微、适量、循序渐进的原则,适宜的项目有走路、散步、慢跑、爬楼梯、太极拳、跳舞等。体育锻炼的强度可用心率来衡量,不经常锻炼的人开始锻炼时,心率应该保持在最高心率的 60%,最终增加到 80%或按照护士的建议进行锻炼。锻炼最终能降低血压、降低胆固醇、增强心血管功能、增强骨骼和肌肉力量,还能预防骨质疏松症、控制 2型糖尿病。

(四）心理健康

老年人的心理健康是由许多因素所决定的,包括:① 生理因素。人到老年大脑和其他生理功能开始退化。如果大脑衰老过快或者不能很好地调适自己,有可能导致心理失常。② 环境因素。人的心理健康与否,与环境有直接的关系,如果生活在一个经常受到恶性刺激的环境里,可产生不良心理,甚至心理变态。③ 生活因素。有意义的活动、良好的生活习惯有益于人的心理健康,若参与一些不良活动,如赌博、酗酒等就会损害人的心理健康。④ 文化因素。一个人有较高的文化素养,他会对人生有一个正确的态度,能正确处理人生道路上遇到的一切挫折和不幸,而不会因意外情况的发生而导致心理失常。

注意老年人的心理调适,让老年人保持良好的心理状态十分重要。在此介绍美国心理卫生协会提出的保持身心健康的几点建议:① 不对自己过分苛求,把目标定在自己能力范围内;② 对他人期望不可过高,否则一旦达不到,心里落差大,易对身心造成损害;③ 善于疏导自己愤怒的情绪;④ 心胸开阔,不斤斤计较,以减少不必要的烦恼;⑤ 遭遇困难、挫折时,暂时放下;⑥ 当烦恼时,可找亲友、同事倾吐;⑦ 乐于助人,通过为他人服务,忘却烦恼。

(五）死亡教育

死亡是生命历程的终结,是人类不可抗拒的自然规律。谈论死亡,认识死亡,正视死亡,会使我们更加全面地认识生命,珍惜生命存在的价值。步入老年以后,死亡已不再是遥远的将来。此时,应以唯物主义的观点看待生命,让老年人祥和地度过自己的岁月,追求自己的理想,完成未完成的事业,做好想做的事情,对死亡有较充分的思想准备。死亡教育的目的不是让老年人坐待人生的结束,而是发挥老年人的健康潜能,尽各种力量来抗拒衰老,延缓衰老,与死亡作斗争。

对老年人健康教育的重点是:① 能够正确地对待疾病,对战胜疾病充满信心;② 树立正确的生命观、人生观、价值观和荣辱观,正确的生命观、人生观、价值观和荣辱观是每个人心理健康的关键;③ 心理上对死亡做好充分的思想准备,这对临终前的老年人非常重要;④ 最大限度地减轻患者难以忍受的病痛的折磨,在法律允许的范围内,在患者清醒、家属同意的情况下,允许患者作出接受或不接受某项治疗的选择。

案 例 学 习

某社区很多年轻夫妇反映,家中多了个生命给家里增添了很多的快乐,但同时也多了许多的烦恼,特别是很多年轻夫妇反映对于新生儿洗澡很害怕,他们发现自己给宝宝洗澡容易感冒,也不知道该怎么洗,有时四五个人拿宝宝洗澡没办法。许多医院不开展为新生儿洗澡的业务,专门为新生儿洗澡的地方很少而且价格贵。鉴于客观需求,社区护理服务中心的护士计划在社区开展关于新生儿护理及洗澡的健康促进及健康教育项目。

一、学习需求及社区环境评估

（一）学习需求

1. 孕妇首先希望得到新生儿护理的知识占 50%,疾病知识占 27%,孕期保健知识占 23%。

2. 准妈妈们对新生儿洗澡问题关注比较多的是:新生儿洗澡应该把水温控制在多少度为最佳？一天内应该洗几次？什么时间洗澡最佳？怎样保护新生儿的皮肤？等等。

（二）社区环境

1. 社区政策环境　是否有与本项目计划相一致的政策。

2. 社区经济环境　社区年轻人群的就业、教育、人均年收入等情况。

3. 社区文化环境　社区年轻人群的一般文化程度、与健康行为有关的特殊风俗习惯等。

4. 社区服务环境　卫生服务系统特征、卫生服务的覆盖面、人群利用卫生服务的情况等。

5. 社区资源情况　有无明确的预算,人力资源中能参加健康促进与健康教育工作的人员及其数量、年龄、职称等。

（三）人群生活质量

1. 社会性指标　社区年轻人群失业率、卫生政策与卫生服务、年轻人居住的密度等。

2. 主观性指标　社区年轻人群对生活满意程度的主观感受。

二、制订健康促进与健康教育计划

（一）总目标

使社区接受健康教育的年轻夫妇掌握新生儿护理的知识和洗澡方法,提高新生儿的健康素质。

（二）具体目标

1. 知识方面　年轻夫妇对新生儿护理知识的知晓率达到 90%,85% 的准妈妈能掌握新生儿洗澡方法。

2. 态度和行为方面　90% 的年轻夫妇表示愿意经常为新生儿洗澡,为新生儿提供舒适的生活环境。

3. 信念和价值方面　80% 的年轻夫妇相信自己能坚持为新生儿洗澡,90% 的人认为新生儿洗澡对健康很重要。

三、干预策略

1. 对准妈妈进行重点指导,并进行个体化指导,实行科学化、系统化管理。

2. 联系医院,让医院定期派专家来社区开展相关活动指导。

3. 社区护士通过各种方式开展健康促进与健康教育活动。

4. 经常组织社区卫生服务中心的工作人员跟年轻夫妇进行沟通交流,从而及时地了解他们的情况。

5. 举办一些知识竞赛,提高年轻夫妇的学习积极性及参与意识。

6. 对社区健康教育护士进行考核评估,以促进健康教育的顺利开展。

四、实施方法

(一)实施前准备

1. 与某一医院联系并建立合作关系,以便开展专家讲座之类的活动。

2. 联系好社区卫生服务中心的工作人员,制订好健康教育工作计划。

3. 对社区护士进行新生儿护理等干预技巧培训,从而能更好地开展工作。

(二)实施方法

1. 每3个月开设一次新生儿护理及洗澡方法的讲座。

2. 医院每半年派专家到社区开展工作,如健康教育讲座、接受咨询、相互交流。在社区内制作宣传栏、黑板报加以宣传。

3. 社区护士利用家庭随访的形式给准妈妈进行个别指导。

4. 每月组织社区护士随机打电话到准妈妈家询问并指导各方面有关新生儿护理的知识。

5. 成立一个健康教育学习室,提供相关专业知识与护理的书籍。

6. 在计划实施半年后,举行一次有关知识竞赛,并提供奖品以吸引年轻夫妇参加。

7. 每年对社区护士及其他社区医疗工作人员进行考核评估。

本章小结

健康是人们共同追求的目标,由生命周期贯穿始终,本章针对婴幼儿、学龄儿、青少年、成人以及老年的不同护理需求介绍了健康促进的方法,并根据生命各阶段的健康需要,实施健康促进与健康教育。

根据不同年龄期的特点,将儿童分为婴幼儿、学龄前和学龄儿、青春期三个阶段来介绍健康促进与健康教育的内容,其在生物领域包括营养、排泄、睡眠和活动以及预防接种等方面的相关健康促进与健康教育策略,对青春期少年还必须为他们提供性教育与心理卫生方面的健康指导。

青年时期是一个相对比较稳定的时期,针对青年人的健康促进主要是帮助他们建立健康的生活方式。此期健康促进与健康教育的策略仍然是通过营养、体育锻炼、休息和心理调适来保持机体健康,但也必须对一般健康问题如肥胖和压力过大进行干预。

中年期是全人的转变期,在生物、心理、社会和环境等方面都产生了明显的改变。中年人又因其在社会、家庭中的重要地位,身心负担较重,易形成不好的生活习惯,因此在此期主要的健康促进与健康教育策略是养成健康的生活方式,这对确保未来生活达到最佳状态也是相当重要的。

人口老龄化问题是当今世界上一个重大的社会问题,人们预言21世纪将是老年人的世纪,老年人的健康将会促进社会的发展,应该为老年人提供每一个健康促进的机会。老年人的机体各系统都会因年龄的改变而改变,护士应特别关注这些改变,并向老年人提供处理这些改变的健康促进技巧。此期的健康促进与健康教育的策略包括鼓励老年人平衡膳食、保证充足的睡眠、坚持体育锻炼和保持身心健康等。

【思考题】

1. 婴幼儿健康促进与健康教育的措施有哪些？
2. 青春期性教育包括哪些方面？
3. 如何保持青年人的心理健康？
4. 为什么说中年期是全人的转变期？
5. 我国老年人口学特征主要表现在哪些方面？

【选择题】

1. 调查发现学龄期儿童因学业负担重，普遍存在睡眠不足的现象，为此，开展了健康促进与健康教育活动，保证学龄期儿童每晚睡眠时间在　　　　　　　　　（　　）
   A. 6～8 小时　　　　　　　　　　　B. 8～10 小时
   C. 10～12 小时　　　　　　　　　　D. 12～14 小时
   E. 14～16 小时

2. 某小学在创建健康促进学校的过程中，非常重视发动学生参与，他们培训红十字少年、组织学生夏令营、组织知识竞赛等，实际上这是实施　　　　　　　　（　　）
   A. 健康活动　　　　　　　　　　　B. 健康咨询
   C. 健康课程教学　　　　　　　　　D. 学校环境改造
   E. 学校卫生服务

3. 护士在某社区针对青年夫妇讲授计划生育的意义，并给予避孕方法的指导，提供避孕工具，结果大部分妇女都自愿地实行避孕，也有少部分人不执行，有关方面按政策对不执行者进行处罚，整个过程实际上属于　　　　　　　　　　　　（　　）
   A. 心理咨询与个别访谈过程　　　　B. 健康指导与行为改变过程
   C. 健康促进与健康教育过程　　　　D. 全科医疗与卫生服务过程
   E. 宣传教育与卫生保健过程

4. 某高校在调研中发现，大部分中年教师既要承担工作上的重担，又要肩负赡养老人、抚育儿女的重任，感到压力较大，不知如何缓解心理压力。你认为以下哪项是最简单而有效的方法　　　　　　　　　　　　　　　　　　　　　　　　（　　）
   A. 听音乐　　　　　　　　　　　　B. 深呼吸
   C. 抽烟喝酒　　　　　　　　　　　D. 暴饮暴食
   E. 建立良好社会支持系统

5. 某社区护士在与老年人交谈时发现，很多老年人存在入睡难、易醒、卧床时间虽长但不能入睡等睡眠障碍，于是护士对老年人进行了健康睡眠指导，下列哪项不妥
   　　　　　　　　　　　　　　　　　　　　　　　　　　　　　　　（　　）
   A. 学会放松　　　　　　　　　　　B. 口服安眠药
   C. 睡前喝牛奶　　　　　　　　　　D. 坚持日常锻炼
   E. 避免外界干扰

6. 新生儿，因妈妈不能喂母乳，需人工喂养，家长不知道该选择哪种代乳品，护士建议

优先选择的代乳品是 （　　）

A. 牛奶　　　　　　　　　　　　　B. 羊奶

C. 炼乳　　　　　　　　　　　　　D. 配方奶粉

E. 全脂奶粉

7. 他们常出没在昏暗的街道、校园的僻静处,当遇到女性时解衣暴露生殖器,或当异性面手淫,从女性的恐慌害怕或惊叫厌恶的反应中获得性欲的满足。这种现象称为（　　）

A. 恋物癖　　　　　　　　　　　　B. 暴露癖

C. 异性癖　　　　　　　　　　　　D. 露阴癖

E. 自恋癖

8. 小李,38 岁,体重 90kg,身高 165cm,要降低体重最常见的健康促进与健康教育策略是 （　　）

A. 调整饮食　　　　　　　　　　　B. 减少进食

C. 体育锻炼　　　　　　　　　　　D. 减少睡眠

E. 缓解压力

9. 王阿姨,58 岁,按照世界卫生组织(WHO)2013 年的年龄划分标准,属于 （　　）

A. 青少年　　　　　　　　　　　　B. 青年人

C. 中年人　　　　　　　　　　　　D. 中老年

E. 老年人

10. 对老年人饮食和营养方面的健康教育,应提倡多吃鱼,是因为鱼含 （　　）

A. 热量高　　　　　　　　　　　　B. 脂肪多

C. 矿物质含量低　　　　　　　　　D. 饱和脂肪酸较多

E. 不饱和脂肪酸较多

参考文献

[1] 吕姿之.健康教育与健康促进[M].2 版.北京:北京大学医学出版社,2002.

[2] 常春.健康教育与健康促进学习指导[M].北京:北京医科大学出版社,2003.

[3] 赵淑英.健康教育与健康促进学[M].北京:世界图书出版公司,2005.

[4] Janice A. 护理健康促进[M].王培玉,主译.北京:北京大学出版社,2006.

[5] 赵禾欣.社区人群保健[M].北京:中国协和医科大学出版社,2006.

参考网址

[1] http://www.dxy.cn　丁香园

[2] http://www.cahep.com　中国健康促进与教育协会

（林晓云）

二维码 9-6
第九章教学 PPT

二维码 9-7
第九章在线测试

第十章　心理障碍与护理健康促进及健康教育

【学习目标】完成本章学习后，学生应能够：

识记：1. 说出心理障碍的预防策略与方法。

2. 说出心理健康的家庭护理管理策略。

3. 列出心理健康教育的内容。

4. 说明心理障碍的流行病特征、主要危害和疾病特点。

理解：1. 解释心理健康教育的干预计划。

2. 评论心理健康教育计划的评价。

3. 分析心理健康教育的指导标准。

运用：1. 设计心理健康的家庭护理管理策略。

2. 运用心理健康教育的干预计划和实施开展心理护理健康教育工作。

健康心理学是研究维护和促进人类心身健康规律的科学，它的中心任务是维护人类的健康，减少或缓解心理应激水平，提高心理应对能力。心理健康促进与健康教育是为个体、群体维护及增进心理健康提供相关的知识，从而促进心理健康，培养健全的人格和良好的人际环境，提高人们对社会生活的适应性和心理调节能力。

社会的急速变革与发展，竞争压力的增加，以及疾病谱的改变，人们的心理问题呈现快速上升的趋势，它已成为当今危害人类健康的主要问题。因此，心理健康问题已引起社会的极大关注，心理健康促进与健康教育成为心理健康问题预防最关键的措施和方法。对精神疾病患者应早发现、早治疗，做好家庭心理健康的管理，制订周密的干预计划并组织实施和进行效果评价。

第一节　心理障碍的流行病学特征与主要危害

心理健康(mental health)可以定义为：个体能够适应当前和发展着的环境，具有完善的个性特征，认知、情感、意志行动处于积极状态，并保持正常的调控能力。具体表现为：身体、智力、情绪十分协调；适应环境，人际关系彼此能谦让；有幸福感；在工作中，能充分发挥自己的能力，有效率地工作。

一、流行病学特征

转型期的中国人,面临着新型的心理压力。这些压力的妥善解决,既是形势所迫,更是个人健康所需。随着经济的发展,竞争的加剧,人们的生活与工作节奏也越来越快,这对处于经济转型期的中国老百姓来说,无疑更加大了心理压力。中国有 2 亿人存在不同程度的心理问题,中国人到底有哪些心理问题,情况严重到什么程度?北京心理危机干预中心执行主任费立鹏研究员认为,精神问题和自杀(通常为精神疾病的结果)是中国地区最重要的一类疾病。心理有正常和异常之分,在许多情况下两者有着实质性的差异,但两者的界限又是不能绝对确定的。心理正常是一个常态范围,在这个范围内允许不同程度的差异存在。异常心理活动是人脑功能障碍的表现,研究病态情况下心理活动的异常表现(即精神症状)的科学称为症状学,又称现象或精神病理学。

(一)人群分布

心理健康问题现在已被社会广泛关注,我国精神病发病率越来越高,甘肃省 30 多万名精神心理疾病患者仅有少数住院治疗,绝大多数流散于社会,且因贫致病、因病返贫现象较为普遍,然而这个数字也是有关部门按照全国人口精神疾病发病率的 1.23% 估算的结果,兰州市的 326 万人中有 4 万多名精神病患者。近 10 年来甘肃省精神疾病患病率呈明显上升趋势和年轻化趋势。湖南省现有精神病患者 80 多万人,其中各类重性精神病总发病率为 14.76‰,位居全国第一。近几年,城市白领阶层受心理健康问题困扰的人数增长速度比较快,尤其是在新闻行业、私营企业、广告业等行业工作的精英人群,问题尤为严重。防治精神疾病最关键的是及早发现、及早治疗。在现有的患者中,有 90% 的患者是患病 2~3 年后才医治,这样治疗的效果便会大大降低。

(二)时间趋势

世界卫生组织(WHO)保守估计抑郁症在人群中的患病率为 3%,有 15% 的抑郁症患者自杀身亡。据世界卫生组织统计,目前全世界至少有 5 亿人患各类心理精神障碍,占人口的 10%。美国和新西兰报道,儿童抑郁症患病率为 1.8%,14~16 岁升至 4.7%。上海全市精神疾病患病率为 16.39‰,且呈逐年增加趋势。我国目前有各种重型精神病患者约 1600 万。有人预测,20 年内精神障碍将成为全世界仅次于心脏病的第二大疾病。世界卫生组织估计的数字是:目前中国有心理障碍的人数在 2 亿~3 亿。他们推算,中国精神疾病负担到 2020 年将上升到疾病总负担的 1/4。中国的情况与世界其他地区没有显著差别,名列前三位的心理健康问题依次是:抑郁(忧郁)、焦虑、失眠。中国人患抑郁症、焦虑症的人数分别占到总人数的 5%,而在抑郁症患者中,会有 10%~15% 的人自杀;患失眠症的占到总人数的 4.2%。据统计,中国人一生中有过抑郁的人占到 30% 以上,焦虑的占到 30% 以上,失眠者则在 42% 以上。在地域上,中国人的心理健康有南北差异,北方人主要是饮酒问题,南方人是吸毒问题。北方人酒精成瘾问题严重,与北方气候寒冷,人们养成了饮酒御寒的习惯有关,也与酒文化有关。日本人、韩国人由于工作压力大,加上下班去饮酒的文化,酒精成瘾的现象比中国还严重;相比之下,我国白领压力大,失眠时多选择服用药物。而美国 100 人以上企业 90% 以上为员工购买了心理咨询服务(EAP),这就使尽可能多的人免费享受到心理帮助。

二、危险因素与疾病特点

（一）心理障碍的危险因素

影响心理健康、造成心理障碍的因素是复杂、多样的,如生物遗传因子的作用、个体自我心理冲突、不良人格特征、早期教育与家庭环境问题及应激性生活事件的影响等。概括起来是生物、心理、社会等三方面因素综合起作用的结果。

1. 生物学因素的影响　主要有:① 遗传因素的影响;② 病菌、病毒感染所造成的影响;③ 化学物品导致的依赖和中毒;④ 严重躯体疾病和生理机能障碍的影响;⑤ 颅脑外伤的影响。

2. 心理因素的影响　主要有:① 心理冲突;② 挫折;③ 特殊的人格特征。

3. 社会因素的影响　主要有:① 社会文化因素;② 早期教育与家庭环境;③ 生活事件与环境变迁。

（二）心理障碍的疾病特点

1. 器质性心理障碍　总特点是:原发性病因与器质性精神症状不存在特异性的依存关系,在不同患者身上,相同的器质性病因可以引起不同的心理障碍,而不同的器质性病因又可引起相同的心理障碍。

2. 精神疾病　常见精神疾病多见于青壮年,一般无意识障碍,病程多迁延,最终可发展为慢性精神衰退。

3. 神经症　起病可与精神应激或心理社会因素有关;症状复杂多样,但无任何可证实的器质性基础;患者有自知力,求医心切;社会适应良好。

三、主要危害及后果

（一）器质性心理障碍

1. 谵妄　是急性脑病综合征(acute brain syndrome)的同义语,指的是由于脑部广泛性代谢失调所引起的急性器质性精神病性反应,其关键性症状是意识障碍。

2. 痴呆　是一种主要常见于老年人的慢性脑病综合征。很多颅内及颅外疾病都可引起痴呆,根据我国和西方国家的调查资料,引起痴呆的最常见原因是 Alzheimer 病(64.8%～74.8%),其次为血管性痴呆。我们通常所说的老年痴呆主要是指 Alzheimer 病。

（二）躯体疾病所致的心理障碍

1. 抑郁(depression)

2. 焦虑(anxiety)

3. 疑病倾向(hypochondriacal tendencies)

4. 偏执倾向(paranoia tendency)

5. 妄想(paranoia)

（三）常见心理障碍导致的精神疾病

1. 精神分裂症(schizophrenia)　是以基本个性改变,精神活动与环境不协调为主要特征的一类最常见的精神病,表现为不正常的思维、感觉、情绪和行为。

2. 情感性精神障碍(affective disorder)　是以心境显著而持久的改变(高涨或低落)为基本特征,伴有相应思维和行为异常的一类精神疾病。有双相情感障碍(躁狂和抑郁交替发作)、抑郁症和躁狂症三种类型。

3. 神经症(neurosis)　是由不同心理因素影响而成的缺乏器质性病变为基础的大脑功能紊乱,它不是指某一特定的疾病单元,而是指包括病因、发病机理、临床表现及治疗均不一致的一组轻度精神障碍的总称。

4. 药物依赖(drug dependence)　指的是带有强烈渴求与不间断地使用某种精神活性药物或物质,以取得特定的心理效应,并借以避免断药时的戒断综合征。

5. 暴力行为(violence behavior)　是精神病患者中对自身具有一定危害,同时也可能伤及他人,影响周围环境,造成各种意外事故及不良后果的一类最严重的精神病行为。

6. 外走　精神病患者住院初期外走最常见。

7. 自杀、自伤　是精神病患者发生最多也是最严重的意外事故。

8. 木僵患者　又称紧张综合征,多见于精神分裂症紧张型,亦可见于抑郁症、反应型精神和脑器质型精神障碍。

(四) 青少年心理健康

1. 厌学　动力不足,无目标,无兴趣,怕困难,成绩差,沉迷游戏,自动辍学。

2. 违纪　不守课堂纪律,违反学生守则。

3. 对人　与集体格格不入,对同学态度恶劣。

4. 心理

(1) 性格缺陷(character flaws):性格倾向的两个极端。极度内向:孤僻、懦弱、过敏、多疑、狭隘、不善(愿)宣泄不良情绪;过分外向:鲁莽、狂躁、轻浮、敌意、攻击。常采取爆发式、破坏性行为,抗拒教育。

(2) 心理障碍(psychological barriers):是心理活动中出现的轻度创伤,是在特定情境和特定时段由不良刺激引起的心理异常现象,属于正常心理活动中暂时性的局部异常状态。例如,青少年遭遇重大挫折或面临重大抉择时会表现出情绪焦虑、恐惧或者抑郁,有的表现沮丧、退缩、自暴自弃,或者表现愤怒甚至冲动报复。

5. 早恋　性意识、性冲动强烈,性道德缺乏,难以自控。

第二节　心理障碍的预防与护理健康教育对策

一、意义和作用

心理健康问题(mental health problems)为人们重视的程度与社会经济的发达程度呈正比例关系。一般来说,社会发展的程度越高,人们所承受的社会压力越大,人们的心理健康问题越突出。目前,心理健康教育日益为人们所重视,正是社会发展的必然结果,反映了社会发展对教育提出的必然要求,其意义与作用如下:

(一) 心理障碍是社会发展的必然结果

首先,随着社会的进步,人类物质生活水平的逐渐提高,在基本的生存和温饱问题得到解决之后,心理健康问题便显现出来。其次,伴随着医学科学的进步,人类卫生习惯和生活条件的改善,许多昔日严重危及人类生命的疾病已经得到有效的治疗和控制。迄今为止,世界各国的经验表明,社会的现代化程度越高,发展速度越快,人类心理健康的意义也就越突出。

(二)心理健康是全面推进素质教育的需要

学校学生的素质包括思想道德素质、科学文化素质和身体心理素质。这几方面素质密切相关,互相影响。其实未成年人的思想道德方面表现出来的许多问题,都与心理健康有关,所以心理障碍的预防与健康教育对策是全面推进素质教育的需要。

(三)心理健康是构建和谐社会的需要

和谐社会(harmonious society)包括人与他人及社会、人与自然、人的内心等方面的和谐。人如果没有健康的心理,就不能处理好与他人、与社会的关系,和谐社会的构建也成为一句空话。

(四)心理健康是建设创新型国家的需要

创新型国家需要一代创新型人才。在当今时代,创新型人才应该有健康、积极向上的心理,它突出表现在热爱祖国、志向远大、勤奋好学、百折不挠、敬业乐群和乐观向上。心理健康有助于《义务教育法》要求的培养独立思考能力、创新能力和实践能力。心理不健康,存在心理障碍,与创新型人才需求是背道而驰的。

(五)心理健康教育是青少年心理状况的现实要求

今天正处于转型期,社会发展急剧加速,竞争日益激烈,社会出现了诸多新问题,包括离异、学习负担、升学压力、人际关系等,导致出现了相当数量的各种类型和层次的心理障碍。

(六)开展心理健康教育是社会对于社区和家庭的要求

心理健康教育进入社区健康教育和家庭教育领域,这是社会发展对教育提出的要求。心理健康教育与社区各个方面的发展都有着密切的关系。

二、预防管理策略与方法

心理健康的维护与促进,其目的是提高人们的心理适应水平,预防心理障碍的发生。心理障碍的预防措施包括通过学习心理卫生知识和精神疾病知识,提高个体心理耐受性及适应能力,防止心理障碍的发生;提高社会识别、理解精神疾病的水平,减少复发。主要途径有:通过报纸、杂志、电台、因特网等开展科普宣传,举办各种培训班,开展精神病患者的家庭教育,开展各类心理咨询活动等。

(一)心理障碍的预防性干预

近年来,针对儿童、成年人心理适应不足的现状,对具备促发精神异常的危险因素者进行预防性干预在国外较为盛行,其目的是增加儿童和成年人的应对技巧,降低发生心理障碍的频率;改变精神障碍高危人群的病因形成条件,积极防止发病。预防性干预可以在心理健康中心进行,也可以在基层卫生机构进行。

(二)对心理素质较弱者的实验性干预

预防性干预(preventive intervention)项目主要集中在年龄较小、社会功能欠缺且出现早期行为障碍的儿童。对有早期行为障碍的儿童开展较长期的训练项目,提高心理社会功能欠缺儿童的认知性解决问题的技能,以此来减少儿童的冲动行为或消极回避行为,方法是:从入学前8周即开始让儿童集中精神从事游戏活动,遵守规则,逐步从游戏中产生的问题进入到思维、情绪和动机的水平。通过对具有高危险度的低能儿和适应不良者实施不同干预和不干预措施发现,经集体治疗性干预和行为疗法干预的儿童成绩提高较快,经过 18 个月和 3 年随访,与对照组相比,干预措施都有积极的效果,且随着时间的延续其后效越明显。

(三)对成年人的干预与训练

由于生活节奏的加快,现代人承受的压力不断增大。某些个体因缺乏自信和应对技巧,在遭遇应激源刺激时易陷入长久的应激状态,甚至导致心理、生理功能的紊乱。在国外,妇女和老人是需要关注的对象,相关的机构会帮助他们提高自控能力和应对技巧,具体措施是在社区成立互助小组,进行自信能力训练项目。对单身老人进行情绪控制方面的训练,帮助他们合理疏导情绪,对现状合理认知,提高适应能力和健康水平。研究发现,社会和情感活动是精神分裂症康复期病情复发和波动的主要原因。因此,减少易感因素对降低复发十分重要,主要措施是向患者家属讲授疾病的性质、病程和治疗特点,指明由于患者的症状造成家属的不愉快感受,为达到理想的教育效果,有时需对家庭成员进行心理治疗。研究显示,在药物治疗的情况下,不进行干预组复发率高达 83%,干预组复发率则仅为 12%。

(四)心理障碍的流行病学调查

通过调查了解和研究心理障碍在人群中的分布和决定因素,并进行诊断和分类建卡,针对不同患者的情况落实防治措施,是心理障碍预防的基础。其主要内容包括:① 心理障碍和精神疾病的普查;② 抽样调查;③ 精神疾病登记;④ 病因调查。

(五)心理障碍预防管理和技术指导网络

心理障碍的预防涉及社会的各个方面,目前已组成由卫生、民政、残联、劳动、教育等部门共同组成的防治管理和技术指导网络,其主要任务是制订疾病防治规划,掌握动态和收集资料,调查研究和制订疾病预防的有关制度。在技术指导方面,主要是进行卫生宣传、早期诊断、早期治疗和制订合理的治疗方案。

(六)精神疾病的基层专科门诊

由经过培训的基层专职或兼职精神科医师或社区医生开设的基层专科门诊,可为心理障碍的早期发现、早期诊断和治疗及持续的综合服务提供良好的基础。

三、心理健康教育的内容

(一)心理健康教育

1. 自我意识方面　包括如何认识自己、悦纳自己,做到自重、自尊、自爱、自信,如何评价自己,如何正确对待别人对自己的评价,如何以成熟的自我意识对待自我的发展等。

2. 学习心理方面　包括如何科学用脑,如何运用和开发自己的智力,如何强化学习兴趣、学习动力与进取心,如何克服学习中的焦虑并形成良好的学习心态和学习习惯,如何运用学习策略创造性地学习等。

3. 人际关系方面　包括如何培养负责守信、友善乐群的健康人格,如何正确处理亲子关系、师生关系和同伴关系等。

4. 生活和社会适应性方面　包括如何培养顽强的意志力,如何适应群体,如何以积极的心态去面对生活压力、升学压力、择业压力、工作压力,如何正确对待挫折等。

5. 心理健康方面的知识、方法　包括什么是心理健康,心理健康的意义,心理健康的标准,怎样维护自己的心理健康,对心理困惑如何进行自我调适等。

（二）心理健康维护

1. 心理健康维护　这是面向各年龄阶段的人群,提高人们基本素质的教育内容。具体包括:① 智能训练;② 学习心理指导;③ 情感教育;④ 人际关系指导;⑤ 健全人格的培养;⑥ 自我心理修养指导;⑦ 性心理教育。

2. 心理行为问题矫正　这是面向少数具有心理、行为问题的人群而开展的心理咨询、行为矫正训练的教育内容,多属矫治范畴。具体包括:① 社会适应问题;② 情绪问题;③ 常见行为问题;④ 身心疾患;⑤ 性行为问题。

3. 心理潜能和创造力开发　心理学研究表明,中小学时期是心理潜能开发的最佳期。因此,心理潜能的开发与创造力的培养是学校心理健康教育的重要内容,它主要包括对学生进行判断、推理、逻辑思维、直觉思维、发散思维及创造思维等各种能力的训练和培养。同时,还包括对学生自我激励能力的训练等,以提高学生的自主意识与能动性。

（三）心理健康教育的原则

1. 面向全体与面向个别相结合的原则　心理健康教育首先应该面向所有的社会人群,也要注重对个别人群的辅导。这一原则要求:要把心理健康教育有机地纳入全面推进和展开的素质教育的范畴,心理健康教育的内容要有针对性。注重个别指导和个案研究,以心理咨询的方式帮助个别有心理困惑与心理障碍的人群,尽快摆脱心理困扰,调整心态,以良好的健康心理状态,融入社会和生活之中,从而促进人群的心理素质整体提高。

2. 系统有序的原则　为了使人群的心理水平不断提高,心理健康教育的内容要螺旋式上升,系统有序地安排。这一原则要求:要全面安排心理健康教育各部分内容,即在各个年龄阶段都要分别安排心理健康知识、自我意识、学习心理、人际交往、生活与社会适应方面的内容。

3. 联系实际的原则　心理健康教育必须联系实际、有的放矢地进行。这一原则要求:面向全体人群的心理健康教育必须把握个体的年龄特点和现实的心理状态。通过专题报告、座谈讨论以及其他活动形式,有的放矢地予以指导。

4. 主体性原则　社会人群自始至终是主体,在心理健康教育中必须真正体现社会人群的主体地位。这一原则要求:开展心理健康促进与健康教育活动必须让社会人群广泛参与。为了改善他们的心理状态,提高心理素质,需要启动其内因。

5. 目标性原则　心理健康教育的根本目标在于促进人们健康发展,提高人们的基本素质,培养人们的优良心理品质,提高人们的生存、适应能力,促进人们自主发展的潜能。此外,还应包括与之相关的心理测验、咨询辅导、课程安排、活动训练等各项工作。

6. 现实性原则　开展心理健康教育要根据现实情况、教师实际的教育能力、人们接受教育的实际水平和需要,有针对性地选择适合的心理健康教育内容。

7. 发展性原则　心理健康教育的最终目标是促进人们心理健康的发展。因此,确定心理健康教育内容时,应"面向全体、注重发展",选择具有普通意义和有代表性的主题内容,从而有效地发挥心理健康教育的"预防、促进"功能。

8. 差异性原则　在心理健康教育中,人们的心理健康水平存在明显的差异,不仅有个体差异,还有人群差异。对不同特点的人应该进行分类指导。如对离异家庭的子女或有不同心理、行为问题的人往往需要进行特殊的心理健康教育与活动。

9. 活动性原则　在心理健康教育内容中,应创造性地设计各种丰富多彩的活动,如角色扮演、绘画、想象、辩论、演讲、表演等,让人们在活动中、在参与中、在亲身体验中获得成长与发展。

四、家庭护理管理策略

家庭心理健康是把家庭作为一个整体进行心理辅导的方法。实施家庭心理健康的基本原理是:帮助患者的家庭成员找出患者发病、症状持续加重的家庭因素,引导他们共同去克服或消除这些障碍,使患者的病情或症状得到减轻或改善。

(一)家庭心理健康的策略

在家庭心理健康教育过程中,应采取一定的策略,遵循一定的规律,才有可能收到好的效果。家庭成员在这方面应坚持的策略有:

1. 开展家庭心理健康教育的前提是转变观念 教育实践的大量事实证明:理想、志气、进取心、勤奋、宽容等优良的个性品质,对于促进人们的发展和成才具有重要的作用,每位家庭成员必须把心理健康作为家庭和睦、家庭健康的目标和内容加以充分重视,在教育子女时做到爱而不宠,严而有度。

2. 开展家庭心理健康教育的基础是相互了解 夫妻之间、父母同子女之间必须相互了解其个性、情感、兴趣、能力、理想等个体素质。一般孩子好活动、好模仿、好奇、好问,还具有喜欢成功、喜欢被称赞、渴望得到理解的心理。

3. 开展家庭心理健康教育的关键是相互信任 父母同子女的关系,既是长辈和晚辈的关系,又是朋友关系。应在平等、信任的基础上,采用民主协商的方法,并循循善诱,耐心启发,动之以情,晓之以理。

4. 开展家庭心理健康教育,避免对孩子长期的心理惩罚 孩子缺乏生活经验,有的问题孩子本身就有情绪上的障碍,如果家长自身容易冲动,就会更加重孩子的心理问题。更不要在学习上、升学上对孩子施加压力,把孩子的成绩作为评价孩子的主要标准,久而久之,会使孩子产生厌恶学习、憎恶考试等心理障碍。

总之,大量理论和实践经验都告诉我们,在青少年的心理发展过程中,家庭起着非同小可的作用。青少年渴望和家长沟通,也热切希望自己的种种正当言行能得到家长的支持、理解和帮助,更希望面临心理危机时有来自家庭的亲情安慰。因此,我们应该重视家庭心理健康教育的重要性,用科学、有效的方法对未成年人进行心理健康教育,使未成年人的身心得到全面发展,素质得到全面提高,从而促进未成年人的健康成长。

(二)家庭心理内容

按照心理学不同理论家庭心理可分为:

1. 一般性家庭心理 其指导理论是普通常规性家庭心理学。实施方法是让患者和家属在一起,讨论他们当前存在的问题,并观察家庭成员之间的人际交流情况。

2. 行为性家庭心理 行为学派认为,家庭问题是由于不良行为在家庭成员中不断被强化而形成、巩固或加重,或是因为良好行为没有得到家庭的鼓励而逐渐消退。实施护理的任务是:帮助家庭成员共同确定行为改善目标与进度,充分运用学习的原则,给予适当奖惩,促进家庭行为的改善。

3. 交流性家庭心理 家庭问题的发生与家庭中的规矩及家庭中人际交流不良有关。实施护理的任务是,帮助他们改变不良的家庭规矩,改善和促进家庭成员间的交往和交流。

4. 结构性家庭心理　其重点放在家庭的组织关系,角色与权利之执行等结构。护理任务是:使用各种具体方法,以纠正家庭结构上的问题。

(三)实施步骤

1. 对象　主要是有情绪障碍、行为障碍、心身疾病、躁郁症的康复期、青少年适应障碍及神经性厌食等的家庭成员。

2. 调查阶段　由护士向患者及家属介绍家庭心理的性质、目的、意义,并制订需共同遵守的原则。了解家庭当前的问题,为制订家庭干预的具体计划提供依据。

3. 实施阶段　运用各种方法,协助家人练习改善个人及彼此之间的关系。家庭治疗的目标是改善家庭结构系统,引进良好的应付方式,改善人际关系,让成员间相互交流,提高解决问题的能力。

4. 巩固阶段　要培养家人能自行审察,培养改进家庭行为的能力,并巩固已修正行为。恢复家庭的自然秩序,使家庭能维持良好的功能。

(四)常见心理障碍的家庭护理

1. 精神分裂症的家庭干预　家庭干预(family intervention)是世界卫生组织在心理健康领域推荐的一项心理与社会康复的重要措施。通过实施家庭干预可以减轻精神症状,减少疾病复发,改善社会功能,提高患者生活质量,减轻家庭负担。干预主要包括以下四项内容:① 继续疾病知识教育;② 进行用药常规教育;③ 了解家庭交流关系;④ 解决不良行为问题。

2. 青少年适应障碍　青少年适应障碍与家庭问题有密切关系,护理实施目标为改善家庭关系,促使症状减轻,帮助家庭作出一些有利的改变。

3. 情绪障碍(emotional disorders)　家庭成员之间矛盾激化,出现心情不好,情感恶化。通常采用淡化"缺点",强调"好处"的技巧,帮助夫妻或家人就同样的事情,换个观点或立场,往好的方向去解释。

(五)家庭功能失调导致的危机与处理

1. 家庭功能失调导致的危机　与家庭发展有关的障碍;家庭成员之间关系所引起的障碍;多子女家庭中兄弟姐妹之间所引起的关系障碍;整个家庭发生障碍,家长式的统治,成员之间无法自由交流思想,或子女成为家中小霸王、父母无能管教,父母行为不端,子女行为发生障碍等。

2. 处理

(1)与当事人交谈:护士与当事人交谈时可以让其他家庭成员在旁边静听,不插嘴。这样的谈话能使家人得到启发,看到为什么当事人能与护士进行正常交谈,反思自己在家庭谈话中的态度和方式,认识到自己的问题所在。

(2)与家庭其他成员交谈:使当事人了解到其家人的做法不是没有道理,反思自己所表现的行为是否存在问题,是否有的行为没有道理,是否有的行为表现过激。

(3)家庭成员之间的对话:不是过分去追究责任和弄清谁是谁非,引导当事人从好的方面去思考或换位思考,或换一个新的话题,讨论如何在家中建立良好的对话气氛。对于家庭问题的处理,视问题的严重程度,一般经1～5次讨论会就能收到满意的效果。

第三节 运用护理健康教育程序完成计划的实施

一、计划的设计

1.计划项目优先次序的排列 对确定的心理健康教育诊断根据排序原则进行优先次序排列。

（1）常见心理健康问题的排序：焦虑、挫折、疑病倾向、偏执倾向、妄想、心理冲突、恐惧、抑郁等。

（2）对常见精神疾病进行排序：包括精神障碍、心因性精神障碍、神经症、精神分裂症、躁狂抑郁症、癫痫性精神障碍等。

2.教学方法选择 根据对患者的评估，选择适合患者的学习方式。

（1）让患者阅读资料或观看光碟。

（2）护理人员讲解，进行家庭访视和护理。

（3）护理人员进行现场宣教。

（4）与患者和家属共同讨论心理健康的预防与干预措施。

3.学习资料的获取 向患者推荐有关疾病康复知识的书籍、杂志等。

二、计划的实施

（一）指导思想

以"三个代表"重要思想为指导，贯彻党的教育方针，落实《公民道德建设实施纲要》，切实加强青少年和全民的思想道德建设。

（二）培养目标

提高全民的心理素质，充分开发他们的潜能，培养乐观、向上的心理品质，促进人格的健全发展。指导人们不断正确认识自我，增强调控自我、承受挫折、适应环境的能力；培养全民健全的人格和良好的个性心理品质；对少数有心理困扰或心理障碍的人群，给予科学有效的心理咨询和辅导，使他们尽快摆脱障碍，调节自我，提高心理健康水平，增强自我教育能力。

（三）具体措施与要求

1.组织学校和社区人群学习，提高心理健康教育的思想认识，重视心理健康教育工作。

2.请专家给学校和社区人群进行专业心理健康教育讲座。

3.组织居民开展有关心理健康教育主题活动。

（四）心理健康教育的主要内容

社区和学校心理健康教育的主要内容包括：帮助广大人群适应新的环境、新的集体、新的生活与感受生活工作的乐趣；在社区和学校活动中，善于与更多的人群交往，建立合群、乐学、自立的健康人格，培养自主、自动参与活动的能力。

（五）具体工作

1.制订并讨论心理辅导工作计划。

2.做好心理健康教育的宣传和氛围建设工作。

3. 组织全体人们学习有关心理辅导的知识、方法等。

4. 利用居委会向居民宣传"家庭心理辅导"的有关内容。

5. 做好年度总结及资料积累,开展个案分析,建立心理档案。

三、计划的评价

心理健康教育作为学校和社区教育必不可少的内容,需对其途径、形式等进行评价,才能了解其有效性。通过对心理健康教育的评价内容(即静态性基本条件、动态化的人格特征)、评价原则(即弹性原则、发展性原则等)及其具体评价方法(即问卷法、测试法、自我报告法、比较法)等方面进行深入的探讨,从而促进心理健康教育的开展。

(一) 问题提出

随着全民素质教育的推进,心理素质教育作为素质教育的重要组成部分,已受到教育界乃至全社会的普遍关注,以此来完善心理教育、教学方法,达到实施心理健康教育的目的。心理健康教育的具体评价内容有:

1. 静态基础性条件　静态基础性条件主要是智能方面的发挥与运用,具体而言是指人的感觉、知觉、记忆力、想象力、思维能力、注意力等的培养。

2. 动态化的人格特征　动态化的人格特征指人们的个性、独立性等特征。

3. 互动化的社会交往技能　人际交往是一种人与人之间的沟通,人际交往是一种需要勇力和智慧的艺术。在交往中需要真诚、热情、尊重他人,有责任感、谦虚、理智、友善的品质,有乐于和善于欣赏美的能力等。

(二) 心理健康教育评价原则

1. 综合性原则　为保证评价的客观性、加之心理健康教育的特殊性,评价的结果不应该仅由一项指标决定。

2. 发展性原则　心理健康教育的基本目的是为社会培养所需的人才。

3. 弹性原则　心理品质是发展的、动态的,所以评价工作不应是一次性的,每项评价工作应该由几次评价结果的总评完成。

(三) 心理健康教育评价的具体方法

一般来说,评价的类型分为既相互联系,又相互区别的三种类型:诊断性评价、形成性评价、终结性评价,还应增设延时评价,并且其评价方法应灵活、多样。

1. 诊断性评价　是指在教学活动开始之前进行的教育心理问题确定的评价。

2. 形成性评价　是指在教学活动过程中进行的教育心理活动过程的评价,其任务是发现问题和改进工作。

3. 终结性评价　是指在心理健康教育活动结束或一个教学方案结束时所进行的结果评定,通过终结性评价与原诊断评价进行比较,来评价心理教育教学效果。

4. 延时性评价　心理品质有时是隐藏的,心理健康教育不可能马上见其成效,成效可能在事后体现,故在评价时应遵循弹性原则,进行推迟或跟踪评价。

(四) 对心理健康教育所产生效果的评价

1. 教学效果　包括学习知识掌握程度的提高,学习能力、学习态度和方法的改善,人际关系的改观,学校的学风、校风的优化等方面进行评价。

2. 社会效益　主要是指社会的影响及家长、朋友、邻居等的评价得以改善。

对以上两方面的评价具体可采取：

（1）问卷、测试法：此法是心理健康教育评价的主要方法。

（2）访谈法：此方法不适宜用于针对大规模人群的评价，因为需要花费较多的人力和时间。

（3）比较法：是指通过比较而进行的评价，既适合群体，也适合个体。

（4）自我报告法：又称内省法，由被测试者对自我的主观体验和主观状态进行自我观察，并把观察结果记录下来或提出口头报告，依据此资料进行研究分析的方法。

四、心理健康教育指南

建立心理健康教育指南的目的是从科学、系统、效果和质量等方面考虑为健康教育活动提供科学、完整、系统的指南，促使健康促进与健康教育活动在学科理论的指导下有序地进行。

心理健康教育的目的是帮助社区人群及患者了解压力的来源、临床表现，掌握压力自我管理的方法，识别不良生活方式和行为，并进行调整等。

1. 疾病特点和治疗原则

（1）压力来源：包括繁重家务、同事冲突、职务调动、离婚等。

（2）压力的主要症状：包括思维迟缓、记忆力下降、抑郁、神经衰弱、焦虑、恐惧、强迫症等。

（3）心理危害行为是可预防和治疗的。

（4）治疗和心理干预，可以促进压力缓解和心理的调适。

（5）抗压力药物与心理联合治疗具有协同效果。

2. 用药指导

（1）适当使用药物或联合治疗：如药物与心理治疗、药物与心理咨询联合治疗等。

（2）药物与食物之间的相互作用，如用药的同时饮酒。

（3）一些药物有长效作用，应常规监测和接受随访。

（4）遵医嘱用药，避免过量使用镇静药。

（5）所有的药物应贮放在安全地方。

3. 心理治疗

（1）心理指导的有效性及过程，强调心理指导时患者诚实的重要性。

（2）建立心理治疗目标和计划的意义。

（3）常用心理行为治疗的方法，如理性情绪疗法、生物反馈疗法等。

（4）减轻压力和保持心理健康的方法，如放松疗法、与他（她）人倾诉发泄情绪、适当运动、旅游等。

4. 生活方式与行为调整

（1）健康饮食对压力、行为和情绪的作用。

（2）减轻压力和适当锻炼对心理行为和情绪的作用。

（3）避免和应对各种冲突，如家庭、工作和人际关系等。

（4）情绪健康对降低压力、调整行为和情感的重要性。

（5）过多饮酒和用药对行为和情感的伤害作用。

（6）保持健康心理行为的条件和重要性，如情绪、工作环境和生活环境等。

（7）强调家庭暴力常引发行为和情感的问题，鼓励患者寻求适当的社区资源。

5. 运动与锻炼

（1）解释中等量运动可以促进血液循环、提高机体能量和睡眠质量、降低紧张度及心理压力。

（2）制订和实施活动与锻炼计划。

6. 压力自我管理

（1）压力应对：如敢于向别人诉说压力来源、用一段时间来思考和理清思路、用深呼吸、散步、旅游方法等。

（2）工作压力应对：如改掉把工作带回家的习惯、避免拖延日常工作和周末工作、学会与同事进行沟通、对自己有足够的信心、做事不要操之过急等。

（3）环境压力的应对：如改变自己单调的业余生活、对他人要尊重、建立起不断学习的思维方法、缓解家庭压力等。

（4）保持心理平衡：如正确对待自己、正确对待他人、正确对待社会、用乐观和积极的态度看世界、建立三个快乐（即助人为乐、知足常乐、自得其乐）。认识自己的生理周期、有目的地获取心理医生的帮助，学会失眠疗法、行为治疗、食物治疗等方法。

7. 自我监管与复诊

（1）自我管理的情况和效果。

（2）帮助患者回顾治疗计划，定期进行心理咨询。

（3）强调定期接受随访和咨询的意义和作用。

8. 信息与资料获取途径

（1）压力预防及心理健康手册与资料获取处：如网络、书店、心理咨询站、医院等。

（2）个性心理治疗的书面处方获取处：如心理咨询站、医院等。

（3）获取社区心理卫生资源的途径，如心理咨询、心理治疗、社交协作网络等。

案 例 学 习

小王，女，17岁，某市重点高中重点班学生。家庭经济条件优越，独生女，初中时成绩优异，考入重点班后心情压抑，主要原因是学习成绩下降。她曾反复对家长说"不想上学"。在家每隔2～3天就要哭一次，家人无法哄劝。有头疼、失眠、胸闷、厌食、腹泻等不适症状，一天有时只吃一顿饭。在墙上乱涂乱画，用纸剪出一个大大的"死"字，时常晚上在家既不写作业也不睡觉，长时间呆坐。考试失利后用小刀划自己的手背。喜怒无常，不知什么时候就发脾气。对任何事物都无兴趣，情绪非常低落，总想回到原来的班级。

一、问题分析

小王的抑郁自评量表（CES-D）测量表明：大部分抑郁症状出现的时间为3～4天，总分为34分，抑郁程度十分显著。心理学研究表明，抑郁是一种持续的以情绪低落为主要表现的心理状态。

二、原因

1. 情感原因　幼年时期的心理需要：爱、归属感得不到满足，失败后的需要得不到满足，引起小王情绪压抑低落，没有学会如何正确对待焦虑和冲突的方法，消极的经验在孩子的潜意识中留下了深深的烙印。家长一味重视学业,忽视了孩子情感的沟通,进入重点班后失去了老师的喜爱,成绩下降,加重了内心的无奈和挫折,悲观压抑。

2. 认知原因　消极的自我评价,对自己的能力、品质等自身因素评价过低,采取自责、自罚的方法,消沉沮丧。

3. 行为原因　面对失败的情形,内在的心理防御机制为避免内心受到伤害,选择以身体健康为代价,使自己的行为合理化,消沉倦怠。过低的抗挫折能力使她无法面对学习成绩的下降,不能及时调整自我,日积月累,容易产生"抑郁情结"。

三、辅导策略与过程

1. 对策　根据小王的实际情况,我们确定以"支持性心理干预"为主的综合性心理辅导对策。让小王充分讲述痛苦的体验,宣泄情绪,同时给她安慰和信任。运用辅导者的知识和关怀来支持她构建新认知,伴有一定行为技巧的学习应用与生活指导,使她的压抑情结得以疏解,激发她战胜挫折的勇气和信心,引导她走出心理危机。

2. 辅导过程

(1) 对小王的个别辅导:① 宣泄释放;② 寻找症结;③ 解释澄清;④ 自我及时强化。

(2) 和家长沟通:通过和家长的沟通调整家长和孩子的教育心态,相信孩子的自觉性;要经常和孩子交流,多给予关心、安慰,倾听孩子的讲述,给孩子以情感上的理解和支持,将心比心,体会他们的感受,给孩子以表扬,学会赏识教育。

(3) 和学校班主任老师的协调:在小王的自我强化阶段,让老师有意识地改变她的学习环境,及时鼓励和表扬,建议其他同学与小王多接近,用快乐的心情感染她,消除她的孤独与苦闷。

四、结果与思考

经过两个月的心理辅导,咨询者情绪渐趋稳定,能够在校园进行正常学习,性格较前开朗、活泼,与家人相处融洽,未出现头痛、胸闷、失眠等不适症状,谈话时有说有笑,学习成绩提高,抑郁症状明显好转。这与后期的父母努力、老师的关怀、同学的帮助、积极配合治疗有关。

五、点评

本案例采用了支持心理治疗、合理性情绪疗法、自我及时强化法、心理调节法,以及环境调节为辅助的综合性心理辅导对策。

心理咨询中既要注意调动当事人自身的积极性,更要注意其社会关系,如家庭关系、学校关系、朋友关系所起的作用。

本 章 小 结

本章简述了心理健康的流行病学特征和主要危害,心理健康的危险因素与疾病特点,重点介绍了如何诊断和判断精神性疾病,疾病的危险因素和护理对策。

描述了心理健康教育的干预计划设计,计划的具体实施。阐述了心理健康教育计划的评价体系,制订了心理健康教育的指南。运用健康促进与健康教育知识对心理健康的人群予以干预,提出计划设计、计划实施和计划评价。

介绍了心理健康的预防策略与方法,心理健康教育内容和家庭护理管理策略,如何对有心理障碍的家庭患者进行护理健康教育,选择不同的方法对患者进行健康促进与健康教育活动。

【思考题】

1. 简述我国心理健康教育的发展趋向。
2. 家庭心理的内容有哪些？
3. 心理健康教育的主要内容是什么？
4. 心理健康教育评价原则有哪些？
5. 结合心理健康教育谈谈如何进行家庭患者的护理和实施。

【选择题】

1. 心理健康是指人的心理，即知、情、意活动的内在关系　　　　　　　　（　　）
   - A. 密切
   - B. 依存
   - C. 统一
   - D. 协调
   - E. 和谐

2. 青少年性格缺陷的两个极端是　　　　　　　　　　　　　　　　　　（　　）
   - A. 极度内向与过度外向
   - B. 极度封闭与过度豪放
   - C. 极度兴奋与过度忧伤
   - D. 极度偏执与过度执拗
   - E. 极度谨慎与过度放纵

3. 心理障碍是哪些因素综合作用的结果　　　　　　　　　　　　　　　（　　）
   - A. 个人、家庭、家族
   - B. 个性、遗传、环境
   - C. 遗传、环境、社会
   - D. 生物、心理、社会
   - E. 基因、环境、个性

4. 精神分裂症的家庭干预包括　　　　　　　　　　　　　　　　　　　（　　）
   - A. 疾病知识教育
   - B. 进行用药常规教育
   - C. 了解家庭交流关系
   - D. 解决不良行为问题
   - E. 以上都是

5. 提高人们心理健康基本素质的教育内容不包括　　　　　　　　　　　（　　）
   - A. 智能训练与学习心理指导
   - B. 情感教育与人际关系指导
   - C. 健全人格的培养与自我心理修养指导
   - D. 提高文化教育层次
   - E. 性心理教育

6. 心理健康教育所产生效果的评价可采取的方法不包含　　　　　　　　（　　）
   - A. 自我报告法
   - B. 访谈法
   - C. 比较法
   - D. 问卷、测试法
   - E. 控制实验法

7. 以下压力自我管理不正确的是　　　　　　　　　　　　　　　　　　（　　）
   - A. 压力应对：诉说压力来源、理清思路、深呼吸、散步、旅游等
   - B. 工作压力应对：不把工作带回家、避免拖延、学会沟通、对自己有信心、做事操之过急
   - C. 保持心理平衡：正确对待自己、正确对待他人、正确对待社会

D. 环境压力的应对：改变单调的业余生活、尊重他人、不断学习、缓解家庭压力

E. 不讲话或少讲话，不让别人了解自己，免生事端

8. 心理行为问题矫正具体包括　　　　　　　　　　　　　　　　　　　（　　）

A. 社会适应问题、情绪问题　　　　　　B. 常见行为问题

C. 身心疾患　　　　　　　　　　　　　D. 性行为问题

E. 以上都是

9. 心理障碍的流行病学调查的主要内容不包括　　　　　　　　　　　　（　　）

A. 心理障碍和精神疾病的普查　　　　　B. 心理疾病筛查

C. 精神疾病登记　　　　　　　　　　　D. 病因调查

E. 抽样调查

10. 心理障碍的社会影响因素主要有　　　　　　　　　　　　　　　　　（　　）

A. 社会文化因素　　　　　　　　　　　B. 早期教育与家庭环境

C. 生活事件与环境变迁　　　　　　　　D. 以上都不是

E. 以上都是

参考文献

［1］顾瑜琦，刘克剑. 心理健康学［M］. 北京：北京科学技术出版社，安徽大学出版社，2004.

［2］何国平，喻坚. 实用社区护理［M］. 北京：人民卫生出版社，2002.

［3］袁振国. 心理健康研究与指导［M］. 北京：教育科学出版社，2001.

［4］赵国祥，赵俊峰，王瑶，等. 成年人心理健康手册［M］. 郑州：河南科学技术出版社，2000.

［5］盖凤武. 心理健康教育［M］. 南京：东南大学出版社，2003.

参考网址

［1］http://www.szkp.org.cn　苏州科普之窗

［2］http://www.chinanurse.com　中国护士网

［3］http://www.gmxinli.org/index.php　国民心理健康

［4］http://qsxl.psych.ac.cn　中国儿童与青少年心理健康教育

［5］http://www.cscph.com/hrfw/xiehuixinwen/2014-04-01/106.html　中国老年心理健康

（杨　丽、王撬撬）

二维码 10-1　第十章教学 PPT　　　二维码 10-2　第十章在线测试

第十一章　高血压病与护理健康促进及健康教育

> 【学习目标】完成本章学习后,学生应能够:
> 识记:1. 说出高血压的致病因素和治疗原则。
> 　　　2. 列出高血压患者护理健康教育内容。
> 　　　3. 指出高血压患者家庭护理管理策略。
> 理解:1. 陈述高血压健康教育计划的设计。
> 　　　2. 举例说明高血压健康教育计划的评价方法。
> 运用:1. 建立高血压高危人群和高血压患者健康档案。
> 　　　2. 利用各种途径和方法开展高血压健康教育。
> 　　　3. 设计高血压患者生活方式的干预措施。

高血压病是一种常见心血管疾病。2013 年 10 月,国家疾病预防控制中心公布,我国 15 岁以上人群高血压患病率为 24%,全国约有 2.66 亿高血压患者,每 5 个成人中至少有 1 人患高血压病。研究证明,开展高血压健康促进与健康教育是预防和控制高血压发病的有效举措,通过健康促进干预措施改变社区人群行为危险因素,控制超重肥胖、吸烟、不合理膳食和食盐摄入过多等危险因素,增加运动,有助于减少高血压的发生。

第一节　高血压病的流行病学特征与主要危害

一、流行病学特征

高血压病(hypertension)的发病情况随着经济、社会、文化的发展而变化,是全球最常见的心血管疾病。

我国高血压发病率南方低于北方,沿海高于内地,城市高于农村。我国 55 岁以下女性的高血压患病率低于男性,但 55 岁以上女性患病率高于男性,有烟酒嗜好者高于无烟酒嗜好者。

二、危险因素与疾病特点

(一) 发病的危险因素(risk factors)

1. 遗传因素　高血压有明显的遗传倾向,30%～50% 的高血压患者有家族遗传史。双亲无高血压、双亲中一方有高血压和双亲均有高血压的,其子女发生高血压的概率分别是

3％、28％和 46％,高血压的发病率明显增加。

2. 性别与年龄 高血压的发病率随着年龄的增长而上升。青年时期男性发病略高于女性,中年后女性又略高于男性(女性在绝经期后发病率增高)。

3. 体重超重 我国居民平均体重指数(BMI)中年男性和女性分别为 21～24.5 和 21～25,而理想体重指数是 18.5～22.9。BMI 与血压呈显著的正相关,基线 BMI 每增加 1,高血压发生的危险 5 年内增加 9％。

4. 生活方式与饮食习惯 久坐不动、饮酒过量、长期吸烟、摄入盐和脂肪过多都使高血压的发病危险显著增加。每日饮酒量与血压呈线性关系,男性持续饮酒者较之不饮酒者 4 年内高血压发生的危险增加 40％。膳食中钠盐的摄入量与人群血压水平和高血压患病率呈显著相关性。每天为满足人体生理平衡仅需摄入 0.5g 氯化钠;每人每日食盐平均摄入量增加 2g,收缩压和舒张压分别会增高 2.0mmHg 和 1.2mmHg。

5. 职业因素 脑力劳动者高血压的发病率高于体力劳动者。

6. 疾病因素 高胆固醇血症、糖尿病以及有心脏或肾脏疾病的患者,高血压的发病危险性较高。

7. 其他因素 噪声影响、反复精神刺激和持续精神紧张等都与高血压的发病有一定的关系。

(二)疾病特点

1. 患病率较高 根据世界卫生组织 2012 年报告,全球三分之一成年人患有高血压,这种病症的死亡人数约占脑卒中或心脏病所致总死亡人数的一半。

2. 发病特点 从资料显示,我国的高血压病有以下特点:① 脑力劳动者高于体力劳动者;② 北方地区高于南方地区;③ 城市高于农村;④ 有高血压家族史者高于无高血压家族史者;⑤ 高盐饮食者高于低盐饮食者;⑥ 有烟酒嗜好者高于无烟酒嗜好者;⑦ 身体超重者高于正常体重者;⑧ 长期从事精神紧张者高于其他工作者。

3. 并发症严重 从高血压的表现看,早期症状较不明显。一般情况下,患者仅有头痛、颈后部发紧不适、头晕、眠睡不好、健忘,也有的出现胸闷、心悸等症状。但当血压急剧升高时,出现剧烈头痛、恶心呕吐,甚至发生晕厥。随着病情的发展,出现以损害主要脏器为主的并发症,如冠心病、脑动脉硬化、脑血管意外、肾动脉硬化等一系列高血压晚期的疾病。

4. 预防和治疗周期长 高血压患者的治疗用药和预防措施很多,是一个长期的过程。对原发性高血压病患者,要长期坚持降压治疗,把血压控制在正常或基本正常水平,才能有效地控制和减少并发症。对继发性高血压病患者首先是治疗原发病,才能较好地控制高血压。

三、主要危害及后果

高血压对人脏器的损害和引起的病变是一个慢性过程。在高血压的中、晚期,由于心、脑、肾等脏器受损害而出现一系列合并症。

1. 对心脏的危害 主要表现在:① 对冠状动脉血管的损害,高血压患者冠心病的发病率明显升高,冠心病患者中有 62.9％～93.6％的人有高血压病史。② 对心脏的损害,由于血压长期偏高,增加了左心室的负担。左心室逐渐肥厚、扩张,经数年或十几年后形成高血压性心脏病,可逐渐导致左心室衰竭。

2. 对大脑的危害 高血压对大脑的危害,是严重威胁人体健康和生命的最危险因素。高血压可以引起脑出血、高血压脑病和脑梗死等，其中脑出血是晚期高血压最常见的并发症。

3. 肾脏损害　由于肾脏入球和出球小动脉痉挛、硬化、退变导致肾脏缺血、缺氧，肾实质纤维化，高血压晚期多伴有进行性肾功能减退。

4. 对眼底的危害　血压长期升高使得视网膜动脉发生玻璃样变。

脑卒中和冠心病是高血压最严重的并发症，造成高血压患者死亡的主要原因。《中国心血管病报告 2013》发布，心血管病死亡是城乡居民总死亡原因的首位，农村为 38.7%，城市为 41.1%，而今后 10 年心血管病患病人数仍将快速增长。

第二节　高血压病的预防与健康教育对策

一、意义和作用

我国普遍存在高血压患病率高、死亡率高、残疾率高的"三高"，知晓率低、治疗率低、控制率低的"三低"和不规律服药、不难受不吃药、不爱吃药的"三不"特点。面对这种情况，就要求对社区高血压人群进行尽早诊断、治疗，以及对人群进行健康教育，把工作的重心从单纯治疗型向预防、康复等综合防治转化，从而降低高血压对患者健康的危害。

以健康教育为主导的全方位的综合防治，提高人群对高血压疾病的认识及防治意识，做到合理膳食，对可控性危险因素给予纠正，使高血压患者遵医服药，有效控制血压。健康教育的目标是尽早诊断、有效控制患者的血压。

因此，我国的高血压健康促进及健康教育工作任重而道远。

二、高血压护理健康教育内容

（一）不同人群的基本教育内容

高血压的健康教育应根据文化、经济、环境和地理的差异，针对不同的目标人群开展不同内容的健康教育（表 11-1）。

表 11-1　不同人群健康教育内容

正 常 人 群	高血压的高危人群	已确诊的高血压患者
什么是高血压？高血压的危害，易患高血压人群，健康生活方式，定期监测血压。	什么是高血压？高血压的危害，易患高血压人群，健康生活方式，定期监测血压。	什么是高血压？高血压的危害，健康生活方式，定期监测血压。
高血压是可以预防的。	易患高血压人群，有针对性的行为纠正和生活方式指导。	高血压常见并发症，有针对性的行为纠正和生活方式指导。
		高血压危险分层的概念和意义。
		非药物治疗与长期随访的重要性和坚持终身治疗的必要性。
		高血压是可以治疗的，正确认识高血压药物的疗效和副作用。

(二) 血压的自我监测 (self-monitoring)

高血压的早期没有特异性症状,测量血压是高血压诊断及评价高血压严重程度的主要手段,成年人每年至少应测量血压一次,高危人群每半年至少应测量血压一次。对社区中的成年人应进行血压筛查(screening inspection),或在医院门诊建立为各科患者常规测量血压的制度等,有利于高血压的防治。

1. 血压水平的定义和分类(表 11 - 2)

表 11 - 2 血压水平

类 别	收缩压(mmHg)	舒张压(mmHg)
理想血压	<120	<80
正常血压	<130	<85
正常高值	130~139	85~89
1 级高血压	140~159	90~99
亚组:临界高血压	140~149	90~94
2 级高血压	160~179	100~109
3 级高血压	≥180	≥110
单纯收缩期高血压	≥140	<90
亚组:临界收缩高血压	140~149	<90

2. 血压监测的方法

(1) 医院或诊所偶测血压:由医护人员在标准条件下按统一的规范进行测量,是目前临床诊断高血压和分级的标准方法。最好选择符合计量标准的水银柱式血压计进行测量。

(2) 自我测量血压:自测血压可以提供日常生活状态下有价值的血压信息,在提示单纯性诊所高血压、评价降压效应、改善治疗依从性以及增强诊治的主动参与性等方面具有独特的优点。

(3) 动态血压监测:动态血压监测能较敏感、客观地反映实际的血压水平,能观察到血压变异性和血压昼夜变化的节律性,比偶测血压更为准确,但不用于常规的测量方法。动态血压监测使用符合国际标准的监测仪,一般监测 24 小时,受测者处在日常生活状态下,测压间隔时间为 30~60 分钟。

(三) 改善生活方式

1. 控制体重 控制体重(weight control)有助于降低血压。减重的方法,一方面是减少总热量的摄入,强调低脂肪饮食并限制过多碳水化合物的摄入;另一方面,则需加强运动和锻炼。建议将体重指数(BMI)控制在 20~24。体重指数(BMI)=体重(kg)/[身高^2(m^2)]。

2. 合理膳食 合理膳食(a reasonable diet)一般指改善动物性食物结构,少食含脂肪高的猪肉,多食含蛋白质较高而脂肪较少的禽类和鱼类。饮食中应增加含钾和含钙丰富的食物,如含钾丰富的水果(香蕉、橘子、大枣等)和蔬菜(油菜、苋菜、香菇等)以及绿茶、鲜奶、豆类制品等。减少钠盐的摄入,世界卫生组织建议每人每天食盐的摄入量不超过 5g,要减少烹调用盐及含盐高的调料。

3. **体育锻炼**　坚持有氧运动(aerobic exercise)，根据个体自身的身体状况，选择合适的运动项目，如快步行走、慢跑、太极拳等。运动强度需因人而异，运动强度指标可采用：运动时最大心率＋年龄＝170或180；运动频度一般要求每周3～5次，每次持续30～60分钟。中老年人最好在医生的指导下进行运动和锻炼。

4. **调节压力**　长期的精神压力是引起高血压和其他一些慢性病的重要原因之一，对有精神、心理压力较大的人，要进行干预，给予心理支持，缓解压力对身体健康状况的影响。

5. **戒烟限酒**　饮酒与血压水平以及高血压患病率之间呈线性关系，且饮酒会降低降压药物的药效，因此提倡高血压患者应戒酒。尼古丁可以使血压一过性升高，也可增加降压药物的剂量，对高血压患者来说应戒烟。

上述也称为高血压的非药物治疗，它与高血压的药物治疗占同等重要的地位。

(四) 药物治疗的注意点

目前，药物治疗仍然是高血压治疗的最有效方法。通过药物治疗降低血压能有效地减少心血管并发症的发病率和死亡率，防止脑卒中、冠心病、心力衰竭和肾病的发生和发展。

1. **药物治疗的原则**

(1) 剂量：以最小的有效剂量获得可能有的疗效，从而使不良反应减少到最小，如有效，可以根据年龄和反应逐步递增剂量以获得最佳疗效。

(2) 给药方式：要求做到一天24小时平稳降压，最好服用一天一次给药、有持续24小时降压作用的药物（长效控释片）。

(3) 联合用药：为达到提高降压效果但同时不增加不良反应，用低剂量单药治疗效果不佳时，可以采用两种或两种以上药物联合治疗。

2. **药物的选择**　主要取决于药物对患者的降压效果和不良反应及患者的经济承受能力和药物供应。对不同的个体来说，能有效控制血压并适宜长期使用的药物，就是合理的选择。在选择药物的过程中，还要考虑患者靶器官受损的情况以及有无糖尿病、血脂和尿酸等代谢异常，要考虑降压药与其他药物之间的相互作用。

3. **常用降压药**

(1) 利尿剂：主要用于轻中度高血压，尤其是老年高血压或并发心力衰竭者，可选择使用双氢氯噻嗪、吲哒帕胺等。此类药物痛风患者禁用，糖尿病和高脂血症患者慎用。

(2) β-受体阻滞剂：主要用于轻中度高血压，尤其是在静息时心率较快(>80次/分)的中青年患者或合并心绞痛患者。可选择使用美托洛尔、阿替洛尔等。此类药物哮喘、慢性阻塞性肺疾病、心脏传导阻滞、周围血管病等患者禁用，1型糖尿病患者慎用。

(3) 钙拮抗剂：可用于各种程度的高血压，尤其是老年高血压或合并稳定性心绞痛者。优先选择使用长效制剂，如硝苯地平控释片、维拉帕米缓释片等；一般情况下也可选用硝苯地平或尼群地平普通片。心脏传导阻滞和心力衰竭患者禁用非二氢吡啶类钙拮抗剂。

(4) 血管紧张素转换酶抑制剂(ACE-Ⅰ)：主要用于高血压合并糖尿病、并发心脏功能不全者、肾脏损害有蛋白尿的患者。可选择使用卡托普利、依那普利等药物。此类药物妊娠、双侧肾动脉狭窄、肾功能衰竭(血肌酐>3mg/dl)患者禁用。

(5) 血管紧张素Ⅱ受体拮抗剂：适用和禁用对象与ACE-Ⅰ相同，但副作用更小。可选择使用氯沙坦、缬沙坦等药物。

三、高血压家庭管理

（一）树立健康意识

家庭管理（family management）是通过宣传和教育，要让人们意识到家庭中所有成员对高血压的认识、是否有改变不良生活习惯和不良行为的决心，对维护家庭成员的健康至关重要。家庭中个人的健康状况对整个家庭都会带来影响。

（二）改善生活习惯（life habits）和生活方式（life style）

建议家庭在烹饪时使用限量小盐勺，便于控制每天盐的摄入；少食各种咸菜和熟食；除了少食含脂肪高的猪肉外，还要减少烹饪中食用油的使用；提倡多吃新鲜水果和蔬菜；饭后或平时应多运动，改变久坐不动的习惯；戒除烟酒嗜好，家庭中的成员应相互起到监督、和睦相处，相互理解、尊重与关怀，以减轻个体的心理压力，保持精神愉快。

（三）监控血压

在家庭中一般推荐使用符合国际标准的上臂式全自动或半自动电子血压计，不推荐使用手腕式和指套式电子血压计；也可以采用水银柱式血压计，但必须对使用者进行柯氏音听诊法的培训。一天中最好能在不同的时间反复测量血压，每天测定血压的时间、部位、体位固定，便于观察血压的变化。

（四）提高治疗依从性

由于多数患者需要长期乃至终生治疗，故提高治疗依从性非常重要。家庭成员应对患者起到鼓励、支持和监督作用，要督促患者坚持遵医嘱规律服药，并定期门诊随访。

（五）适量运动

高血压病患者以有氧代谢运动为原则，应该选择有全身性的、有节奏的、容易放松、便于全面监控的项目。较适合高血压病患者的运动种类和方法有气功、太极拳、医疗体操、步行、健身跑、有氧舞蹈、游泳、娱乐性球类等。指导患者根据自身的身体状况、个人喜好和实际条件，选择合适的运动项目。

（六）心理调整

高血压是一种慢性、进展性疾病，其治疗用药的漫长性、病情进展的不良预后，容易使患者产生焦虑、厌烦、悲观失望或紧张不安等不良情绪，促使血压产生波动、升高，甚至发生心、脑血管并发症。因此，保持良好的心态，避免不良刺激，保持愉悦放松心情，有益于稳定血压。

二维码 11-1
高血压
健康教育

四、预防管理策略与方法

（一）宣传与教育

通过各种途径的宣传与健康教育，提高各级领导、医疗卫生人员和广大群众对高血压的认识，从而达到预防高血压、减少与高血压有关的疾病的发生和死亡。积极发挥各界的力量，争取政策上、经费等方面的支持，促使政府部门、机关团体等组织出台相关制度和法规如控烟、强制性食物标签等。宣传方式可采取广播、电视、小册子、宣传画等多种传播媒介，或在企业、社区、医院的门诊和病区适时开展讲座和面对面的人际传播。

（二）改善环境

不良环境是指对人们健康有害的生活环境和社会环境,前者诸如环境污染、噪声等;后者主要是指人们的一些不良行为和不良生活方式,如吸烟、酗酒、暴饮暴食、摄入过多的脂肪和钠盐、久坐不动和精神压力过大等。改善环境需要政府制定有关的政策、法规和制度,鼓励食品行业生产低脂和低盐的食品、无酒精和低热量的饮料,推广食品营养成分的食物标签,在公共场所禁烟等,以及个人通过健康教育提高相关的知识水平,改变不良的个人行为和习惯,培养良好的自我保健意识、行为和方法。

（三）指导生活方式

通过综合性干预,如健康促进与健康教育、对高血压患者的检出、加强随访与复查等,对人群的生活方式加以指导,如减重、戒烟、限酒等。

（四）高血压患者的检出和随访

高血压患者检出的主要方法有三种:① 基层医疗单位患者登记;② 医院首诊患者测血压制度;③ 人群筛查(如对社区中的成年人,主要是 35 岁以上的成年人进行血压筛查)。

下列对象应作为筛选的重点:① 血压值超过正常标准的;② 体重超过正常标准的20%;③ 有长期烟酒嗜好的;④ 有高血压家族史的;⑤ 每日食盐摄入量超过 10g 的;⑥ 工作紧张、生活环境不良的;⑦ 缺乏锻炼的。

对检出的高血压患者,应指导其进行恰当有效的治疗,详细做好随访记录。

（五）干预要点

高危人群和高血压患者的生活方式,血压监控,高血压患者的随诊和坚持药物治疗。

第三节　运用护理健康教育程序完成计划的实施

一、计划的设计

（一）社区评估与诊断

通过评估,了解社区人群中是否存在高血压的危害因素,确定社区人群的主要问题。对高危人群和已确诊高血压者应确定患者的目前行为状况;评估患者的知识、技能水平和学习能力;患者态度和信念;患者近期内首先需要解决的问题。

（二）制订护理健康教育策略

根据评估的结果,筛查各类人群,即健康人群、高危人群、高血压患者,为不同的人群设计健康教育的活动目标、内容、传播渠道和方式方法,有针对性地进行干预。社区护士应争取当地领导的支持,对社区一般人群开展高血压防治的多样化宣传和教育。

二、计划的实施

（一）组织协调与管理

建立慢性病防治的组织机构,由政府相关部门牵头,多部门协作,建立高血压管理的组织网络,做好各项管理工作,动员社区人群参与社区高血压防治的计划、实施和评价全过程。医疗工作者积极配合社区做好包括建立健康档案、高血压的筛检、预防、保健、治疗、康复和教育等服务性工作,促进高血压的早期检出和营造良好的高血压病防治的社会环境,使健康促进与健康教育活动得以有效落实。

（二）人员培训

通过举办高血压防治最新进展的学习班、研讨会,对专业医护人员进行培训,及时掌握最新的研究进展和治疗方法。对非专业医护人员,重点讲述防治计划的目的和意义,培训血压测量的正确方法。

（三）对高血压患者及其家属开展健康教育

要让人们意识到高血压是一种慢性的、可以引起严重并发症的疾病,但坚持合理用药是可以得到满意控制并减少并发症发生的。同时,改变不良生活方式在防治高血压中起了重要的作用。

三、计划的评价

（一）评价内容

评价是健康促进与健康教育干预的重要组成部分,贯穿于干预的始终,其目的是通过监测结果,评价干预活动的进展情况和效果,进行反馈,以及时调整计划,达到预期目标。评价包括以下几方面:

1. 行为危险因素监测　评价目标人群对高血压防治的知晓率、态度和行为变化情况。

2. 人文环境监测　评价政策和社区环境改变的情况,干预活动的参与率和覆盖率。

3. 患者群监测　评价高血压患者的随访管理率、治疗率、服药率和控制率。

4. 死亡监测　评价目标人群的疾病死亡率的变化。

（二）评价方法

通过问卷调查、建立健康档案、随访等方法进行评价。通过问卷调查,了解人们对高血压的知晓率;为社区人群建立健康档案,并通过随访、测血压等,了解高血压患者的服药率、血压控制率以及危险因素的水平是否下降等;流行病学的调查统计可以监测人群中与高血压有关的心血管病(脑卒中、冠心病等)的发病率和死亡率是否下降。

四、高血压病护理健康教育指南

建立高血压病护理健康教育指南的目的是向社区健康人群或患者提供有关高血压病的发病因素、特点、主要症状、治疗原则、预防措施、用药原则、良好的生活方式、合理的饮食结构、自我监测内容等方面的知识。指南内容如下:

1. 疾病特点与主要症状

(1) 高血压是指未使用抗高血压药物情况下,收缩压≥18.7kPa(140mmHg)和(或)舒张压≥12.0kPa(90mmHg)。

(2) 正常血压的标准:包括正常血压、临界高血压、高血压值。

(3) 主要临床症状:如血压突然增高、头疼、眩晕、恶心、视力模糊等。

(4) 明确高血压控制不良是导致脑卒中、心脏及肾脏功能损害的因素。

2. 发病因素

(1) 遗传因素:如高血压、冠心病、糖尿病、脑血管病等慢性病的家族史。

(2) 体重超重或肥胖。

(3) 有过咸的饮食习惯。

（4）有吸烟（每天吸烟连续或累计六个月以上）、酗酒（一次喝 3 两以上白酒或 3 瓶以上啤酒）等不良的生活习惯。

（5）经常处于紧张的心理情绪，又不能进行自我调适。

（6）静式生活方式，缺乏体育锻炼与运动。

（7）其他因素，如增龄、长期从事紧张作业、怀孕、口服避孕药等。

3. 常见并发症及发病因素

（1）心力衰竭：由于心室负荷增加、心肌肥厚所致。

（2）眼底出血或失明：由于眼底动脉受损所引发。

（3）脑卒中：由于脑血管受损所引发。

（4）肾功能衰竭：由于肾小球动脉硬化所引发。

4. 用药指导

（1）坚持遵医嘱长期合理用药，降压不宜过快及过低。

（2）不应自己随便换药、加减药量。

（3）避免擅自或突然停药，因易引起反跳性心率加快、血压增高等停药综合征。

（4）降低影响药物治疗效果的因素，如大量饮酒等。

5. 生活方式与行为调整

（1）限制钠盐的摄入，每人每天食盐量不超过 5g。

（2）多吃新鲜水果、豆类、牛奶和含丰富纤维素食物，尤其是多吃芹菜、菠菜、大枣、蘑菇、花生、西红柿等食物。

（3）以清淡饮食为主，避免暴饮暴食，主张少量多餐，控制总热量摄入。

（4）烟、酒嗜好者，应戒烟限酒。

（5）鼓励饮用绿茶，避免喝红茶、浓茶、咖啡。

（6）解释适当的活动与锻炼的意义，如维持体重、进行适量有氧运动，如慢跑、爬山、太极拳、韵律操等。

（7）解释运动的强度、时间和频度范围应根据个性差异而定。

（8）保持良好的精神状态和平静的心境，如音乐欣赏，学习绘画和书法等。

（9）避免过度精神紧张、焦虑、情绪激动；忧郁症患者可以多参加轻松愉快的业余活动，缓解紧张的情绪。

（10）保持良好生活规律，如定时作息、早睡早起、保持充足睡眠等。

6. 家庭医疗设备使用与管理

（1）家庭血压仪种类的选择和保管方法。

（2）血压仪的正确使用方法：如测量前休息 5～10 分钟、听诊器放置部位等。

（3）血压仪测量注意点：如最好在每天同一时间测血压，测血压时环境保持安静，以坐位右上肢的血压为准。

（4）血压测量的偏差：如晨起时血压偏低，晚上及饱餐、劳动后的血压偏高。

（5）测压时穿着衣服应宽松。

7. 自我监管与复诊

（1）进行自我保健性血压监测，观察血压动态变化，并进行记录。

（2）当收缩压≥18.7kPa（140mmHg）或舒张压≥12.0kPa（90mmHg），并呈持续状态

时,及时求医。

（3）自我检查治疗计划的实施情况。

（4）强调定期复查、按时服药,复诊的预约程序和时间。

8. 信息与资料获取途径

（1）高血压预防手册或光盘的获取处,如社区卫生服务中心（站）、医院、书店。

（2）个性治疗及保健书面处方获取处,如社区卫生服务中心（站）、医院。

（3）高血压预防保健健康教育讲座地点、时间。

（4）获取其他社区卫生资源和信息的途径。

案 例 学 习

李先生,58 岁,退休工人,初中文化,高血压史 10 余年,最高血压有 200/110mmHg。偶有头晕,无其他明显症状,未按医嘱规律服药,否认其他疾病史,吸烟 20 余年(10 支／日),饮酒 30 余年。平时锻炼较少,母亲因高血压去世。近 2 天头痛、头晕等明显,测血压为 190/105mmHg。

请你运用护理程序对李先生进行健康管理。

一、评估资料分析

1. 血压增高,按高血压的水平分类属三级。

2. 有与高血压发病有关的不良生活方式,如饮酒、吸烟、摄盐过多、缺乏运动等。

3. 依从行为缺乏,没有健康检查的意识,自述不规律服药。

除以上评估资料外,还需要进一步收集以下评估资料:

1. 对高血压并发症及危害性的认识和知晓情况。

2. 对改变不良生活习惯的认识、态度和决心。

3. 是否有锻炼和运动的意愿与可能性。

4. 对规律药物治疗的认识。

二、健康促进与健康教育策略

1. 通过各种方式和途径,对李先生进行适当的教育,提高他对高血压的认识。

2. 通过健康教育和行为干预,帮助李先生改变不良生活方式,如饮酒、吸烟次数和吸烟量直至戒烟等。建议李先生每天锻炼,以达到减肥和控制体重,降低体重指数。

3. 建议李先生购置电子血压计、体重计,指导监测血压、体重变化的方法。建立健康档案,通过随访,督促张先生测量血压和坚持服药及体重管理。

三、健康促进与健康教育评价

1. 李先生对高血压的再认识及态度。

2. 生活方式的改变情况。

3. 体重是否得到控制。

4. 是否坚持用药及血压控制情况。

【思考题】

1. 在引起高血压的因素中,有哪些是可变因素?
2. 高血压应该如何控制?
3. 阐述高血压家庭护理管理。
4. 如何实施高血压健康促进与健康教育计划?
5. 目前我们在防治高血压的过程中,主要存在的问题是什么?

【选择题】

1. 下列关于高血压发病的危险因素中,不可干预的因素是　　　　　　　(　)
　　A. 超重　　　　　　　　　　　　B. 性别与年龄
　　C. 高脂血症　　　　　　　　　　D. 心脏疾病
　　E. 长期酗酒

2. 下列关于高血压发病的危险因素中,不可干预的因素是　　　　　　　(　)
　　A. 职业因素　　　　　　　　　　B. 糖尿病
　　C. 家族遗传　　　　　　　　　　D. 长期吸烟
　　E. 高盐饮食

3. 下列哪项不是高血压发病的疾病特点　　　　　　　　　　　　　　　(　)
　　A. 脑力劳动高于体力劳动　　　　B. 北方地区高于南方地区
　　C. 城市高于农村　　　　　　　　D. 高盐饮食者低于低盐饮食者
　　E. 有烟酒嗜好者高于无烟酒嗜好者

4. 高血压对下列哪个脏器不造成危害　　　　　　　　　　　　　　　　(　)
　　A. 心脏　　　　　　　　　　　　B. 脾脏
　　C. 肾脏　　　　　　　　　　　　D. 眼底
　　E. 大脑

5. 以下哪项不是高血压患者应该改变的生活习惯　　　　　　　　　　　(　)
　　A. 控制体重　　　　　　　　　　B. 合理膳食
　　C. 加强运动与锻炼　　　　　　　D. 减轻心理压力,保持心情愉悦
　　E. 少量饮酒

6. 下列哪项不是高血压病护理健康教育中社区评估内容　　　　　　　　(　)
　　A. 社区人群的高血压危险因素　　B. 高危人群与高血压患者的行为状况
　　C. 知识、技能水平和学习能力　　D. 患者态度和信念
　　E. 患者远期需要改变的问题

7. 下列哪项不是高血压患者宣教中的用药指导　　　　　　　　　　　　(　)
　　A. 坚持遵医嘱合理用药,降压不宜过快或过低
　　B. 不可以自己随便换药、加药
　　C. 避免擅自或突然停药
　　D. 服药时间可以自己随意安排

E. 降低影响药物治疗效果的因素

8. 下列哪项不是高血压疾病的常见并发症　　　　　　　　　　　　（　　）

    A. 心力衰竭　　　　　　　　　　　　B. 眼底出血或失眠

    C. 脑卒中　　　　　　　　　　　　　D. 肾功能衰竭

    E. 肝功能衰竭

9. 下列关于高血压患者的血压自我监管与复诊，哪项是错误的　　　（　　）

    A. 自我血压监测，观察血压动态变化，不需要进行记录

    B. 当收缩压≥140mmHg 或舒张压≥90mmHg，并呈持续状态时，及时求医

    C. 自我检查治疗计划的实施情况

    D. 强调定期复查，按时服药，建立良好生活方式

    E. 复诊的预约程序和时间。

10. 下列选项不是高血压疾病的家庭管理措施　　　　　　　　　　　（　　）

    A. 改善生活习惯　　　　　　　　　　B. 监控血压

    C. 提高治疗依从性　　　　　　　　　D. 高强度运动

    E. 心理调整

参考文献

[1] 中国高血压防治指南修订委员会. 中国高血压防治指南[M]. 北京：人民卫生出版社，2006.

[2] 杨玺. 防治高血压[M]. 北京：人民军医出版社，2007.

[3] 尤黎明. 内科护理学[M]. 3 版. 北京：人民卫生出版社，2006.

[4] 郭清. 社区卫生服务理论与实践[M]. 广州：暨南大学出版社，2000.

[5] 吕姿之. 健康教育与健康促进[M]. 北京：北京大学医学出版社，2004.

参考网址

[1] http://www.bhli.org.cn　高血压及其相关疾病网

[2] http://www.chinahbp.cn　中华高血压网

[3] http://www.worldheart.org　世界心脏网

[4] http://www.chinacdc.cn　中国疾病预防控制中心网

[5] http://www.who.int/zh　世界卫生组织网

（包家明）

二维码 11-2
第十一章教学 PPT

二维码 11-3
第十一章在线测试

第十二章　肿瘤与护理健康促进及健康教育

【学习目标】完成本章学习后,学生应能够:

识记:1. 简述肿瘤的概念、危险因素、疾病特点、危害、治疗方法。

　　　2. 简述肿瘤的预防与患者护理健康教育方法。

　　　3. 简述肿瘤的预防管理策略。

理解:1. 理解肿瘤患者护理健康教育的内容。

　　　2. 肿瘤患者的护理管理的评价。

运用:1. 建立肿瘤患者健康档案。

　　　2. 制订、实施肿瘤患者的健康教育计划。

　　　3. 指导易感人群实施早期肿瘤检测的方法。

第一节　肿瘤的流行病学特征与主要危害

一、流行病学特征

(一) 时间趋势

根据世界卫生组织专家预测,2020 年全球癌症新发病例将达 2000 万,死亡病例将达 1200 万,癌症将是新世纪的第一杀手,并成为全球最大的健康问题。过去 10 多年间,全球癌症的发病率和死亡率增加了约 22%。在我国,根据全国肿瘤防治办公室 20 年恶性肿瘤死亡率趋势研究显示,我国恶性肿瘤死亡率由 20 世纪 70 年代的 83.65/10 万上升到 90 年代的 108.26/10 万,上升率达 29.42%;死亡率由 20 世纪 70 年代的 84.58/10 万上升到 90 年代的 94.36/10 万,上升率达 11.56%。

(二) 流行趋势

我国城市居民前五位肿瘤死因依次为肺癌、肝癌、胃癌、结直肠癌和食管癌,而农村居民前五位肿瘤死因依次为肝癌、肺癌、胃癌、食管癌和结直肠癌。目前,我国恶性肿瘤的发病率和死亡率中,肺癌和消化系统癌症仍占主要地位,我国高发的食管癌和宫颈癌有明显下降,胃癌的发病率和死亡率趋于稳定。

二、危险因素与疾病特点

(一)危险因素

1. **致瘤病毒** 凡能引起人或动物发生肿瘤或体外能使细胞转化为恶性表现的病毒,如人 T 细胞白血病病毒(human T cell leukemia, HTLV)与成人 T 细胞白血病(adult T cell leukemia, ATL),乙型肝炎病毒与肝癌,丙型肝炎病毒与肝癌,EB 病毒与伯基特淋巴瘤、鼻咽癌,人乳头病毒与宫颈癌等。

2. **理化危害** 化学因素:烷化剂类化学制剂(如芥子气、氯甲醚、甲醛、环氧乙烷、硫酸二乙酯、氯乙烯、苯、丁二烯、致癌烷化剂类药物),稠环芳烃类制剂(如二甲基苯蒽、二苯蒽、煤焦油、沥青),芳香胺类制剂(如联苯胺、乙萘胺、硝基联苯等),金属和非金属元素(如砷、钼、铬、铍、镉),亚硝胺类及亚硝酸胺类,石棉及二氧化硅,烟草、槟榔、过量乙醇饮料,真菌和植物毒素类(如黄曲霉毒素、微囊藻毒素)等化学物质均可引起正常细胞发生恶性转化并发展成肿瘤。

物理因素:电离辐射,如电磁波谱的 X 线和 γ 射线,属于粒子型辐射的 α 线、β 线、中子、质子等。紫外线与 75% 的舌癌、黑色素瘤和皮肤鳞状细胞癌有关。

3. **生活方式** 吸烟者发生口腔癌、鼻咽癌、喉癌、肺癌、食管癌、胃癌、胰腺癌、肝癌、结直肠癌、肾癌、膀胱癌和宫颈癌的危险性上升。食物的热裂解产物、黄曲霉毒素均有致癌作用。随着酒精饮料摄入的增加,患癌的风险也逐步上升。吸烟和饮酒具有互相倍增的作用,一天吸两包烟同时饮酒精饮料超过 4 杯以上的人,得口腔癌的风险要比不吸烟、不喝酒的人高 35 倍。对于食管癌和喉癌也观察到类似的烟草和酒精互相促进的效应。

4. **职业危害** 在工作环境中长期接触致癌因素(最常见的是化学致癌物),经过较长的潜伏期而患的某种特定肿瘤,称为职业性肿瘤。在工作场所长期接触化学致癌物会导致特定的肿瘤,如联苯胺导致膀胱癌、石棉导致肺癌与间皮瘤、苯导致白血病、氯甲醚导致肺癌、砷导致肺癌和皮肤癌等。与医疗和诊断有关的化学因素,如人工合成激素、乙烯雌酚治疗习惯性流产,但也可引起阴道透明细胞癌;含有合成甾体成分的口服避孕药可引起肝癌和乳腺癌;硫唑嘌呤可导致淋巴瘤、视网膜细胞肉瘤;紫外线可导致皮肤癌。

5. **遗传易感性** 家族中有癌症史常常增加癌症的风险,常见癌症如肺癌、结肠癌、乳腺癌。有少数癌症呈现孟德尔遗传模式,包括视网膜细胞瘤和来自家族性发育不良性痣的黑色素瘤。

6. **免疫与内分泌因素** 肿瘤的发生、发展、侵袭转移整个过程无一不涉及免疫应答和免疫调节。免疫功能的缺陷将直接促进肿瘤的发生、发展。激素对肿瘤的发生也起到了一定作用,如乳腺癌和前列腺癌。

(二)疾病特点

通常肿瘤组织分为良性和恶性两类。肿瘤的分级和分期主要用于恶性肿瘤,也就是大家所熟悉的癌症。我国肿瘤医学中常用的肿瘤分级是对肿瘤的病理组织类型进行鉴别,病理分级依据肿瘤的癌细胞分化程度高低。

1. 肿瘤分级方法

Ⅰ级:癌细胞属于分化较高的细胞,接近于正常细胞结构,其恶性程度最低;Ⅱ级:癌细胞属于中等分化细胞,其恶性程度为中度;Ⅲ级:癌细胞属于低等分化细胞,与正常细胞结构相差较大,其恶性程度最高。

2. 肿瘤分期方法

(1) TNM 分期系统:TNM 肿瘤分期方法采用国际抗癌联盟(Union for International Cancer Control,UICC)与美国癌症联合委员会(American Joint Committee on Cancer,AJCC)联合制定的 TNM 分期法。TNM 分期法总体上遵从解剖学分期系统,采用以下三个因素帮助确定恶性肿瘤侵犯范围,并将恶性肿瘤分为 Ⅰ～Ⅳ 期。每一恶性肿瘤有两种分类:① 治疗前临床分类以 TNM 或 cTNM 表示。② 手术后组织病理学分类以 pTNM 表示。

T—原发肿瘤。Tx:无法对原发性肿瘤作出估计;To:未发现原发肿瘤;Tis:原位癌,可作为 0 期;T_1、T_2、T_3、T_4:原发肿瘤的大小或局部范围(按序递增)。

原位癌:黏膜上皮层内或皮肤表皮层内的非典型性增生累及上皮全层,但基底膜保持完整。

N—区域淋巴结。Nx:无法对区域淋巴作出估计;No:未发现区域淋巴结转移;N_1、N_2、N_3:区域淋巴结受累的范围(按序递增)。(注:原发性肿瘤直接累及淋巴结,在分类上归为淋巴结转移。非区域性的任何淋巴结转移,应归为远处转移。)

M—远处转移。Mx:不能确定有无远处转移;Mo:无远处转移;M_1:有远处转移。

(2) 临床分期方法:

① 早期:瘤体小,局限于原发部位,无转移,无明显临床症状。

② 中期:肿瘤体积增加,向邻近组织器官侵犯,有区域淋巴结转移,出现不同程度的症状和体征。

③ 晚期:肿瘤广泛侵及周围或邻近器官,有区域淋巴结转移或伴有远处血行转移,有严重的临床症状和体征。

3. 肿瘤的临床症状特点

肿瘤的临床症状取决于肿瘤的性质、发生组织、所在部位及发展的程度,一般早期患者多无明显临床症状。根据肿瘤类型的不同患者可出现不同的临床症状,但总体可分为局部症状和全身症状。局部症状可表现为肿块、疼痛、溃疡、出血、梗阻和浸润与转移。肿瘤早期患者的全身症状不明显,或仅有非特异性表现,如乏力、消瘦、体重下降、低热、贫血等全身症状;但随着肿瘤组织的扩散,在晚期患者中会逐渐出现全身脏器功能衰竭症状,呈恶病质状。不同部位肿瘤,患者出现恶病质迟早不一,全身症状也较不同。

4. 肿瘤的治疗原则与方法

目前,国际医学界公认的肿瘤治疗发展趋向是循证医学、治疗规范化和个体化,即肿瘤的治疗根据患者的机体状况、肿瘤的病理类型、临床分期和发展趋势等,科学、合理、有计划地采用手术、放疗、化疗、生物治疗、中医治疗等手段,去除或控制原发病灶后进行转移灶的综合治疗,以最大幅度提高肿瘤患者的治愈率,改善患者的生活质量,促进康复。在制订肿瘤患者治疗方案时医生常遵循以下原则:① 安全性。无论制订什么方案必须保证患者的生命安全,减少或杜绝二次伤害。② 有效性。治疗效果是为了判断延长生命或提高生活质量,没有治疗效果不如不治。③ 毒副作用小。选择药物时要考虑药物对人体的毒副作用。④ 经济性。在安全、有效、毒副作用小的基础上,越便宜越好。

根据患者的肿瘤分期制订治疗方案,主要有:Ⅰ 期以手术切除局部病灶为主;Ⅱ 期以局部治疗为主,原发肿瘤作切除或放疗,包括转移病灶的治疗,辅以全身的化疗;Ⅲ 期采取手术前、后及术中放疗或化疗等综合治疗;Ⅳ期以全身治疗为主,辅以局部对症治疗。治疗方法主要有外科手术治疗、化学药物治疗、放射治疗、内分泌治疗、生物治疗、靶向治疗、中医治疗、介入治疗等。

三、主要危害及后果

癌症是以细胞异常增殖及转移为特点的一大类疾病,其发病与环境污染、不良生活方式、遗传易感性密切相关。自 20 世纪 70 年代以来,我国癌症发病率及死亡率一直呈上升趋势,2010 年我国癌症新发病例为 309 万余例,全国发病率为 235.23/10 万,癌症死亡率为 148.81/10 万。在城镇居民中,癌症已占死因的首位。在我国当前肝癌、胃癌及食管癌等死亡率居高不下的同时,肺癌、结直肠癌及乳腺癌等又呈显著上升趋势,更值得重视的是,我国农村癌症死亡率的上升速度明显高于城市,癌症高发地区亦多在农村和西部地区,危害尤为严重,是当地居民因病致贫及因病返贫的重要原因。

第二节 肿瘤的预防与健康教育对策

一、意义和作用

无论在发达国家还是在发展中国家,恶性肿瘤的危害不容忽视,由于人口的老龄化等原因,恶性肿瘤发病率增长的趋势不减,恶性肿瘤的预防与控制已成为世界各国无法回避的公共健康问题。

在提出环境因素致癌理论后,人们发现 80%～90% 的肿瘤是由环境因素造成的,其中包括生活方式、饮食、社会经济和文化等。从理论上来看,大部分肿瘤是可以预防的。有研究表明,因肿瘤导致的死亡中 1/3 与吸烟有关,1/3 与不合理饮食有关,其余 1/3 与感染、职业暴露及环境污染等有关,仅 1%～3% 为遗传因素所致。WHO 提出的"1/3 肿瘤患者可以预防、1/3 肿瘤患者可以治愈、1/3 肿瘤患者可以延长生命提高生存质量"是对肿瘤预防与控制工作的高度概括,也是肿瘤防治工作的努力目标。

二、肿瘤护理健康教育内容

(一)营养膳食

肿瘤患者的营养需求包括两部分:日常基本营养需求和因肿瘤生长、感染、贫血以及治疗所需要增加的营养需要。

(1)蛋白质类:包括鱼、蛋、肉类(猪、牛、羊肉和禽肉)以及豆类和豆制品。该类食物是蛋白质和 B 族维生素的主要来源。一日 2 次,每次相当于 2 个鸡蛋、50～75g 肉食以及豆制品若干,可基本满足患者蛋白质的需要。

(2)乳品类:包括各种形式的乳制品。该类食品是维生素 A、B 和 D 以及钙的主要来源,也可提供一定量的蛋白质。每日 2 次,每次相当于一杯牛奶(或酸奶)或半杯炼乳。

(3)蔬菜水果类:主要提供维生素和矿物质,特别是柑橘类为维生素 C 的主要来源,深黄、绿色蔬菜可提供维生素 A。

（4）全谷物类：如糙米饭、大麦、馒头、麦片粥等，可提供糖类、B族维生素及铁质。其他还应食用可增加免疫功能的食物，如菌藻类（灵芝、香菇、蘑菇、木耳、银耳等），以及具有抗肿瘤作用的食物，如芦笋、大蒜、洋葱、南瓜、青萝卜、杏仁、无花果等。海产品（如海参、海藻等）均有增强免疫力的作用。注意烹调方法，鱼、肉不宜烧焦或直接烟熏，切忌进食过热、粗糙、辛辣、盐腌、霉变等食物。限制总脂肪和油类摄入；禁烟及含酒精饮料。

（二）走出抗癌误区

误区一："癌症原因不清，自然无法预防。"经研究明确80%的癌症是由环境因素导致的，特别是环境中的某些化学物质。我国北方或贫困地区的居民，缺乏新鲜蔬菜水果，喜食厚味，多发胃癌、食管癌；南方地区多见鼻咽癌，吸烟者肺癌发病率较高。由此可见，癌症的发生与生活环境、饮食习惯等因素及地域差异有密切联系。

误区二："一旦发现癌症，应该对患者'保密'。"经常有患者家属担忧患者不能接受癌症的精神打击，往往对患者进行"保密"或隐瞒病情，以致不敢让患者去肿瘤专科医院或肿瘤专科医生处接受治疗，而错失最佳治疗时机。

误区三："既然癌症已属晚期，就没有必要进行治疗。"癌症的治疗手段日新月异，各种新药临床试验层出不穷，各种生物治疗发展很快。通过生物治疗、靶向治疗、中医治疗等治疗方法相互协同，可以达到控制肿瘤的效果，获得一定的无进展生存期和延长总的生存期。

误区四："吃止疼药、打止疼针会上瘾，能忍则忍。"晚期癌症的疼痛，不但是癌症患者姑息治疗期间最主要的痛苦，而且可以摧毁患者的精神与生活信念，常常是影响患者生活质量的重要问题。WHO提出了"癌痛三阶梯治疗方案"，临床上可以选择联合用药，最大限度地避免药物不良反应的发生，提高患者的生存质量，让患者有尊严地度过生命最后阶段。

误区五："偏信民间验方。"某些患者"病急乱投医"，偏信民间单、验方以致延误治疗良机，抱憾终身。像太极拳、散步等是很好的康复活动，但不能等同于临床治疗，绝对不能代替手术、放疗、化疗等有效的治疗手段。

误区六："保健品可以治癌。"保健品和药物是两类不同的商品，药物的药效、毒性、质控标准、适应证、禁忌证、剂量、用法等均经严格的审核，并定期对其质量进行抽样检查，以保证其药效和安全性。而保健品的审批标准是保证无毒，对人体无害，不审核其药效。

（三）各种特殊检查、治疗的健康教育

1. **血液检查**　采血前一天通知患者勿食油腻、高蛋白食物，勿大量饮酒及吸烟。生化检查前需空腹8～10小时，如肝功能、空腹血糖、蛋白质、脂类等。有些药物会影响检验的结果，检查前一天询问是否暂停药物，如不可停用，则应了解可能对检验结果产生的影响。

2. **影像学检查**　如核磁共振、CT、骨扫描、B超等检查，需提前预约，根据需要在检查前提供全部病史、检查资料及既往影像资料等。询问患者是否装有心脏起搏器、人工瓣膜、金属止血夹、内支架、义齿、电子耳、义眼，以及是否怀孕和病情危重程度；询问手术史及药物过敏史，并告知患者不携带和穿戴金属衣物饰品等；头颈部检查前，前一日洗头，勿用护发品及化妆品；上腹检查核磁共振和CT需空腹，检查时勿咳嗽或进行吞咽动作。MRI、CT、骨扫描不能在同一天检查。使用显影剂前做好过敏试验。

3. **纤维支气管镜检查**　根据申请单的要求准备好各项检查资料，如心电图、CT、血常规等。装有活动性义齿者应在检查前取下。咯血者一般应止血半个月后再做此项检查。检查前禁食4～6小时，检查后禁食2小时，再少量饮水，如无咳嗽再进半流质饮食。观察检查痰液情况,及时发现出血等情况。

4. 放射治疗   放射治疗中保持摆位时体位,切忌自行移动。保持照射区域标记清晰,如标记线模糊及时找医生填补,切忌私自添加及涂改。穿宽松柔软的棉质衣服,照射区域皮肤保持清洁干燥,避免摩擦。照射区域皮肤禁涂刺激性或含金属的药物,如碘酊、万花油及胶布,忌用皂类及沐浴洗发产品清洗,防止阳光直接照射,勿搔抓照射区域皮肤,皮肤脱屑忌用手撕剥。放射治疗后1个月内要注意保护照射区域皮肤。每日饮水量3000mL以上,以利于毒素排泄。忌浓茶、烟酒、过冷、过热、油煎及过硬等刺激性食物。若体温>38℃,则暂停放射治疗。有口腔、食管黏膜反应者进柔软、无渣饮食,餐后漱口或温开水冲洗食管。

5. 化学治疗   减少化学药物对局部静脉的刺激及损伤,首选 PICC 途径注射化学治疗药物。选用外周静脉注射化学治疗药物者,输注过程中如出现穿刺点及周围皮肤发红、疼痛或不适,应立即关闭输液器并告知护士。治疗期间多饮水,每日 3000mL,促进药物的排泄。及时处理分泌物、排泄物,多次冲洗水池和便池。如有发热、腹泻或者女性患者来月经,应酌情调整化学治疗。

二维码 12-1
肿瘤健康
教育

三、肿瘤预防的策略与方法

(一)肿瘤预防的策略

根据《中国癌症预防与控制规划纲要(2004—2010)》至 2030 年我国癌症防治目标是:

1. 全国癌症死亡率出现下降   工作重点为继续完善癌症信息系统,继续控制吸烟,控制与感染有关的癌症,扩大癌症早诊早治规模,并不断引入新的有效技术,继续倡导健康的生活方式。

2. 癌症控制的优先领域   应该包括杜绝吸烟;限制饮酒;避免直接暴露于太阳辐射中;有效控制经血液传播和密切接触传播的癌症相关感染;健康饮食,摄入丰富的蔬菜水果,保持能量摄入和常规体育锻炼之间的平衡。

(二)肿瘤预防方法

肿瘤的预防分为三级:第一级预防,是对危险因素进行干预;第二级预防,着重于早期发现、早期诊断和早期治疗;第三级预防,主要针对改善肿瘤患者的生命质量和预后。

1. 肿瘤的一级预防   一级预防即初级预防或病因预防,指对一般人群已知的致癌、促癌因素采取预防措施,防止和降低肿瘤发病率。一级预防的工作包括肿瘤流行病学调查、肿瘤登记报告、环境监测、开展人群疫苗接种、改变不良生活方式和习惯。

(1)戒烟:全球大量流行病学研究资料证实,吸烟是肺癌发病的主要危险因素。据统计资料显示,目前我国肺癌患者中约 80% 的男性、75% 的女性患者为吸烟者,另外还有 17% 为被动吸烟者。另据研究证实,1/3 以上的癌症发生与吸烟有关,由此可见戒烟是预防癌症最重要的方法之一。

(2)戒酒:饮酒是致癌危险因素之一,与其他致癌因素有协调作用,特别与烟草的协同作用明显地增加了口腔癌、食道癌的发病率,大量的酒精饮料对肝癌的发生有很大的促进作用。

(3)合理膳食:大约有 1/3 的肿瘤与饮食不当相关,高脂肪、高热量饮食造成肥胖人群增加,而肥胖与乳腺癌、结直肠癌等发病有关,蔬菜水果的摄入不足和食盐摄入过多与结直肠癌、胃癌、食管癌、乳腺癌等有关。

（4）控制乙肝病毒感染：医学统计表明，我国原发性肝癌 90% 以上都是 HBsAg 阳性的乙肝患者，目前我国乙肝病毒的感染率达 60%，乙肝病毒的携带率大于 10%，是造成慢性肝炎、肝硬化的主要原因，其中少数患者可转变为原发性肝癌。

（5）加强职业防护和环境保护：卫生部于 2002 年发布了国家职业卫生标准，对已确认的致癌物规定了职业接触限值。

（6）某些药物增加患癌危险：绝经后妇女应用雌激素替代与子宫内膜癌发生有关。抗雌激素药物他莫昔芬可用于预防部分乳腺癌的发生。

2. 肿瘤的二级预防　肿瘤的二级预防是指对肿瘤的早期发现、早期诊断、早期治疗，称为肿瘤的"三早"。对特定高风险人群筛检癌前病变或早期肿瘤病例的诊治，对提高肿瘤临床治疗效果、延长生存时间和生存质量至关重要。肿瘤二级预防的措施包括筛查和干预试验。

（1）重视肿瘤危险信号：发现以下情况应及时尽早就诊治疗，如在乳腺、颈部、皮肤和舌等身体浅表部位出现经久不消或逐渐增大的异常肿块；体表黑痣和疣等在短期内色泽加深或变浅，迅速增大、脱毛、瘙痒、渗液、溃烂等，特别是在足底、足趾等经常摩擦部位；在吞咽食物时的梗咽感、胸骨后闷胀不适、疼痛、食管内异物感等异常感觉；皮肤或黏膜经久不愈的溃疡；持续性消化不良和食欲减退，进食后上腹闷胀，并逐渐消瘦、贫血等；大便习惯改变，如便秘与腹泻交替出现，大便变形、带血或带黏液；耳鸣、听力减退、鼻出血、鼻咽分泌物带血和头痛；月经期外或绝经后阴道不规则出血，特别是接触性出血；无痛性血尿，排尿不畅；不明原因的发热、乏力、进行性体重减轻等情况。

（2）肿瘤普查和筛检：针对高发肿瘤进行普查和筛检，如乳房临床检查、X 线摄片，以及早发现乳腺癌患者；18 岁以上有性生活的妇女进行每年一次的宫颈检查和涂片细胞学检查，以排除宫颈癌的可能；常规直肠指检→大便潜血试验→乙状结肠镜检的序贯检查方法是发现大肠癌的有效方法；对胃癌高危人群采用大便潜血试验及气钡双重造影或纤维胃镜检查及早发现胃癌患者。对有肝炎史 5 年以上的高发区人群每年进行 1~2 次 AFP 检测，可以早期发现、早期诊断、早期治疗肝癌。对鼻咽癌高危人群每年筛检一次，若 VCA-IgA、EA-IgA、EDAB 三项指标有两项阳性或任何单项持续升高者，应做鼻咽纤维镜和病理活检；胸部 X 线片及痰液脱落细胞学检查作为初步诊断肺癌的方法，食管拉网及吞钡 X 线检查对食管癌诊断有一定的价值。

3. 治疗癌前病变　及时发现和治疗癌前病变，对癌症的预防有重要意义。常见的癌前病变如下：在食管、口腔、子宫颈及外阴等部位的黏膜呈轻微突起、发硬的白色斑块，以口腔与外阴白斑较易癌变；重度子宫颈糜烂、久治不愈者，应做组织活检，以排除癌变；纤维囊性乳腺病也应及早手术治疗；结肠、直肠息肉较易发生恶变，需尽早手术摘除；萎缩性胃炎和胃溃疡如久治不愈，可发生恶变，应积极治疗并定期随访，防止恶变。皮肤慢性溃疡、老年日光性角化病都应及时检查治疗；乙型肝炎、肝硬化也应视为癌前病变。

4. 加强对易感人群的监测和肿瘤自检　对易感人群（如有遗传因素和家族性肿瘤史人群）的监测，也是及早发现、及早诊断的重要预防措施。对身体暴露部位或浅表部位如皮肤、乳腺、睾丸、外阴等，可通过自我检查，早期发现肿块或癌前病变，尽早诊治。

5. 肿瘤的三级预防　肿瘤的三级预防又称临床预防或康复预防，即合理治疗与康复，是采取多学科综合诊断和治疗方法,选择合理的诊疗方案,以促进身心和功能康复。三级预防的目标是指对肿瘤患者防止病情恶化、解除痛苦和促进功能恢复,使晚期患者获得较好的生活质量。三级预防的方法:一是多学科综合诊断和治疗,需要多学科的合作,如手术、放疗、药物、生物、中医、靶向、内分泌治疗及新技术手段,制订个性化的综合治疗方案;二是肿瘤的综合康复治疗,由医生、护理人员、营养师、理疗师等共同制订康复计划,同时家属和社会为肿瘤患者提供健康的物质与精神环境,预防复发和转移,延长生存时间,以提高肿瘤患者的生活质量。

第三节　运用护理健康教育程序完成计划的实施

一、计划的设计

(一)社区评估与诊断

通过对社区人群的调研或走访等评估方法,了解社区人群中的癌症发病率、患癌的危险因素、主要癌症种类、治疗和康复情况及死亡率。确定社区人群与肿瘤有关的主要问题,了解高危人群和已确诊肿瘤患者目前的健康行为;确定社区人群的知识、技能水平和学习能力;确定社区人群的态度和信念;确定近期优先需要采取改变的问题。

(二)制定健康教育策略

根据评估的现状确定目标人群,即健康人群、易感或高危人群、癌症人群,为不同的人群设定健康教育的活动目标、内容、传播方式和方法,有针对性地进行干预。社区健康从业人员应争取地区政府和企事业单位的支持与配合,根据肿瘤的三级预防原则指导开展肿瘤防治的宣传和教育。对已患癌人群做好治疗配合及家庭自我护理的指导工作。

二、计划的实施

(一)宣传与教育

宣传形式可根据目标人群的不同而确定,如定期举办肿瘤宣传讲座,制作宣传手册和视频,组织社区抗癌俱乐部,通过地方电台播放防癌、抗癌宣传片等。宣传环境污染和理化因素、不良的生活习惯对癌症的影响,如吸烟和饮酒等增加了肺癌、口腔癌、食道癌的发病率,同时这两者能协同增加患癌风险。定期进行自我体表肿块检查和健康体检是早期发现癌症的有效手段,抓住治疗的最佳机会,提高肿瘤的治愈率。

(二)人员培训

根据肿瘤的三级防治和日益更新的治疗手段,定期举办基层医院、社区肿瘤防治医护人员的学习研讨会,及时更新肿瘤防治的最新知识,掌握最新的防治方法和研究进展,用于患者的治疗、病情的改善,提高其生命质量。

对社区人群定期开展肿瘤自我检测工作,教会社区人群如何进行自我身体肿块的检查,针对吸烟和酗酒人群开设戒烟、戒酒学习班,以及有关肿瘤治疗过程中家庭自我护理等的学习班,将肿瘤的三级预防策略用行动来落实。

三、计划的评价

（一）评价指标

1. 肿瘤防治政策、环境改变措施的实施情况。
2. 肿瘤防治干预执行的次数、范围和效果。
3. 肿瘤防治干预活动的普及率。
4. 肿瘤早期发现、早期诊断、早期治疗的比例。
5. 社区人群肿瘤的发病率、治疗率、生存期、死亡率。
6. 肿瘤危险因素是否改善（理化因素、生活方式、烟草、酒精饮料、致癌食品等）。
7. 人群的防癌意识是否提高。

（二）评价方法

通过建立健康档案、随访、考核、实训等方法进行评价，如为社区人群建立健康档案，通过随访了解社区患者早期、中期、晚期肿瘤的发病率、治愈率，发病后三年生存期、五年生存期率，以及肿瘤危险因素是否下降。流行病学调查统计可以提示人群中肿瘤发病种类、发病率和死亡率是否下降。通过社区肿瘤防治培训、考核，了解人群对肿瘤防治知识和技术的掌握情况。

四、肿瘤护理健康教育指南

建立肿瘤患者健康教育指南的目的是向社区健康人群或患者提供有关疾病的发病因素、临床症状、诊断性检查、治疗方法、手术治疗、放射治疗、化学药物治疗的副作用、预防措施、良好的生活方式等方面的知识。

（一）临床症状

癌症患者的临床表现因肿瘤所在器官、部位及侵犯程度不同而不同，但恶性肿瘤早期多无明显症状，即便有症状也无明显特异性，容易被忽视，等患者出现特征性症状时已属晚期。一般将癌症的临床表现分为局部症状和全身性症状两个方面。

1. **局部表现**

（1）肿块：可用手在体表或深部触摸到结节或肿块。恶性肿瘤的肿块生长迅速，表面不平滑，不易推动；良性肿瘤则一般表面平滑，像鸡蛋和乒乓球一样易推动。如甲状腺、腮腺或乳腺的癌可在皮下较浅部位触摸到。肿瘤转移到淋巴结，可导致淋巴结肿大，某些表浅淋巴结，如颈部淋巴结和腋窝淋巴结容易被触摸到。

（2）疼痛：肿瘤的膨胀性生长或破溃、感染等使末梢神经或神经干受刺激或压迫，可出现局部疼痛。出现疼痛往往提示癌症已进入中、晚期。开始多为隐痛或钝痛，夜间明显，以后逐渐加重，变得难以忍受，昼夜不停，尤以夜间明显。

（3）溃疡：体表或胃肠道的肿瘤，如生长过快，因供血不足导致组织坏死或因继发感染而形成溃烂。如某些乳腺癌可在乳房处出现火山口样或菜花样溃疡，分泌血性分泌物，并发感染时可有恶臭味。胃、结肠癌形成的溃疡一般只有通过胃镜、结肠镜才可观察到。

（4）出血：癌组织侵犯血管或癌组织小血管破裂而产生。如肺癌患者可咯血或痰中带血；胃癌、食管癌、结肠癌则可呕血或便血，泌尿道肿瘤可出现血尿，子宫颈癌可有阴道流血，肝癌破裂可引起腹腔内出血。

（5）梗阻：癌组织迅速生长而造成空腔脏器的梗阻。当梗阻部位在呼吸道即可发生呼吸困难、肺不张；食管癌梗阻食管则导致吞咽困难；胆道部位的癌可以阻塞胆总管而发生黄疸；膀胱癌阻塞尿道而出现排尿困难等；胃癌伴幽门梗阻可引起餐后上腹饱胀、呕吐等。

（6）其他：颅内肿瘤可引起视力障碍（压迫视神经）、面瘫（压迫面神经）等多种神经系统症状；骨肿瘤侵犯骨骼可导致骨折；肝癌引起血浆白蛋白减少而致腹水等。肿瘤转移可以出现相应的症状，如区域淋巴结肿大、肺癌胸膜转移引起的癌性胸水等。

2. 全身症状

多数早期恶性肿瘤患者无明显全身症状。恶性肿瘤患者常见的非特异性全身症状有体重减轻、食欲不振、恶病质、大量出汗（夜间盗汗）、贫血、乏力等。恶液质往往是恶性肿瘤晚期全身多器官功能衰竭的表现，不同部位肿瘤，恶液质出现早晚不一样，一般消化道肿瘤者可较早发生。某些部位的肿瘤可呈现相应的功能亢进或低下，继发全身性改变，如肾上腺嗜铬细胞瘤引起高血压，甲状旁腺腺瘤引起骨质改变等全身症状。

（二）诊断性检查

1. X 线影像学诊断　包括透视、胸部摄片、骨骼摄片、腹部摄片、体层摄片、造影检查。

2. 肿瘤的 CT 和 MRI 诊断　CT 包括检查部位的平扫、薄层扫描技术、CT 重建技术、CT 血管成像、CT 仿真内腔镜、CT 灌注技术。MRI 对中枢神经系统、头颈部肿瘤、脊柱、四肢、骨关节及盆腔病变的诊断是最佳影像学检测手段，对腹部实质性脏器肿瘤的诊断，如肝内占位性病变和鉴别诊断优于 CT 和 B 超。

3. 肿瘤的超声诊断　常用的有 B 型超声诊断仪及彩色多普勒超声诊断仪，主要有介入超声技术，用于超声引导下依靠活检枪、穿刺针、导丝及导管经皮微创技术完成对疾病的诊断与治疗工作。介入性超声在肿瘤方面的应用包括经皮穿刺抽吸和活检术、经皮穿刺置管引流和灌注术及经皮穿刺肿瘤内注射术等。

4. 核医学影像诊断　发射型计算机断层显像仪（emission computed tomography, ECT），用于脑血流断层显像、心肌灌注显像、全身骨显像、肾小球滤过率测定、甲状腺显像、食道运动功能显像及胃排空测定。

5. 正电子发射计算机断层显像（positron emission computed tomography，PET）　主要用于肿瘤显像，其次用于难治性癫痫术前定位、早期老年痴呆诊断和心肌存活性判断等。

6. PET-CT　PET 与 CT 的联合，实现了高质量的同机图像融合，可对肿瘤进行早期生物学行为分析和高精度的定位，进一步提高了肿块定性、肿瘤分期、疗效分析的准确性。

7. 内镜检查　目前临床主要有胃镜、十二指肠镜、小肠镜、结肠镜、支气管镜、腹腔镜，主要用于脏器内腔、黏膜、血管等形态学检查，病变部位染色准确取材，摄影录像，组织的病理活检，细胞刷涂片，穿刺细胞学诊断等。

8. 细胞病理学检查　细胞病理学检查为目前具有确诊意义的检查手段。

（1）临床细胞学检查：包括体液自然脱落细胞检查，如痰液、尿液沉渣、胸腔积液、腹腔积液的细胞学检查以及阴道涂片检查等；黏膜细胞检查，如食管拉网、胃黏膜洗脱液、宫颈刮片以及内镜下肿瘤表面刷脱细胞；细针吸取细胞检查，如用针和注射器吸取肿瘤细胞进行涂片染色检查等。

（2）病理组织学检查：根据肿瘤所在不同部位、大小、性质而采取不同的取材方法。方法有穿刺活检、钳取活检、手术切除肿瘤活检或切取部分肿瘤组织进行病理学检查。

（三）治疗方法

1. **手术治疗** 对于早期或较早期实体肿瘤患者，手术切除仍然是首选的治疗方法。根据手术的目的不同，可分为以下几种：

（1）根治性手术：手术把肿瘤及其周围一定范围的正常组织和可能受侵犯的淋巴结彻底切除。这种手术适合于肿瘤范围较局限、没有远处转移、体质好的患者。

（2）姑息性手术：肿瘤范围较广，已有转移而不能做根治性手术的晚期患者，为减轻痛苦，维持营养和延长生命，可以只切除部分肿瘤或做减轻症状的手术，如造瘘术、消化道短路等手术。

（3）减瘤手术：肿瘤体积较大或侵犯较广，不具备完全切除条件，可以做肿瘤的大部切除，降低瘤负荷，为以后的放、化疗或其他治疗奠定基础。

（4）探查性手术：对深部的内脏肿物，有时经过各种检查不能确定其性质时，需要开胸、开腹或开颅检查肿块的形态，区别其性质或切取一小块活组织快速冰冻切片检查，明确诊断后再决定手术和治疗方案。

（5）预防性手术：用于癌前病变，防止其发生恶变或发展成进展期癌，如家族性结肠息肉病的患者，可以通过预防性结肠切除而获益。

2. **化学治疗** 是用可以杀死癌细胞的化学药物治疗癌症。通常大多数的化疗药物都没有专一性，所以会同时杀死进行细胞分裂的正常组织细胞，因而常伤害需要进行分裂以维持正常功能的健康组织，不过这些组织通常在化疗后也能自行修复。化学治疗的临床应用有以下四种方式：

（1）晚期或播散性肿瘤的全身化疗：因对这类肿瘤患者通常缺乏其他有效的治疗方法，所以常常一开始就采用化学治疗，近期的目的是取得缓解。通常人们将这种化疗称为诱导化疗。如开始采用的化疗方案失败，改用其他方案化疗时，称为解救治疗。

（2）辅助化疗：是指局部治疗（手术或放疗）后，针对可能存在的微小转移病灶，防止其复发转移而进行的化疗。例如骨肉瘤、睾丸肿瘤和高危的乳腺癌患者术后辅助化疗可明显改善疗效，提高生存率或无病生存率。

（3）新辅助化疗：针对临床上手术切除或放射治疗有一定难度，但位置相对较为局限的肿瘤，可在手术或放射治疗前先使用化疗。其目的是希望化疗后肿瘤缩小，从而减少切除的范围，缩小手术造成的伤残；其次化疗可抑制或消灭可能存在的微小转移，提高患者的生存率。现已证明新辅助化疗对膀胱癌、乳腺癌、喉癌、骨肉瘤及软组织肉瘤、非小细胞肺癌、食道癌及头颈部癌可以减小手术范围，或把不能手术切除的肿瘤经化疗后变成可切除的肿瘤。

（4）特殊途径化疗：

1）腔内治疗：包括癌性胸腔内、腹腔内及心包腔内积液。通常将化疗药物用适量的液体溶解或稀释后，经引流的导管注入各种病变的体腔内，从而达到控制恶性体腔积液的目的。

2）椎管内化疗：白血病及许多实体瘤可以侵犯中枢神经系统，尤其是脑膜最容易受侵。治疗方法通常是采用胸椎穿刺鞘内给药，以便脑积液内有较高的药物浓度，从而达到治疗目的。

3）动脉插管化疗：如颈外动脉分支插管治疗头颈癌，肝动脉插管治疗原发性肝癌或肝转移癌。

3. 放射治疗　也称放疗、辐射疗法,是使用辐射杀死癌细胞、缩小肿瘤的方法。放射治疗可经由体外放射治疗或体内接近放射治疗。放射治疗的效果仅局限在接受照射的区域内。放射治疗的目标则是要尽可能破坏所有癌细胞,同时尽量减少对邻近健康组织的影响。虽然辐射对癌细胞和正常细胞都会造成损伤,但大多数正常细胞可从放射治疗的损伤中恢复。

肿瘤对放射敏感性的高低与肿瘤细胞的分裂速度、生长快慢成正比;同一种肿瘤的病理分化程度与放射敏感性成反比,即肿瘤细胞分化程度低,对放射敏感性高,而肿瘤细胞分化程度高,对放射敏感性低。放射敏感性与放射治愈率并不成正比。放射敏感性高的肿瘤,虽然局部疗效高,肿瘤消失快,但由于它的恶性程度大,远处转移机会多,因而难以根治。

4. 靶向治疗　从 20 世纪 90 年代后期开始,靶向治疗在治疗某些类型癌症上得到明显的效果,与化疗一样可以有效治疗癌症,且其副作用与化疗相比减少了许多。而耐药基因的出现是目前阻碍进一步提高疗效的主要障碍。

5. 免疫疗法　免疫疗法是利用人体自身的免疫机制来对抗肿瘤细胞。目前较有进展的是癌症疫苗疗法和单克隆抗体疗法,而免疫细胞疗法则是最近这几年最新发展的治疗技术。

6. 中医中药治疗　中医中药治疗可以减轻放化疗的毒副作用,促进患者恢复,提高患者对放化疗的耐受力。

案 例 学 习

患者男,62 岁,退休工人,因"上腹不适伴疼痛 1 月余"来院门诊。1 个月来体重减轻 2kg。实验室检查:CA19-9 27000kU/L。腹部 B 型超声和 CT:胰头占位病变,直径约 3.5cm,伴肝脏多发转移瘤。超声内镜:肝门区－3.2cm×4cm 肿物。肝门肿物穿刺病理:转移性腺癌。为进一步治疗收住入院,患者有吸烟史 20 余年,每日一包,饮酒史 30 余年。

一、护理健康教育评估

1. 学习需求　对如何确诊胰腺癌,如何进行诊断性检查、治疗方法的选择有很强的学习欲望。

2. 学习能力　思维和接受能力一般,能阅读科普书籍。

3. 心理适应度　担心疾病的治疗效果和预后,以及医疗费用等。

4. 社会关系　夫妻关系和睦,有一女已工作,经济状况一般,有医疗保险。

5. 生理因素　上腹部疼痛,食欲下降,影响睡眠。

二、护理健康教育诊断

1. 疼痛　与肿瘤组织占位有关。

2. 知识缺乏　与缺乏胰腺癌相关知识有关。

3. 营养失调　低于机体需要量与恶性肿瘤有关。

4. 焦虑　与恶性肿瘤的治疗效果及预后差有关。

三、护理健康教育目标

1. 教育目标　帮助患者了解肿瘤的发病原因、危险因素、临床表现、诊断性检查方法、治疗方法等,鼓励患者戒烟戒酒,建立良好的生活方式,与家属一起建立良好的心理支持,帮助患者平稳接受疾病诊断,积极配合治疗。

2.学习目标

(1)2天内能正确地理解疾病的发病原因、诊断性治疗的方法及需配合的事项。

(2)一周内能正确陈述胰腺癌及转移的治疗方法、肿瘤患者的饮食管理及注意事项。

(3)出院前能掌握肿瘤的三级预防知识,能戒烟戒酒,改变日常生活中的不良习惯。

四、护理健康教育计划

1.确定教育优先次序,分阶段开展健康教育。根据诊断提供以下计划:

(1)疼痛的自我评分及管理。

(2)肿瘤的疾病知识讲解,如恶性肿瘤(胰腺癌)的概念、发病因素、诊断性检查、临床表现、治疗方法等。

(3)肿瘤患者的饮食管理。

(4)指导戒烟戒酒及改变不良的生活方式。

(5)心理支持。

2.教学方法选择　根据对患者及家属的评估,选择适合患者及家属的学习方式,采用语言文字教育、实践教育和影像教育相结合的方法。

(1)安排患者、家属参加肿瘤教育讲座。

(2)安排患者参加戒烟学习班。

(3)护理人员讲解疼痛自我评估方法(疼痛评估图表)。

(4)护理人员用图片讲解肿瘤的概念、诊断性检查方法及注意事项。

(5)护理人员用图片或视频讲解演示 PICC 管穿刺。

(6)与患者共同讨论膳食和生活方式的调整。

(7)学习资料的获取,向患者推荐有关肿瘤知识的宣传资料和书籍。

3.时间计划　患者出院前掌握上述教育内容。

五、护理健康教育计划的实施

1.实施时间安排　肿瘤患者的治疗和护理是一个长期、复杂变化的过程,指导内容较多,可以从以下几方面计划:

(1)护士利用入院宣教时间,对患者、家属进行评估。

(2)利用患者休息或不适较轻时间,安排讲座。

(3)安排在检查前进行讲解宣教。

(4)安排在家属探视时间实施健康教育。

2.实施准备

(1)地点:病房,光线充足利于阅读;保持环境安静;病区示教室或健康宣教室,便于谈话和保护患者隐私。

(2)教具:宣传资料、人体腹部模型、PICC 管模型、影像资料、戒烟指导手册。

(3)指导内容:进行有针对性的教育,根据健康教育诊断可以提供以下具体教育内容:

① 恶性肿瘤的疾病概念、胰腺癌的疾病知识。

② 疼痛的自我评估方法及缓解止疼用药指导原则和方法。

③ 胰腺癌的诊断性检查方法及配合事项。

④ 常用治疗方法的适应证和副作用,如手术治疗、化学药物治疗、放射治疗、靶向治疗

等的适应证和副作用。

⑤ 戒烟戒酒的指导。

⑥ 良好生活方法的指导。

六、护理健康教育评价

1. 达成目标　通过一系列肿瘤疾病知识教育活动,完全达到预期目标,使患者能正确接受疾病诊断,积极配合各项检查,以积极的心态迎接和配合治疗。

2. 评价方法　采用观察法、提问法、行为观察等进行评价。

3. 教育效果　采用形成评价、过程评价,使教育过程能顺利进行,达到知识接受、行为改变、态度建立的目标,建立积极的心理状态,激发患者治疗、生存和学习的信心,提高其生活质量。

本 章 小 结

　　肿瘤健康促进与健康教育是肿瘤预防与治疗的重要组成部分,是肿瘤患者建立良好的生活方式、提高生活质量的必要途径。有效的肿瘤防治管理包括对易感人群和肿瘤患者进行疾病教育,帮助其建立良好的生活方式(如戒烟戒酒、合理膳食、适当运动),使其了解手术治疗、化学药物治疗、放射治疗、靶向治疗,以及肿瘤的三级预防知识及措施等。

　　肿瘤学知识的教育,主要介绍肿瘤的基本知识,让易感人群及肿瘤患者对肿瘤有正确的认知,包括肿瘤的分类和分级、病因和危险因素、基本的临床表现、诊断性检查、治疗方法、肿瘤的三级预防及预防目标,指导患者建立合理的生活方式及治疗康复计划。

　　肿瘤患者的健康教育计划的实施是为了有效地达到早发现、早诊断、早治疗,最大程度地促进肿瘤治愈和患者康复,在实施教育计划过程中遵循患者健康教育程序的六个步骤。

【思考题】

1. 如何制订肿瘤患者的护理健康教育计划?

2. 简述肿瘤三级预防的目的。

3. 简述肿瘤三级预防的措施。

4. 肿瘤主要诊断性检查有哪些?

5. 简述肿瘤的分级标准。

6. 肿瘤患者的健康教育指南包括哪些内容?

【选择题】

1. 以下不是我国城市居民前五位肿瘤死因的是　　　　　　　　　　　　　　(　　)

    A. 肺癌　　　　　　　　　　　　　　B. 肝癌

    C. 胃癌　　　　　　　　　　　　　　D. 甲状腺癌

    E. 食管癌

2. 以下哪个因素不是导致癌症发病的理化危害 （　　）
   A. 芳香胺类制剂　　　　　　　　B. 烷化剂类化学制剂
   C. 抗生素使用　　　　　　　　　D. 石棉及二氧化硅
   E. 稠环芳烃类制剂

3. 吸烟会增加癌症的发病危险,但以下哪种癌症除外 （　　）
   A. 口腔癌　　　　　　　　　　　B. 甲状腺癌
   C. 喉癌　　　　　　　　　　　　D. 肺癌
   E. 鼻咽癌

4. 以下哪项不是肿瘤治疗的主要原则 （　　）
   A. 安全性　　　　　　　　　　　B. 有效性
   C. 毒副作用小　　　　　　　　　D. 经济性
   E. 耐药性

5. 根据患者的肿瘤分期制订治疗方案,正确的方案有 （　　）
   A. Ⅰ期以化疗为主
   B. Ⅱ期以局部手术治疗为主,原发肿瘤作切除或放疗
   C. Ⅲ期采取手术后及术中放疗或化疗等综合治疗
   D. Ⅳ期以全身治疗为主,辅以局部对症治疗
   E. Ⅴ期以全身化疗为主,辅以局部放疗

6. 以下哪项不是癌症治疗中的抗癌误区 （　　）
   A. 癌症原因不清,自然无法预防
   B. 一旦发现癌症,应该对患者"保密"
   C. 既然癌症已属晚期,就没有必要进行治疗
   D. 吃止疼药、打止疼针会上瘾,能忍则忍
   E. 癌症应早期发现,早期治疗

7. 在进行常规影像学检查前对患者进行宣教,以下选项中哪项是错误的 （　　）
   A. 核磁共振、CT、骨扫描、B超等检查,需提前预约
   B. 询问患者是否装有心脏起搏器、人工瓣膜、金属止血夹、内支架、义齿、电子耳、义眼以及是否怀孕等
   C. 询问手术史及药物过敏史,并告知患者不穿戴金属饰品等
   D. MRI、CT、骨扫描能在同一天检查,使用显影剂前做好过敏试验
   E. 上腹检查核磁共振和CT需空腹,检查时勿咳嗽或进行吞咽动作

8. 在癌症患者进行放射治疗过程中,以下哪条宣教内容是错误的 （　　）
   A. 放射治疗中保持摆位时体位,切忌自行移动
   B. 保持照射区域标记清晰,如标记线模糊及时找医生填补,切忌私自添加及涂改
   C. 照射区域皮肤禁涂刺激性或含金属的药物,放射治疗后1个月内要注意保护照射区域皮肤
   D. 每日饮水量3000mL以上,以利于毒素排泄
   E. 若体温＞39℃,则暂停放射治疗

9. 以下哪项不是肿瘤一级预防的工作内容 （　　）

A. 肿瘤流行病学调查、肿瘤登记报告　　B. 环境监测
C. 肿瘤的筛查　　D. 开展人群疫苗接种
E. 改变不良生活方式和习惯
10. 以下哪项不是癌症患者的临床局部症状　　　　　　　　（　　）
A. 肿块　　B. 疼痛
C. 恶病质　　D. 出血
E. 梗阻

参考文献

[1] 徐波,伍钢.实用肿瘤护理学[M].2版.北京:人民卫生出版社,2015.

[2] 闻曲,刘义兰,喻姣花.新编肿瘤护理学[M].北京:人民卫生出版社,2011.

[3] Goldman L,Ausiello D.西氏内科学[M].22版.王贤才,主译.北京:世界图书出版公司,2009.

参考网址

http://www.caca.org.cn　中国抗癌协会

（包家明）

二维码 12-2
第十二章教学 PPT

二维码 12-3
第十二章在线测试

第十三章　阿尔茨海默病与护理健康促进及健康教育

【学习目标】完成本章学习后,学生应能够:

识记: 1. 说出阿尔茨海默病的致病因素和治疗原则。
　　　2. 列出阿尔茨海默病护理健康教育的内容。
　　　3. 指出阿尔茨海默病患者家庭护理管理策略。

理解: 1. 陈述阿尔茨海默病健康教育计划的设计。
　　　2. 举例说明阿尔茨海默病健康教育计划的评价方法。
　　　3. 描述阿尔茨海默病的健康促进与健康教育的内容。

运用: 1. 利用各种途径和方法开展阿尔茨海默病健康教育。
　　　2. 设计阿尔茨海默病生活方式的干预措施。

阿尔茨海默病(Alzheimer disease,AD)是一种起病隐匿、进行性发展的神经系统退行性疾病,临床表现为认知和记忆功能不断恶化,日常生活能力进行性减退,并有各种神经精神症状和行为障碍。以记忆障碍、失语、失用、失认、视空间技能损害、执行功能障碍以及人格和行为改变等全面性痴呆表现为特征,60 岁以上人群发病率增高。AD 起病缓慢或隐匿,不易被患者及家人察觉,目前尚无有效的治疗方法可以终止或逆转 AD 的发展,因此加强健康宣教,普及防治知识,加强病后护理对于 AD 患者减缓病情进展、提高生活质量尤为重要。

第一节　阿尔茨海默病流行病学特征与主要危害

一、流行病学特征

AD 最早由德国医生 Alois Alzheimer 于 1906 年描述,是痴呆最常见的病因。20 世纪中叶以来,随着老年人口的快速增加及发病率的增高,AD 防治已成为全球关注热点,据 2010 年失智症报告数据显示,全球约有 3560 万 AD 患者,且以每 20 年增加 1 倍的速度增加,至 2030 年将达 6500 万人,而多数发生于发展中国家。目前,发展中国家 AD 患者占全球 AD 患者的 56%,预计 2050 年将增至 71%。我国是世界上老年人口基数及 AD 患者基数最大的国家,也是老龄化速度最快的国家。联合国预测,2028—2038 年为我国老年人口快速增加阶段,届时 65 岁以上人口将超过 3 亿,年均增 1000 万。尽管 AD 发病率与年龄的关系因评估方法及人群数目不同而异,但总趋势是随年龄增大发病率增高。我国对一组 60 岁以上人群的调查发现,60～64 岁 AD 发病率为 1.40％,65～69 岁为 1.89％,70～74 岁为 3.12％,75～79 岁为 5.95％,80～84 岁为 9.82％,85～89 岁为 16.62％,90～94 岁为 37.90％。有报告预测 2030 年全球 AD 患者分布为:美洲 1.48 亿人、欧洲 1.40 亿人、亚洲 2.75 亿人、非洲 0.39 亿人,其中亚洲居首位,这缘于中国、印度等亚洲国家人口基数大,且经济发展迅速,人民生活水平和医疗条件不断改善,人口平均年龄快速提高,AD 患者人数也必然迅速增加。发病年龄多在 65 岁以后,少数人发生在中年或更年期。女性较男性多见,约为(2～3):1。

二、疾病类型与危险因素

(一)疾病类型

1. 根据起病年龄和临床表现分类

老年前期型:起病<65 岁,病情进展迅速,较早出现失语、失写、失用等症状;

老年型:起病>65 岁,病情进展缓慢,以记忆障碍为主要临床表现;

非典型或混合型:临床表现不能归结于上述两型者;

其他或待分类的阿尔茨海默病。

2. 根据家族史分类

散发性阿尔茨海默病(sporadical Alzheimer disease,SAD):较常见。

家族性阿尔茨海默病(familial Alzheimer disease,FAD):约占 AD 患者的 1％。

(二)危险因素

阿尔茨海默病病因尚未被阐明,研究认为,其发病可能与遗传、营养、药物、诱发疾病相关,可将其归纳为英文"DEMENTIA"痴呆,即药物引起(drug,D)、情绪异常(emotional disorders,E)、代谢或内分泌异常(metabolic or endocrine disorders,M)、眼或耳等感官功能异常(eye or ear dysfunction,E)、营养缺乏(nutritional deficiencies,N)、脑瘤或外伤(tumor or trauma,T)、动脉粥样硬化并发症(arteriosclerotic complications,A,如心肌梗死、脑梗死等)。

三、主要危害、临床分期及治疗原则

(一)主要危害

AD 核心症状为 ABC 三部分,即日常生活能力(activities of daily living)降低、精神行为异常(behavioral and psychological symptoms of dementia, BPSD)、认知能力(cognition)下降。

1. 认知功能下降　典型的首发征象为记忆障碍,早期以近记忆力受损为主,远记忆力受损相对较轻,表现为对刚发生的事、刚说过的话不能记忆,忘记熟悉的人名,而对年代久远的事情记忆相对清楚。早期常被忽略,被认为是老年人爱忘事,但逐渐会影响患者日常生活。同时语言功能逐渐受损,出现找词、找名字困难的现象,可出现计算困难、时间地点定向障碍、执行功能下降等。

2. 精神症状和行为障碍　包括抑郁、焦虑不安、幻觉、妄想和失眠等心理症状;踱步、攻击行为、无目的徘徊、坐立不安、行为举止不得体、尖叫等行为症状。这类症状多数痴呆患者在疾病发展过程中都会出现,发生率约 70％～90％,影响患者与照料者生活质量,容易成为痴呆患者住院的主要原因。

3. 日常生活能力下降　表现为完成日常生活和工作越来越困难,吃饭、穿衣、上厕所也需要帮助,简单的财务问题也不能处理,日常生活需要他人照顾,最后完全不能自理。通常患者从轻度至重度进展需要 8～10 年。

(二)临床分期

根据认知能力和身体功能的恶化程度,临床上将 AD 分成三个阶段。

第一阶段(1～3 年)为轻度痴呆期,表现为记忆减退,对近事遗忘突出;判断能力下降,患者不能对事件进行分析、思考、判断,难以处理复杂的问题;工作或家务劳动漫不经心,不能独立进行购物、处理经济事务等;社交困难;尽管仍能做些已熟悉的日常工作,但对新的事物却表现出茫然难解,情感淡漠,偶尔激惹,常有多疑;出现时间定向障碍,对所处的场所和人物不能作出定向,复杂结构的视空间能力差;言语词汇少,命名困难。

第二阶段(2～10 年)为中度痴呆期,表现为远近记忆严重受损,简单结构的视空间能力下降,时间、地点定向障碍;在处理问题、辨别事物的相似点和差异点方面有严重损害;不能独立进行室外活动,在穿衣、个人卫生以及保持个人仪表方面需要帮助;计算不能;出现各种神经症状,可见失语、失用和失认;情感由淡漠变为急躁不安,常走动不停,可见尿失禁。

第三阶段(8～12 年)为重度痴呆期,表现为严重记忆力丧失,仅存片段的记忆;日常生活不能自理,大小便失禁,呈现缄默、肢体僵直,查体可见锥体束征阳性,有强握、摸索和吸吮等原始反射。最终昏迷,一般死于感染等并发症。

(三)治疗原则

由于 AD 患者认知功能衰退不可逆,因而其治疗仍旧是未能解决的问题。AD 总的治疗原则是:

1. 生活护理　有效的护理能延长患者的生命及改善患者的生活质量,并能防止摔伤、外出不归等意外的发生。

2. 非药物治疗　包括职业训练、音乐治疗和群体治疗等。

3. 药物治疗　胆碱能制剂,用于改善认知功能;NMDA 受体拮抗剂,具有调节谷氨酸活性的作用,用于中晚期 AD 患者的治疗;控制精神症状,可给予抗抑郁药物和抗精神病药物;临床也有应用脑代谢赋活剂、微循环改善药物、钙离子拮抗剂进行治疗者。

这些药物的使用原则是:药物治疗应从低剂量起始,缓慢增量,增量间隔时间稍长;尽量使用最小有效剂量;治疗个体化;注意药物间的相互作用。

4. 康复训练　根据 AD 患者症状,给予积极的功能康复训练,如记忆功能训练、注意力训练、解决问题能力训练、定向能力训练,以及失认症、失用症训练。

5. 支持治疗　生活能力严重减退、生活不能自理者,可导致营养不良、肺部感染、泌尿系感染、压疮等并发症,应加强支持治疗和对症治疗。

(四)预后

AD 病程为 5～10 年,少数患者生存期可达 10 年或更长,多数 AD 患者死于肺部及泌尿系感染、压疮等并发症。由于发病因素涉及很多方面,单纯药物治疗效果不佳。科学细致的护理对患者行为矫正、记忆恢复起着至关重要的作用。

第二节　阿尔茨海默病的预防与健康教育对策

一、三级预防策略

(一)一级预防

一级预防指预防认知功能正常的个体未来出现痴呆。AD 的危险因素中,有些因素是无法改变的(如年龄、性别和基因型),有些是可以改变的,包括血管性危险因素(高血压、吸烟、糖尿病、心房颤动与肥胖)和头部外伤,而保护因素包括使用降压药、非甾体类抗炎药、他汀类药物、激素替代治疗、节食、锻炼及参与社会益智活动。因为 AD 的病因尚未阐明,主要应减少危险因素的影响,对易感人群进行监测。

(二)二级预防

二级预防指预防已经表现出一些认知损伤的非痴呆个体发展为 AD。早发现、早诊断、早治疗对延缓老年痴呆的发展有非常重要的意义。具体措施包括指导特定人群的家庭成员及相关人员掌握痴呆的常见早期症状,讲解痴呆的预防知识,指导特定人群定期进行精神状态及智能状况的自我评定,力争做到痴呆的早发现;对检查发现的可疑患者做好其本人和家属工作,就近及时到专科医疗机构进行检查,早诊断,早治疗;定期进行家庭访问,提供相应的咨询服务和健康指导。

(三)三级预防

虽然 AD 患者的认知功能减退,但仍应尽量鼓励患者参与日常社会活动,包括脑力和体力活动。尤其是早期患者,尽可能多的活动可维持和保留其能力。如演奏乐器、跳舞、打牌、打字和绘画等,都有助于患者的生活更有乐趣,并有可能延缓疾病的进展,因为严重的痴呆患者也可对熟悉的社会生活和熟悉的音乐起反应。

二、护理健康教育内容

(一)认识疾病的征兆

1. 近记忆力减退　AD 最早的症状几乎是难以察觉的,早期以进行性记忆、智能障碍及社会交往能力下降为临床突出表现,此阶段常被家人和本人忽略。老年性痴呆记忆力减退的表现是健忘,近记忆力首先减退,远记忆力还保存,此阶段要注意与生理性遗忘的鉴别(见表 13-1)。

表 13-1　AD 健忘与生理性遗忘的区别

内容	AD	生理性遗忘
健忘	否认或不知道	承认、知道
事后	很少想起来	经常能想起
判断力	下降	正常
自理	差、日常生活障碍	没问题

2. 远期记忆损害　随着病情的进展,至发病中期患者的远期记忆受到一定程度的损害,出现接受新事物、新信息困难,思考问题能力下降,不能做简单的加减计算,记不清家庭成员的名字,有的患者可出现妄想、幻觉、个性改变突出,忧郁、孤独、焦虑、烦躁不安易冲动,或是情感淡漠,反应慢,不言语,到最后完全不理解外界事物。

3. 记忆力完全丧失　到疾病后期,记忆力完全丧失。其次表现为含糊的内科症状及主动性减退、生活工作能力下降。以上症状通常被认为是正常衰老而未引起家人及医生的注意,一旦出现晚期症状才引起家人和医生注意。因此,在临床中遇到这类患者应和正常衰老相鉴别。

（二）针对机体预防的健康宣教

1. 合理膳食 过多热量及脂肪摄入可增加 AD 发病危险，应限制总热量及脂肪摄入，多补充烟酸有益于预防 AD，多食用全谷类食物、水果、蔬菜可通过抗氧化剂抗炎作用防止 AD 的发生，适量补充维生素 B_{12} 及叶酸有助于防治痴呆。

2. 戒烟限酒 吸烟者比不吸烟者 AD 患病率增高 50%，吸烟越多患病率越高。因此，吸烟是认知功能降低的高危险因子。大量饮酒可导致脑损伤，加重 AD 发病的危险，而适量饮酒可能减少 AD 发病的危险，故应戒烟、限酒。

3. 适量运动

（1）体育锻炼：缺乏体育锻炼是 AD 的重要危险因素之一，经常进行太极拳、散步、手部健身球、棋牌运动可以有效预防 AD。根据国家体育总局制定的标准，每周参加体育锻炼≥3 次、每次体育锻炼持续时间≥30min、每次体育锻炼的运动强度达到中等（含中等）以上。老年人可以根据自己的身体状况选择适合自己的锻炼方式。

（2）脑功能锻炼：脑功能锻炼包括多动脑、多学习，加强左半身肢体及双手手指锻炼，尽量多参与社会活动及复杂的职业活动。脑功能锻炼可显著增加脑血流量，是防治 AD 的重要措施之一。

坚持体育锻炼和脑功能锻炼对预防 AD 极为重要，切勿忽视。

4. 预防和治疗相关疾病 定期进行体检，及早发现、及早治疗高血压、高血脂、动脉硬化、糖尿病、脑血管意外等各种心血管疾病，降低 AD 的发病风险。

（三）针对环境的健康宣教

对可能增加 AD 发病风险的生物因素、物理因素、化学因素等做好预防工作。在生物因素中尤其要对遗传致病因素做好预防工作。痴呆家族史是 AD 最密切、最稳定的相关因素。有痴呆家族史的老年人和家庭成员应列为 AD 宣传教育的重点人群。

环境中病毒（特别是单纯疱疹病毒感染时）、细菌、寄生虫、变态反应、外伤等都容易导致老年痴呆的发病，用铝制容器烧制饮水或长期接触化学毒物也可能是潜在的导致老年人痴呆的危险因素，因而应降低对这些物理、化学因素的暴露水平。

（四）针对社会的健康宣教

抑郁症是 AD 发病的危险因子之一，使用精神抑制药可导致、加速、加重认知障碍。故应鼓励老年人多参加集体活动，克服孤独与抑郁情绪。抑郁症患者应及早治疗。应尽量减少紧张和压力，养成良好的生活规律。长期处于急慢性应激刺激有损于认知功能，因而保证休息及睡眠对调节心理、改善脑力活动极为重要。丧偶可能是 AD 的危险因素，因而丧偶的中老年人也应列为 AD 健康宣教的重点人群。

（五）针对已出现轻度认知障碍(mild cognitive impairment，MCI)的宣教

早发现、早诊断、早治疗，降低 MCI 向 AD 的转化率。对痴呆患者进行筛查比较敏感的工具是简易智力状态检查量表(mini-mental state examination，MMSE)(见表 13-2)，除检查 MMSE 外还要进行记忆、言语、定向、注意及行为方面的测定。此外，对老年性痴呆首发症状的识别有利于对痴呆的早期诊断，老年性痴呆患者常见首发症状表现为学习障碍、记忆障碍、完成复杂工作时存在困难、推理能力障碍、定向障碍、言语障碍和行为障碍。

表 13-2　简易智力状态检查量表(MMSE)

分数	项目
5( )	1. 时间定向力 问:今天是？哪一年_____(1),什么季节_____(1),几月份_____(1), 　　　日期_____(1),星期几_____(1)
5( )	2. 地点定向力 问:我们现在在哪里？国家_____(1),城市_____(1),城市的哪一部分_____(1), 　　　建筑物_____(1),第几层_____(1)
3( )	3. 即刻回忆　记录三个词 说:仔细听,我要说三个词,请你在我说完以后重复。准备好了吗？三个词是球(停一秒钟),旗 　　子(停一秒钟),树(停一秒钟)。请马上重复这三个词是什么。 　　_____(1) 　　_____(1) 　　_____(1)
5( )	4. 注意力与计算力 问:从100减去7,按顺序往下减,直至我让你停止。100减去7等于？ 　　_____(1),继续:_____(1)_____(1)_____(1)_____(1)
3( )	5. 回忆那三个词是什么？ 问:我刚才让你记的那三个词是什么？ 　　每个正确加一分。_____(1)_____(1)_____(1)
2( )	6. 命名 问:这是什么？展示铅笔_____(1),展示手表_____(1)
1( )	7. 语言重复 说:我现在让你重复我说的话。准备好了吗？瑞雪兆丰年。 　　你说一遍_____(1)
3( )	8. 理解力 说:仔细听并按照我说的做。 　　左手拿着这张纸_____(1),把它对折_____(1),把它放在您的右腿上_____(1)。
1( )	9. 阅读 说:读下面的句子,并照做。 　　闭上你的眼睛。_____(1)
1( )	10. 写 说:写一个句子。_____(1)
1( )	11. 画画 说:照下图画。
总分	

注:总分范围为0~30分,正常与不正常的分界值与受教育程度有关,划分痴呆的标准如下:文盲(未受教育)≤17分;小学程度(受教育年限≤6年)≤20分;中学(包括中专)程度≤22分;大学(包括大专)程度≤23分。

利用表 13-2 进行评分时,应注意以下几方面:

第 1 题,日期和星期差一天可算正确。第 3 题,即刻回忆只许主试者讲一遍;不要求受试者按物品次序回答;为第 5 题"回忆"做准备。第 4 题,不能用笔算。若一项算错,则扣该项的分,若后一项正确,则得该项的分,如 100-7=93(正确得分),93-7=88(应得 86,不正确,不得分),但 88-7=81(正确,得分)。第 7 题,只需说一遍,只有正确、咬字清楚才计 1 分。第 8 题,操作要求次序正确。第 10 题,句子必须有主语、谓语,且有意义。第 11 题,只有绘出两个五边形的图案,交叉处形成一个小四边形才算对,计 1 分。

(六) 针对 AD 患者的宣教

针对 AD 患者的宣教重点是,介绍各种治疗及康复方法的作用、意义、疗程、治疗中的注意事项等。防止伤残和促进功能恢复,提高生存质量,延长寿命,降低病死率。

1. 对症治疗宣教　对症治疗可以改善症状、减少疾病的不良反应、预防并发症和伤残等。对症治疗措施包括联合用药、智力训练、实践、怀旧干预、作业疗法、运动疗法等。

2. 康复治疗宣教　康复治疗包括功能康复、心理康复、社会康复和职业康复。康复训练包括日常生活能力的训练、认知功能的训练、心理治疗、体力活动、锻炼、文娱活动、社交活动等。综合康复训练可有效改善患者认知功能、日常生活能力和精神行为症状。

第三节　运用护理健康教育程序完成计划的实施

一、计划的设计

(一) 社区评估与诊断

通过评估,了解社区人群中是否存在 AD 的危害因素,确定社区人群的主要问题。对高危人群和已经确诊 AD 患者应确定患者目前的行为状况,确定知识、技能和学习能力,确定患者的态度和信念,确定近期内患者首先需要改变的问题。

(二) 制定护理健康教育策略

根据评估现状确定目标人群,即健康人群、易感或高危人群、AD 人群,为不同的人群设定健康教育的目标、内容、传播方式和方法,有针对性地进行干预。社区健康从业人员应争取地区政府和企事业单位的支持和配合,根据 AD 的三级预防原则指导开展 AD 防治的宣传和教育工作。对已 AD 人群做好治疗配合及家庭护理的指导工作。

二、计划的实施

(一) 宣传与教育

宣传形式可根据目标人群确定,如定期举办 AD 宣传讲座,制作宣传手册和视频。宣传不良的生活习惯对 AD 的影响,积极防治诱发疾病。了解 AD 健忘与生理性遗忘的区别,早期甄别 AD 征兆,早诊断、早干预,抓住治疗的最佳时机,延缓病情进展,提高 AD 患者生活质量。

(二) 人员培训

1. 专业人员培训　根据 AD 的三级防治及治疗手段定期举办基层社区 AD 防治医护人

员的学习研讨会,及时更新 AD 防治知识,掌握最新的防治方法和研究进展,并用于实践中。

2. 社区人群科普　对社区人群定期开展 AD 知识科普宣传,动员 60 岁以上老年人进行简易智力状态检查量表(MMSE)筛查,发现高危人群。对吸烟、酗酒、少动、患有糖尿病、高血压、冠心病等人群组织参加慢病自我管理小组,积极防治诱发疾病。

3. 家庭 AD 护理者培训　对 AD 治疗过程中的人群及家庭护理者进行知识及技能培训。

(三)开展基于互联网的健康教育

随着互联网技术的发展,很多地区 AD 健康教育已经从传统方式过渡到互联网模式。通过专门的信息网站、电子邮件、网络视频及 O2O(Online To Offline)实现线上科普线下指导的服务形式。对于需要帮助与支持的 AD 患者和家庭护理者来说互联网资源可以克服传统方式的不足,解决因时间、交通受限不能参加培训、培训后遗忘、复习巩固受限等问题。

三、计划的评价

(一)评价内容

(1) AD 防治政策、环境改变措施的实施情况。

(2) AD 防治干预执行的次数、范围和效果。

(3) AD 防治干预活动的普及率。

(4) AD 早期发现、早期诊断、早期治疗的比例。

(5) 社区人群 AD 的发病率、治疗率、生存期、死亡率。

(6) AD 危险因素是否改善(改变不良生活方式、减少诱发因素、有效控制诱发疾病)。

(7) 人群预防及早期发现 AD 的意识是否提高。

(8) AD 家庭护理者有关知识和技能的掌握情况。

(二)评价方法

通过建立健康档案、随访、考核、实训等方法进行评价,如为社区人群建立健康档案,通过随访了解社区患者早期、中期、晚期 AD 的发病率、生存期以及 AD 危险因素水平是否下降。通过社区 AD 防治的培训、考核,了解人群对 AD 防治知识的掌握情况。

四、阿尔茨海默病护理健康教育指南

建立 AD 患者健康教育指南的目的是向社区健康人群或患者提供有关疾病的发病因素、临床症状、诊断性检查、治疗方法、预防措施、康复治疗、居家护理等方面的知识。指南内容如下:

(一)危险因素

1. 遗传因素　遗传因素主要与自由基有关,因为自由基可引起脂质过氧化,从而引发微血管的通透性发生改变,引起机体的离子泵发生衰竭,导致脑组织受损。

2. 衰老　60 岁以上人群易患 AD,患病率随年龄的增长而增加。65～85 岁的老年人年龄平均增加 5 岁其痴呆症的患病率约增加 1 倍。

3. 记忆障碍　有记忆障碍并且有 1 个以上认知区显著障碍的老年人,可能发生 AD。因发生 AD 的早期症状主要表现为近记忆力减退,此后可有远、近记忆力减退以及认知障碍等。

4. 血管危险因素　冠状动脉病变、动脉粥样硬化、高血压、房颤、颈动脉粥样硬化斑块、脑白质疏松以及糖尿病等，与脑卒中、脑血管病等有关，也可增加患 AD 的危险。

5. 头部创伤　头部外伤与 AD 的发生有密切关系，头部创伤史是 AD 发病的独立危险因素，将增加老年人群患 AD 的危险性。有头部创伤史老年人群患 AD 的风险约为无 AD 者的 3918 倍。

6. 生活习惯　酒精依赖可显著提高 AD 以及痴呆的危险性，但小剂量的饮酒尤其是饮用中小量的葡萄酒可降低 AD 发生的危险性。吸烟是发生脑血管事件的高危因素，可增加发生 AD 的风险。

7. 脑力劳动　老年人从事脑力劳动其大脑内的神经元储存较为充足，认知水平较高。缺乏脑力劳动者其知识刺激较为匮乏，大脑神经元的丧失较多，更易患痴呆症。脑力劳动是发生 AD 的独立保护因素。

8. 生活质量　国内相关研究资料显示，经济收入较高者 AD 患病率相对降低，而丧偶者相对离婚者患 AD 的风险性增加，与配偶或者子女居住在一起者 AD 患病率较低，农村老年人的 AD 发生率较高。

9. 营养因素　体重下降是 AD 患者的重要表现之一，也是患 AD 的结果之一。相关研究显示，老年 AD 患者虽食物摄入足够，但仍存在明显体重下降的现象，提示 AD 患者存在全身性以及代谢性改变，营养不良对其认知功能具有一定的影响。

（二）高危表现

1. 记忆缺失　最常见的症状是遗忘新近获取的信息。人们会偶尔忘记刚做的事、他人姓名以及电话号码等是一种正常的生理现象，但 AD 患者常表现得突出而频繁。

2. 完成熟练任务能力下降　常常出现对过去习以为常的任务执行能力下降，如做饭、使用家庭用具困难等。

3. 语言问题　时常忘记简单的词以及常用词的同义词，所表述的言语或书写的话语难以被人理解。如水杯，会表述为"用来喝水的那个东西"。

4. 时间、地点定向力障碍　在熟悉的街道上迷路，无法确定自己所在的地点以及如何到达该地点，甚至不知道如何回家等。

5. 判断力减退　人们在判断上会偶有纰漏，但 AD 患者则表现出判断能力的衰退，如不考虑天气变化的着装，在酷暑时节穿多层衣物，而在寒冬季节则穿得较少。

6. 抽象思维障碍　患者甚至完全忘记数字，不知道数字究竟有何意义，不会做简单的 100 以内加减法，继而导致维系家庭收入及开支平衡失调。

7. 时常错放物品　常将物品置于不该放置的地方，如把拖鞋放在冰箱里，或将手表放入盐罐内。

8. 情绪、行为变化　心境的不同会影响人们的情感，AD 患者则出现急剧的情绪失稳，出现毫无原因的愤怒、悲伤等情绪变化。

9. 人格改变　随年龄的增长人们的个性通常会有所变化，但痴呆患者常变得难以琢磨，多疑害怕、谨小慎微，或是对家庭成员的过分依赖。

10. 主动精神降低　某一特定时刻对家务活、商务活动或社会责任等产生厌倦是可以理解的现象；但 AD 患者则变得非常消极，如整日坐于电视机前，无精打采，不愿做一些力所能及的工作。

（三）诊断

2014 年，国际工作组（Internation Working Group，IWG）及美国国家老龄问题研究所（阿尔茨海默病协会）推出了阿尔茨海默病（AD）的诊断标准，其中典型 AD 的 IWG-2 诊断标准（任何时期的 A 加 B 两方面）如下：

1. 特异临床表型。存在早期及显著情景记忆障碍（孤立或与暗示痴呆综合征或轻度认知障碍相关的其他认知、行为改变），包括下述特征：

1) 患者或知情者诉有超过 6 个月的、逐步进展的记忆能力下降；

2) 海马类型遗忘综合征的客观证据，基于 AD 特异检测方法——通过线索回忆测试等发现情景记忆能力显著下降（在中度及重度痴呆阶段海马遗忘综合征可能难以鉴定，体内 AD 病理证据足以证明存在痴呆综合征的相关特点）。

2. 体内 AD 病理改变的证据（下述之一）

1) 脑脊液中 Aβ1-42 水平的下降以及 T-tau 或 P-tau 蛋白水平的上升；

2) 淀粉样 PET 成像，示踪剂滞留增加；

3) AD 常染色体显性突变的存在（常携有 PSEN1、PSEN2、APP 突变）。

（四）预防

1. 加强体育锻炼以及脑力锻炼　有规律的体育运动以及脑力锻炼对于预防、改善认知障碍以及痴呆症具有重要作用，从事脑力锻炼以及适当的体力活动是预防 AD 的有效方法。鼓励老年人积极参加有益于提高心智的社会活动或者健身活动，勤用脑、多思考，早期预防和干预 AD。例如，进行有规律的游泳、跑步、骑车可有效预防脑卒中，对 AD 的发生也具有预防作用。

2. 戒烟限酒　吸烟容易引起心脑血管疾病，而少量饮酒具有一定的抗动脉粥样硬化的作用和降低心血管疾病以及非心血管疾病的病死率的作用。饮酒量的安全界限为日饮纯酒精量在 45mL 以下。女性少量饮酒虽可降低心血管病的危险，但具有致乳腺癌的危险，故应合理限制饮酒。

3. 养成良好的饮食习惯　过量食物摄入可增加老年性疾病的发生危险性，不仅可增加癌症、心血管病、糖尿病、胰胆疾病、肥胖症等的患病危险，还将增加 AD 的发病危险。建议低盐、低胆固醇、低脂肪、低热量、低糖、富含维生素饮食。合理限制饮食热量，保持摄入量与消耗量平衡，在防肥胖、心脑血管疾病的同时还可以降低 AD 患病风险。

4. 适量补充维生素　维生素 A、C、E 以及 β-胡萝卜素等均与认知功能有关，可利用其氧化应激作用而发挥预防 AD 的作用。认知功能障碍者应适量补充维生素，但不宜以维生素片或者丸剂代替日常饮食进行补充，通过各类富含维生素的饮食补充是最佳方法。

5. 防止脑外伤　脑外伤患者发生 AD 的风险将增加，应预防和及时治疗脑外伤，对于有脑外伤史的老年患者应引起足够的重视。

6. 重视心血管危险因素　心血管因素是 AD 的独立危险因素，应重视 AD 相关心血管疾病以及危险因素的筛查，以便早期发现、诊断和干预 AD 的发生。定期检测血液流变学，必要时可予以活血化瘀类药物，如红花、当归等。

（五）护理

1. 饮食护理　安排合理膳食，保证足够的营养摄入，宜进食易消化吸收的低盐、低脂、富含维生素、纤维素、蛋白质的食物，如新鲜的蔬菜、水果、大豆制品、鱼类、瘦肉等。多食核桃、芝麻、莲子、大枣、山楂、鱼、木耳、海参等益智食物。保持三餐定时定量，不食辛辣刺激食物，戒烟限酒，防暴饮暴食。

2. 起居护理 安排合理而有规律的起居生活，按时起床与就寝，营造安静舒适的睡眠环境，减少一切不良刺激来保证足够的睡眠和休息。

3. 预防意外伤害

（1）创造安全的环境：室内家具物品尽量简单，增大活动空间。床高度宜低，并加床栏以防坠床。地面保持干燥平坦。穿大小合适、稳定性好的鞋子，裤子避免过长，呼叫设备放在易取处。

（2）使用保护性防护用具：护士应经常对 AD 患者及其家属进行宣教，告知其意外跌倒的危险性，及时使用护栏，必要时使用身体约束带。

（3）使用警示卡：在患者的床头使用警示卡，如小心跌倒、小心烫伤等，随时提醒 AD 患者及陪护者，做好防止意外损伤的准备。

4. 走失的预防

（1）提供安全卡：AD 患者因定向力、记忆力下降失去了认家记路的能力，外出容易走失，可在口袋里放一张写有患者姓名、地址、联系电话的卡片，万一走失便于寻找。

（2）病历要求：对有走失危险的 AD 患者病历上应留有两个以上的联系电话、家庭地址，并告知家属，患者外出一定要有人陪伴。

（3）提供辨认环境的线索。随着病情的进展，AD 患者对环境的辨认能力越来越差，因此应提供一些线索引导患者辨认环境，如在房门贴上患者熟悉的图案或照片，在卫生间门上画上马桶的图案等。

5. 自伤、他伤的防护

（1）基础护理：AD 患者反应迟钝，对冷热不敏感，故应慎用热水袋或冰袋。洗澡时防止烫伤，进食时要有人看管，以免呛入气管，导致吸入性肺炎或窒息。患者所服药品要有人代为妥善保管，送服到口，看服下肚。

（2）加强巡视：经常巡视病房，发现患者有暴力行为或倾向时，勿刺激或激惹患者，避免正面接触，移开危险物品，保障患者的安全。检查各种管道（如输液器、引流管）是否有移位、脱出，并妥善固定。

6. 心理及情感护理 首先要尊重患者，要理解、宽容、给予爱心，用诚恳的态度对待患者的一切，耐心听取患者的诉说，给患者以心理安慰。切忌使用伤害感情和使用损害患者自尊的语言和行为，多观察患者的言行，掌握患者的心理状态，有计划、有目的地与患者交谈。掌握谈话技巧，消除其思想顾虑，以促进病情缓解与稳定。

7. 生活自理能力训练

（1）维持生活自理能力：教会患者梳洗、穿衣、进食、入厕、认路、认家门等，切忌一切包办，应协助患者进行。

（2）鼓励参与社会活动：陪伴患者外出活动，通过与人交谈、参加活动来加强思维记忆、语言、计算能力的训练。

（3）培养兴趣爱好：安排时间看报纸、看电视，与周围环境接触，活跃情绪，减缓精神衰退，陪伴患者适当锻炼，如散步等。

（4）瘫痪的患者要加强肢体功能康复训练，防止关节挛缩，肌肉强直。

8. 认知功能训练

（1）理解力、注意力、判断力训练：AD患者智力损害后恢复很慢，重点是促进其多用脑、勤用脑，刺激大脑的思维活动，可给老人阅读新闻，看画报，看喜欢的书，让他们了解国内外的大事。另外，有计划、有组织地安排他们搓麻将、打扑克、下象棋等，护理人员在旁指点，这样既能稳定患者的情绪，使患者的理解力、判断力得到提高，又能分散注意力，避免整天沉迷在幻觉妄想的病态中，使其住院生活过得丰富而充实。

（2）记忆力训练：强化记忆力锻炼，增加信息的刺激量，老人通过对往日的追忆激发大脑的残存功能，以此来阻止痴呆的恶化，甚至在一定程度上能使痴呆症状减轻，如可根据老人的日常表现，通过其亲属了解患者过去的喜好、熟悉的事物等展开沟通，以帮助患者勾起对过去美好生活的回忆。

9. 预防和治疗躯体疾病　要密切观察患者的饮食、起居、体温、二便变化，如发现异常及时送往医院检查治疗，防止并发躯体疾病而死亡。有精神症状者对症应用抗精神病药、镇静催眠药、抗组胺药等。

10. 家庭护理指导　家属是患者的重要精神支持，通过对家属的护理干预，可预防患者情绪障碍的发生和改善其生存状况，从而提高其生活质量。

（1）教会家庭护理者掌握和运用与患者相处的方式方法。

① 语言沟通：对患者说话语速要放慢，不要大声喊叫，否则可能会刺激患者的情绪，导致病情恶化；不要命令患者做什么事情，对患者说话词语要简明、清晰，不要把患者搞糊涂了；要有耐心，千万不要着急，跟患者说话，如果他们一次没有听懂，可以慢慢重复两三遍，直到他们明白为止。

② 非言语沟通：家人的行为举止和表情要保持自然，不要夸张；与患者交谈时，要看着他们的眼睛，保持适当的距离，因为靠得太近，他或她会感到害怕，离得太远，他或她又听起来费劲；家人如果要接近他们，动作一定要尽量轻，而且要从正面走近，不要从后面接近，否则很容易吓到他们，导致情绪失控；微笑、亲切的目光和表情都可以给予患者鼓励。

（2）起居照顾。

① 要有专人按时安排患者吃饭、服药、休息和外出活动，最好设置一个时间表。如果家人没有时间负责的话，要向请来的护理人员或者保姆交代清楚。

② 将药品放在一个固定的地方，并贴上标明物品名称、用法、剂量的标签。

③ 在衣柜和抽屉上贴上标签，上面写明里面的物品名称。衣柜中的东西要码放整齐，便于患者需要时及时找到。

④ 在显而易见的地方，贴上提示字条，以免患者外出时忘记关掉家用电器的电源、煤气阀门和大门等。

⑤ 给患者带上写有家庭地址、联系电话和回家路线的卡片，以备不时之需。如果患者外出时发病，可以依据卡片勾起回忆，路人见了也能够将患者护送回家。

⑥ 将重要电话号码做成卡片放在显眼的位置，还要在电话号码的旁边贴上该号码使用者的照片。

⑦ 老年人的睡眠需求普遍较少，患者家人千万要注意培养患者的睡眠规律，夜晚按时就寝，早上定时起床，尽可能多地在白天安排脑力和体力锻炼活动。

⑧ 阿尔茨海默病患者多合并其他躯体疾病，家人要积极督促医治。在躯体疾病的引发

下,易发生老年期谵妄,或引起其他严重精神病性症状,如幻觉、妄想、激越等,出现这类情况要及时到精神科就医。

案 例 学 习

患者女,64岁,初中文化,退休工人,既往冠心病病史5年,喜欢甜腻饮食,缺乏运动。近3年,出现记忆力减退、注意力下降,偶尔出现叫不出熟人名字、忘记刚刚接的电话是谁打来的、是否吃过饭等现象,未引起患者及家人注意。近2个月,出现叫不出冰箱的名字,用"放菜的柜子"来表达,做饭不知道先点火还是先放锅,沏茶不知道先拿掉茶杯的盖子,甚至叫不出女儿的名字,表现烦躁不安、易怒。因"记忆障碍"就诊,头颅CT显示中度脑萎缩,听力和视力均正常,中度焦虑。诊断为阿尔茨海默病。

一、护理健康教育评估

1. 学习需求　对AD治疗和减缓AD发展所选择的治疗方案有强烈的学习欲望。

2. 学习能力　认知能力受损,基本不能阅读科普书籍。

3. 心理适应度　担心疾病的治疗效果及预后,非常焦虑。

4. 社会关系　4年前老伴去世,目前跟女儿生活在一起,经济状况一般,有医疗保险。

5. 生理因素　生活自理能力下降,头痛、失眠、多梦。

二、护理健康教育诊断

1. 记忆受损　与记忆进行性减退有关。

2. 自理缺陷　与认知行为障碍有关。

3. 思维过程紊乱　与思维障碍有关。

4. 语言沟通障碍　与思维障碍有关。

5. 照顾者角色紧张　与老人病情严重和病程的不可预测及照顾者照料知识欠缺、身心疲惫有关。

三、护理健康教育目标

1. 教育目标　帮助患者和家属了解AD的发病原因、危险因素、临床表现、诊断性检查方法、治疗方法等,鼓励患者树立战胜疾病的信心,建立良好的生活方式,与家属一起为患者建立良好的心理支持,帮助患者接受疾病诊断,积极配合治疗。

2. 学习目标

(1) 5天内能正确地理解疾病的发病原因、诊断性治疗的方法及配合事项。

(2) 10天内能正确陈述AD的治疗方法、饮食、运动、睡眠、情绪、记忆管理及注意事项。

(3) 出院前能掌握AD的三级预防知识,最大限度地保持记忆力和沟通能力,提高日常生活自理能力,能较好地发挥残存功能,生活质量得以提高,家庭能应对照顾AD患者。

四、护理健康教育计划

1. 确定教育优先次序,分阶段开展教育计划。根据诊断依次提供以下计划:

(1) 记忆沟通能力自我评分及管理。

(2) AD的疾病知识讲解,如概念、发病因素、诊断性检查、临床表现、治疗方法等。

(3) AD患者的饮食管理。

(4) 指导健康的生活方式。

（5）心理支持。

（6）教授家属掌握 AD 患者的家庭护理方法。

（7）学会记忆能力训练

2. 教学方法选择　根据对患者及家属的评估,选择适合患者及家属的学习方式,如采用语言文字教育法、实践教育法和影像教育综合方法。

（1）让患者、家属参加 AD 教育讲座,安排教育讲座。

（2）护理人员用图片讲解 AD 的概念、诊断性检查方法及注意事项。

（3）让患者和家属了解原发慢性病对 AD 的影响,学会慢性病控制与管理。

（4）与患者和家属共同讨论膳食和生活方式的调整。

（5）与患者和家属共同讨论认知、生活自理能力训练。

3. 时间计划　患者出院前掌握上述教育内容。

五、护理健康教育计划的实施

1. 实施时间安排　AD 患者的治疗、护理是一个长期、复杂、变化的过程,指导内容较多,可以从以下几方面计划:

（1）护士利用入院宣教对患者、家属进行评估。

（2）利用患者休息、不适较轻时安排讲座。

（3）安排在检查前进行讲解宣教。

（4）安排在家属探视时间进行讲解宣传。

2. 实施准备

（1）地点:病房,光线充足利于阅读;保持环境安静;病区示教室或健康宣教室,便于谈话和保护患者隐私。

（2）教具:宣传资料、影像资料、指导手册。

3. 宣教指导

进行有针对性的教育,根据健康教育诊断可以提供以下具体教育内容:

（1）AD 的疾病概念、疾病防治知识。

（2）良好生活方法的指导。

（3）记忆及日常生活能力改善训练方法。

（4）原发慢性病控制方法。

六、护理健康教育评价

1. 目标的达到　通过一系列 AD 疾病知识教育活动,完全达到预期目标,使患者能正确接受疾病诊断,积极配合各项检查,以积极的心态迎接和配合治疗。

2. 评价方法　采用观察法、提问法、行为观察等进行评价。

3. 教育效果　采用形成评价、过程评价,使教育过程能顺利进行,达到知识接受、行为改变、态度建立的目标,建立积极的心理状态,激发患者治疗、生存和学习的信心,提高其生活质量。

本章小结

　　健康促进与健康教育是 AD 预防与治疗的重要组成部分,是 AD 患者建立良好的生活方式、延缓疾病进展、进行有效康复训练、提高生活质量的必要途径,有效的 AD 防治管理包括对高危人群和患者进行疾病教育,帮其建立良好的生活方式(如合理膳食、戒烟限酒、适度运动),嘱其避免外伤、积极治疗疾病等。

　　AD 知识的教育,主要介绍 AD 的基本知识,让高危人群及患者对疾病有正确的认知,包括病因及危险因素、基本的临床表现、治疗方法、三级预防及目标、居家护理及康复训练方法,指导患者建立合理的生活方式及制订治疗康复计划。

　　AD 患者健康教育计划的实施目标是有效地达到疾病早发现、早诊断、早治疗,最大限度地减少发病率,延缓疾病进展,提高生活质量。

【思考题】

1. 简述阿尔茨海默病的危险因素与主要危害。
2. 简述阿尔茨海默病三级预防措施。
3. 简述阿尔茨海默病患者的护理诊断、目标及措施。
4. 如何制订阿尔茨海默病患者的护理健康教育计划?
5. 简述阿尔茨海默病护理健康教育内容。

【选择题】

1. 阿尔茨海默病的主要危害是　　　　　　　　　　　　　　　　　　　　　　(　　)
   A. 日常生活能力降低　　　　　　B. 精神行为异常
   C. 认知能力下降　　　　　　　　D. 以上都是
   E. 以上都不是

2. 阿尔茨海默病发病率从多大年龄开始逐渐增高　　　　　　　　　　　　　　(　　)
   A. 45 岁以上　　　　　　　　　　B. 50 岁以上
   C. 60 岁以上　　　　　　　　　　D. 65 岁以上
   E. 70 岁以上

3. 以下哪些措施不是阿尔茨海默病一级预防策略　　　　　　　　　　　　　　(　　)
   A. 合理膳食　　　　　　　　　　B. 适度运动
   C. 防止脑外伤　　　　　　　　　D. 降低血压、血脂
   E. 康复训练

4. 阿尔茨海默病二级预防的策略是　　　　　　　　　　　　　　　　　　　　(　　)
   A. 早发现、早诊断、早治疗　　　B. 治未病,做好居家预防
   C. 康复训练早期介入　　　　　　D. 防治并发症
   E. 以上都不是

5. 阿尔茨海默病的危险因素不包含　　　　　　　　　　　　　　　　　　　　(　　)

    A. 遗传因素   B. 高盐、高脂饮食

    C. 糖尿病   D. 脑力劳动

    E. 脑外伤

6. 阿尔茨海默病患者的认知功能训练包含   （　　）

    A. 理解力训练   B. 注意力训练

    C. 判断力训练   D. 记忆力训练

    E. 以上都是

7. 阿尔茨海默病第二阶段（2～10 年）有什么临床表现   （　　）

    A. 近记忆严重受损   B. 视空间能力下降

    C. 时间、地点定向障碍   D. 以上都有

    E. 以上都没有

8. "MMSE"是（　　）的英文缩写。

    A. 简易智力状态检查量表   B. 焦虑自评量表

    C. 抑郁自评量表   D. 老年心理健康检查量表

    E. 人格检测量表

9. 阿尔茨海默病患者的饮食不应包含   （　　）

    A. 低盐、低胆固醇   B. 低脂肪、低热量

    C. 低糖、富含维生素   D. 高热量膳食补充营养

    E. 以上都不对

10. 进入阿尔茨海默病的第三阶段，一般是患病后（　　）年。

    A. 1～3   B. 3～5   C. 5～6

    D. 8～12   E. 12～15

参考文献

    [1] 燕铁斌. 康复护理学[M]. 北京：人民卫生出版社，2012.

    [2] 张巍. 痴呆的治疗及社区关爱[J]. 中国全科医学，2009，12(3)：52-53.

    [3] 于洋. 论阿尔茨海默病存在的危险因素及临床预防[J]. 中国伤残医学，2014，22(4)：139-141.

    [4] 赵萃瑜，梁红霞. 阿尔茨海默病的血管性危险因素分析[J]. 山东医药，2010(11)：84-85.

    [5] 潘婷婷. 老年性痴呆患者的护理对策[J]. 中国临床康复，2002，6(7)：1041.

    [6] 宇双群，熊焰. 阿尔茨海默病患者的家庭护理指导[J]. 中国中医药现代远程教育，2010，2(4)：120.

    [7] 罗叶容，巫纪英，黄连珠，等. 老年痴呆症护理者的心理调适[J]. 当代护士，2005，2(8)：124-126.

    [8] 张明园. 阿尔茨海默病防治指南[M]. 北京：北京医科大学出版社，2007：9-12.

    [9] 曹大卓，赵美荣. 阿尔茨海默病护理现状[J]. 天津护理，2002，3(6)：162-165.

    [10] 李春艳. 中国阿尔茨海默病流行病学现状及三级预防对策研究[J]. 实用老年医学，2013，27(7)：604-606.

参考网址

[1] http：//www. cn-healthcare. com/article/20141213/content-465834. html 健康界

[2] http：//neuro. dxy. cn/article/518480 丁香园

[3] http：//health. qq. com/a/20150916/021063. htm 腾讯健康

[4] https：//weibo. com/1927934112/profile? is_hot＝1 中国阿尔茨海默病协会

（王撬撬）

二维码 13-1
第十三章教学 PPT

二维码 13-2
第十三章在线测试

附录一　专业术语中英文对照

A

a reasonable diet　合理膳食

activities of daily living　日常生活能力

acute brain syndrome　谵妄是急性脑病综合征

adolescence　青春期

aerobic exercise　有氧运动

affective disorder　情感性精神障碍

alcohol abuse　酗酒

Alzheimer disease, AD　阿尔茨海默病

anorexia nervosa　神经性厌食症

anxiety　焦虑

appearance　仪表

arteriosclerotic complications　动脉粥样硬化并发症

assessment of need to learning　学习需求评估

atherosclerosis　动脉粥样硬化

attitude towards behavior　对行为的态度

B

balanced diet　平衡膳食

behavior　行为

behavior modification　行为矫正

behavioral and psychological symptoms of dementia, BPSD　精神行为异常

belief and attitude　信念与态度

blood glucose self-monitoring　血糖自我监测

body gesture　身体姿势

body language　身体语言

breastfeeding　母乳喂养

C

census　普查

character flaws　性格缺陷

characteristic　特征

child　儿童

climacteric　更年期

clinical health education　临床健康教育

cognition　认知能力

common psychiatric disorders　常见精神障碍

communication　沟通

communication method　传播方法

communication model　传播模式

community　社区

community health education　社区健康教育

community health promotion　社区健康促进

community health　社区健康

compliance behavior　遵医行为

construct validity　结构效度

contemplation　意图阶段

content validity　内容效度

coronary heart disease　冠心病

cost-benefit analysis　成本效益分析

counseling　咨询

critical thinking　批判性思维

cues to action　提示因素

D

data analysis　资料分析

data processing　资料整理

data presentation　资料表达

delusion，hallucination　谵妄，幻觉

depression　抑郁

diabetes mellitus　糖尿病

diagnosis of patient education　患者健康教育诊断

diet therapy　饮食疗法，饮食治疗

dietary guidelines　膳食指南

direct benefit　直接效益

disability rate　伤残率

disease producing pattern，DPP　致病性行为模式

disease rate　发病率

distance　距离

double track management　双轨管理

drug abuse　吸毒

drug dependence　药物依赖

dysomnia　睡眠障碍

E

effect evaluation　效果评价

emotional disorders　情绪障碍

enabling factor　促成因素

enuresis　遗尿

epidemiological　流行病学

evaluation of patient education　患者健康教育评价

expression　表情

F

factors affecting health　健康影响因素

familial Alzheimer disease,FAD　家族性阿尔茨海默病

family intervention　家庭干预

family management　家庭管理

focus group discussion,FGD　专题小组讨论

food guide pyramid　膳食宝塔

formative evaluation　形成性评价

G

genetic factors　遗传因素

guiding framework of patient education　患者健康教育指导框架

H

habit forming behavior　药物依赖行为、成瘾行为

health behavior　健康行为

health belief model，HBM　健康信念模式

health care system　卫生保健系统

health communication　健康传播

health education　健康教育

health education diagnosis in nursing　护理健康教育诊断

health education in nursing　护理健康教育

health education plan in community nursing　社区护理健康教育计划

health education policy　健康教育制度

health education process in nursing　护理健康教育程序

health goals　健康目标

health promotion　健康促进

health related behavior　健康相关行为

health sanitarian　卫生保健

health-promoted behavior　促进健康行为

health-risky behavior　危害健康行为

health-seeking behavior　求医行为

heart pacemakers　心脏起搏器

holistic nursing　整体护理

home care management　家庭护理管理

hospital health education in nursing　医院护理健康教育

hospital health promotion in nursing　医院护理健康促进

hypertension　高血压病

hypochondriacal tendencies　疑病倾向

I

illness behavior　患病行为

implement　实施

implementation of patient education　患者健康教育实施

in depth interview　深入访谈

indirect benefit　间接效益

infant period　婴儿期

inter item reliability　同质信度

International Council of Nurses，ICN　国际护士会

intervention　干预

intervention framework　干预框架

in-depth interview　深入访谈

K

knowledge，attitude，belief，and practice，KABP 或 KAP　知信行

knowledge　知识

L

lack of nutrition　营养缺乏

language communication　语言传播

learning objectives　学习目标

letter communication　文字传播

life habits　生活习惯

life style　生活方式

listen attentively　倾听

M

maintenance　维持阶段

meditation　冥想

mental health education standards guidance　心理健康教育指导标准

mental health problems　心理健康问题

metabolic or endocrine disorders　代谢或内分泌异常

middle age　中年

mild cognitive impairment,MCI　轻度认知障碍

mini-mental state examination,MMSE　简易智力状态检查量表

monitoring　监测

morbidity　发病率

mortality　死亡率

N

neonatal period　新生儿期

nervous anorexia　神经性厌食

neurosis　神经症

nonverbal communication　非语言沟通

nursing　护理学

nutrients　营养素

nutritional deficiencies　营养缺乏

O

obesity　肥胖

objective　目标

observation　观察

organism　有机体

organization　组织

organize net　组织网络

outcome evaluation　结局评价

P

paranoia tendency　偏执倾向

paranoia　妄想

patient education　患者健康教育

perceived benefits and barriers　知觉到效益和障碍

perceived susceptibility and severity　知觉到易感性和严重性

physical quality life index,PQLI　生活质量指数

planning and design　规划设计

planning of patient education　患者健康教育计划

practice　实践

practice and visualize communication　实践与形象传播

predisposing factor　倾向因素

preparation　准备阶段

preschool age　学龄前期

prescription of health education　健康教育处方

preventive and protective behavior　预防保护性行为

preventive intervention　预防性干预

preventive vaccination　预防接种

pre-contemplation　无意图阶段

primary prevention　一级预防

process evaluation　过程评价

psychological adaptation degree　心理适应度

psychological barriers　心理障碍

psychological barriers management strategy　心理障碍管理策略

psychological diathesis　心理素质

psychological intervention strategy　心理干预策略

psychology　心理学

puberty　青春期

Q

qualitative survey　定性调查

quality control　质量控制

quantitative survey　定量调查

questionnaire　问卷

R

reaction　行为反应

reflecting　反馈

reinforcing factor　强化因素

risk factor　危险因素

S

sample　样本

sampling study　抽样调查

schizophrenia　精神分裂症

school age　学龄期

screening inspection 筛查

self-efficacy 自我效能

sexuality 性

sick-role behavior 患者角色行为

smoking 吸烟

society diagnosis 社会诊断

sporadical Alzheimer disease, SAD 散发性阿尔茨海默病

stimulus 刺激

subhealth 亚健康

subjective norm 主观行为准则

T

task 任务

teaching strategy 教学策略

test retest reliability 重测信度

the elderly 老年人

the health field 卫生领域

the process of patient education 患者健康教育程序

the trans theoretical model and stages of change, TTM 行为分阶段改变理论

theory of reasoned action, TRA 理性行动理论

touch 触摸

tumor or trauma 脑瘤或外伤

V

value 价值观

verbal communication 语言沟通

violence behavior 暴力行为

W

weight control 控制体重

World Health Organization, WHO 世界卫生组织

written language communication 书面沟通

Y

youth 青年

附录二　选择题参考答案

第一章　绪　论

1. E　2. C　3. B　4. D　5. D　6. B　7. E　8. C　9. B　10. B

第二章　健康相关行为

1. E　2. C　3. A　4. B　5. B　6. A　7. B　8. B　9. E　10. E

第三章　护理健康促进与健康教育研究方法

1. C　2. A　3. B　4. E　5. C　6. A　7. D　8. D　9. E　10. B

第四章　护理健康促进与健康教育信息传播

1. A　2. E　3. E　4. B　5. E　6. D　7. C　8. E　9. C　10. A

第五章　护理健康促进与健康教育规划设计

1. B　2. C　3. E　4. E　5. D　6. E　7. B　8. E　9. B　10. B

第六章　患者健康教育程序

1. D　2. C　3. A　4. E　5. A　6. A　7. C　8. C　9. E　10. E

第七章　医院护理健康促进与健康教育

1. A　2. E　3. E　4. E　5. E　6. A　7. A　8. E　9. E　10. E

第八章　社区护理健康促进与健康教育

1. A　2. D　3. B　4. A　5. C　6. B　7. E　8. A　9. B　10. B

第九章　不同生命周期的护理健康促进及健康教育

1.B　2.C　3.C　4.E　5.B　6.D　7.D　8.A　9.C　10.E

第十章　心理障碍与护理健康促进及健康教育

1.D　2.A　3.D　4.E　5.D　6.E　7.E　8.E　9.B　10.E

第十一章　高血压病与护理健康促进及健康教育

1.B　2.C　3.D　4.B　5.E　6.E　7.D　8.E　9.A　10.D

第十二章　肿瘤与护理健康促进及健康教育

1.D　2.C　3.B　4.E　5.D　6.E　7.D　8.E　9.C　10.C

第十三章　阿尔茨海默病与护理健康促进及健康教育

1.C　2.A　3.B　4.E　5.C　6.A　7.D　8.D　9.E　10.B

附录三　二维码索引